地方性知识视野下的
民族医学研究

刘兵　等著

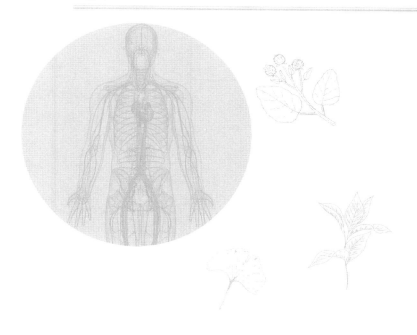

中原出版传媒集团
中原传媒股份公司

大象出版社
· 郑州 ·

图书在版编目（CIP）数据

地方性知识视野下的民族医学研究／刘兵等著.—
郑州：大象出版社，2024. 6
ISBN 978-7-5711-2162-4

Ⅰ.①地… Ⅱ.①刘… Ⅲ.①民族医学–研究
Ⅳ.①R79

中国国家版本馆 CIP 数据核字（2024）第 076483 号

地方性知识视野下的民族医学研究

DIFANGXING ZHISHI SHIYE XIA DE MINZU YIXUE YANJIU

刘　兵　等著

出 版 人　汪林中
策 划 人　李光洁
责任编辑　赵　芝
责任校对　牛志远　李婧慧
装帧设计　张　帆

出版发行　大象出版社（郑州市郑东新区祥盛街 27 号　邮政编码 450016）
　　　　　发行科　0371-63863551　总编室　0371-65597936
网　　址　www.daxiang.cn
印　　刷　河南新华印刷集团有限公司
经　　销　各地新华书店经销
开　　本　890 mm×1240 mm　1/32
印　　张　12.25
字　　数　284 千字
版　　次　2024 年 6 月第 1 版　2024 年 6 月第 1 次印刷
定　　价　168.00 元
若发现印、装质量问题，影响阅读，请与承印厂联系调换。
印厂地址　郑州市经五路 12 号
邮政编码　450002　　　电话　0371-65957865

序
一

　　"地方性知识"（Local Knowledge）是人类学研究中提出的概念，刘兵教授在把这一概念运用到民族医学研究的过程中，对科学的本质、普遍性知识、身体的观念、女性主义、后现代主义、中国古代有没有科学等一系列观念、思潮、理论、方法和问题进行了思考和探索，呈现在读者面前的是一部别开生面且发人深思的科学史和医学史研究著作。科学史能这样来做，这还得归功于刘兵教授长期以来对科学编史学理论问题的关注，以及在科学史领域诸多方向上不断开拓富有成效的探索和实践。

　　科学的本质是什么？对这个问题的回答，关系到我们怎么来看科学的历史。或者如美国科学史家托马斯·库恩（Thomas Kuhn）一样反过来说，对科学历史的研究，可以帮助我们对科学的本质产生新的认识。刘兵教授在对"地方性知识"这一概念的分析中，抓住了它与"普遍性知识"的对立关系，认为这一对立的根本在于科学真理的"一元性"与"多元性"的对立。

曾几何时，科学的实证主义思潮盛行，近代科学把世界观念带入现代，理性、进步、发展是"现代性"的主题，科学史被认为是不断逼近真理、累积进步的历程。但是奥地利哲学家卡尔·波普尔（Karl Popper）开始把"科学发现的逻辑"与"科学证明的逻辑"区分开来，声称他不关心"发现的逻辑"，只关心"证明的逻辑"，等于是承认科学的发现过程中是有心理的、社会的、文化的，甚至是"非理性的"因素在起作用。他甚至认为，科学理论都不必声称是掌握了真理，而只要声称是"可证伪"的。这其中隐含的"相对主义"倾向，则由后来的托马斯·库恩在其《科学革命的结构》中表现得更加明显。科学的本质不在于其向科学的顶峰一步一步的累积式演进，而是在于不同"范式"之间的转换。在库恩这里，科学真理的"一元性"假设也成为不必要的了。库恩的思想，不仅对科学哲学、科学史和科学编史学，而且对人文社会科学的所有领域，产生了极其深远的影响。人类学中的"地方性知识"概念，也是在库恩引起的思潮中提出来的。

美国人类学家克利福德·吉尔兹（Clifford Geertz）在提出"地方性知识"概念时指出，地方性知识是不可避免的。即便是最坚定的普遍主义者，不管是进化论者，还是传播论者，不管是功能主义者，还是结构主义者，都不能否定知识是与产生知识的情境相关的，看你看什么、怎么看、与什么一起看。同时也有如何构建、如何描述、如何呈现的问题。也就是说，事物的本质不是一开始下定义就可以说清楚的，而是要在对事物及其发生的情境的"深描"（thick description）中呈现出来。

科学知识也免不了是"地方性的",它要变成"普遍性的"知识，必然要经过传播、教育、科学共同体的认同等过程。而且即便是在最内核的科学定律和理论层面，科学知识也是"地方性的"。我们知道，物理学中的牛顿力学定律，也只是在有限的时空范围内有效，而在微观的量子力学和宏观的宇宙学领域，就不适用了。著名物理学家戴维·玻姆（David Bohm）更是提出了物理定律是对事物之间在不同参照体系下不变关系的认识，而不必是我们习惯的对事物本体的认识。这样物理学定律或理论，当然也只能是适合有限范围的"地方性知识"了。

当这样来看科学时，我们就不必把科学看成是"神圣不可侵犯的真理"，不必认为近代科学发展之路是科学发展的"自古华山一条路"，不必认为中国或非西方文化中就根本没有科学，不必认为中医或民族医学就是"非理性"的"巫医"或迷信。我们恰恰可以通过对非西方科学和医学的研究，认识科学的多元性、文化性和社会性，为科学史绘制一幅丰富多彩的生动画面。

刘兵教授及其合作者在本书中就是做了这样的工作。他们从"地方性知识"概念出发，对民族医学中的蒙医、壮医、苗医等进行了具体的案例研究，大大拓宽了科学史和医学史的视野，对医学人类学、科学传播、科学哲学、科学与社会等方面都有涉及，成果丰富，新见迭出。当我们用不同的"范式"、不同的"世界观"，在不同的社会文化语境中看民族医学时，民族医学展现给我们的是令人耳目一新的"身体的语言"、医药的知识、疾病的认识和治疗的实践。好比是到山间野外，采集科学的奇花异果。

刘兵教授是著名的学者，我有幸与刘兵教授认识多年，早在20世纪90年代我还在读研究生时，读他关于科学编史学的论著，深受启发，受益匪浅。此后几十年中，我们都在科学史这个圈子，时有交往，讨论科学史与科学史理论问题，常常发生思想的共鸣。他在准备此书稿时，邀我作序，我深感荣幸，欣然答应。再读书稿中的论文，我更是深有感触，于是借此机会谈了谈上面粗浅的认识和感想。对刘兵教授及其合作者在本书中取得的成绩，表示衷心的祝贺！

孙小淳

2023 年 5 月 7 日于北京

地方性知识视野下的民族医学研究

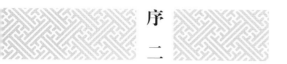

序
二

我曾经是一个科学主义者，现在大抵还是，不过对于科学的理解有些不同。大学时，我读的是中医学院，学习了生物医学之外的另外一种医学——中国传统医学，但是由于大学课程中其实有一半以上还是西医课程，以及自幼受到的理科教育，令我对于科学的理解大概还是处于形容词的层面上，即科学知识意味着"科学的"或者"正确的"，甚至是唯一正确的知识。在学习大学课程时，也经常会陷入纠结，比如解剖课上学习的肝脏在腹腔的右侧，但在中医理论中却是"左肝右肺"。中医学的知识体系与现代医学多有类似的抵牾，本着眼见为实的想法，我多少有点儿厚西薄中，我认为有这样想法的人不在少数。但是随着识见渐博，我知道知识不能以一个标准评判，知识有多种尺度。

科学是一种尺度，而文化、情感、价值观等也都可以作为知识的尺度。即便是科学本身，尺度亦非单一，不同尺度下，知识的价值与意义不同。本序所言的科学主要是指16世纪以来在欧洲发生的以数学为基础、以实验为知识主要发现方式的近代科学。中医学的知识系统来源于秦汉时期中国的自然与社会风土，古人用充满智慧的观察与思辨构建了体系化的中医学知识。同时，这一系统的知识应用于临床，其效应可谓可靠。一种在实践中行之有效的知识被经常贬抑为"不科学"，这本身就不科学。如果不是事实本身的问题，那就是尺度的问题。中医学自身有其知识评判的尺度，这一尺度可以是观察的结果，可以是理论的演绎，可以是临床的证据，未必符合科学的要求与标准，即用数学计算以及用实验发现与验证。如果以现代医学，即科学医学的尺度来看，中医学的知识未必科学，潜台词是未必正确。但是，不符合科学标准的未必不正确，也未必不可靠。

可以说，中医学的存在与其可靠性打破了现代医学的一元尺度，并且在社会文化的加持下，在国内亦获得了很大的成功，在一定程度上仿佛可以与现代医学分庭抗礼。相对于中医学的成功，民族医学的处境则颇为艰难。从学科归属来说，民族医学显然是归不进现代医学范畴，大概也不怎么受中医学待见，在全国的中医院校中，除了几个自治区有民族医学的科目，大多数都没有。民族医学有点儿"爹不疼娘不爱"的悲凉感。不过，兰生幽谷，终有人识，这个没人疼爱的科目自然也有人关注。刘兵教授及其合作者从地方性知识的角度给民族医学作了知识论上的辩护，《地方性知识视野下的民族医学研究》一书就是一次集中呈现。

民族医学所承载的是比中医学更加非主流的知识系统，从本书的角度言，即一种"地方性知识"。地方性知识的理论与意涵在本书的导论中已经有了详细的解读，我认同本书中的主要观点，所谓地方性，不仅仅是一个地方的概念，更意味着一种知识类型。不同的知识类型间或许不可通约，但是没有所谓的高低之分，不能说科学知识是高级的知识，而古代中医的知识就是低级的知识。各自有其尺度。比如，现代医学将身体按照系统分类，分为神经、运动、消化、呼吸、循环、内分泌、泌尿、生殖八大系统，而中医学按照脏腑、身形分类，分为肝、心、脾、肺、肾五大藏象体系，以及皮、肉、筋、脉、骨五大身形范畴，在理论解释层面两者之间很难说有高下之分，在不同的应用范畴上，各有各的合理性。至少在中医药用药的指导上，中医的分类更为适合。同样，在民族医学的理论与实践中，亦有其自身的合理性。本书中述及了壮医、苗医、蒙医等民族医学的身体理论，在我们大多数人戴着现代医学的眼镜，也就是说总是以现代医学为参照物对待这些理论时，看到譬如"三道两路""四大筋脉"等名词，总是感到有一种异类感与自然的排斥感。"异类"就应该排斥吗？我们没有置身于民族医学的生长环境中，没有置身于这种地方性知识的背景中，似乎没有充分的合法性去排斥与否定一种理论形式。每一个民族的医学，当然包括十分小众的几乎没有进入学者视野的一些民间医学技术都有颇具特色的知识内容，有些成为系统的理论，有些只是散在的经验，这些知识自有其存在的意义。

　　民族医学的意义在哪儿？如何发现其意义？本书提出，地方性知识是发现民族医学意义的一个很好的视角。同中医学相比，民族医学具有更为显著的"地方性"，其存在本身即有力地给出了知识尺度的多元化证明。本书作者对于民族医学的身体观与技术理论的讨论也是尽量秉持着公允的态度。如"蒙古族公众理解中的'赫依'———一项有关蒙医的公众理解科学定性研究"一节，作者对内蒙古地区不同区域、不同职业、不同年龄与性别的公众作了访谈，在不同对象的描述中寻找"赫依"的本体，同时观照了公众的"外行知识"和专家的专业知识之关系，这一案例对于地方性知识本身就是一种支持。承认地方性知识的存在，就意味着平等地看待所有的医学知识类型。现代医学、中医学、民族医学各有其地方性，在这一视角下，民族医学的合法性得到了部分辩护。

仅仅有一个理论资源的辩护似乎不够。本书还从科学传播角度进一步对民族医学的意义作了阐发。"蒙文医学科普图书调查研究"以及"对内蒙古地区医院医学科普挂图的调查分析"两节中，无论是对科普图书的界定还是对医院科普挂图的调查，均尊重了公众对于科学的理解。如前所述，知识有多种尺度，公众的认识当然也是一种尺度，地方性知识的形成与公众在一定范围内的共识密不可分。公众认识与精英（科学家）的认识有所不同，虽然科学家拥有比公众更多的解释知识的权利，但是未必是所有真理的持有者。公众对于知识的理解可能有更容易被接受的解释力与更为长远的生命力。如本书中讨论的关于"上火"与"毒"的公众认识与科学传播，就是很有力的例证。"上火""毒"等词语于国人而言，已经刻入文化基因，即便是现代医学的医生与最"纯粹"的科学家，也离不开类似术语，失去了这些貌似不科学的词语，则会很大地影响中文的表达。进而言之，"炎症"比"上火"更为接近真理吗？似也未必。

或者有人要质疑，地方性知识本身就是一种局限性的视角，用此看待事物，失之于偏狭。这里涉及一个很基础的问题，抛开知识辩护的观念不谈，我们每一个人，无论是科学家还是民众，我们每天所接受的、所思维的、所输出的知识，能超然于"地方性"之外吗？正如大多数中国的西医一生中难免要去看中医一样，即便我们标榜自己如何科学，也不能免于地方性知识的支配，如上所说，"上火""毒"等概念已深入到语言的毛细血管中，又如"坐月子"也成为中国女性最有代表性的支配身体的一种权利。本书中提到，"坐月子"正在为现代医学所改造，披上科学的外衣。虽然作者认为，作为一种根植于中国传统医疗文化与语境中的地方性知识，"坐月子"具有其自身的合理性与意义，并不一定需要使用现代医学科学的标准来衡量和判定它的价值，不过，反过来说，这种科学化"坐月子"的行为本身就是地方性知识存在并具有普遍意义的明证。我们生活在"地方"中，每个人都具备"地方性"，"地方性知识"无处不在地支配着我们的思想与行为，作为在"深层意义上与科学知识一元论立场的对立面"，地方性知识与科学具备同样的知识地位。

所以，刘兵教授及其合作者著作本书，其意义并非仅仅在"推广"民族医学。事实上，刘兵教授虽然对于医学的多元化深具兴致，并且愿意尝试不同的医疗方式，甚至偶尔自行披挂上阵，对自己与亲友动手实施他的地方性医疗知识，但是他的真正目的是给科学一个多元化的解释，给予更多的知识类型以合理性。地方性知识对于一元论的现代科学本身而言，在同样面临着诸多危机（本序略于展开）的今天，或许是一种和解，也未尝不是一种出路。

张树剑

2023 年春于南京寓所

目 录

第四编 民族医学之外

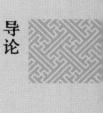

导论

地方性知识

究竟何为"地方性知识":一些误读与对概念的厘清 *

近来,关于"地方性知识"问题的相关研究,越来越成为学术界研究的热点问题。然而,究竟如何恰当地理解"地方性知识",如何将之作为研究的基点,以及如何伸张其延伸的意义,由于不同的学者对于"地方性知识"概念的不同理解,以及不同的立场,仍然是可以而且需要讨论的问题。一些广为流传的关于"地方性知识"的看法,其实也可以被理解为是对此概念的误读。而且,带来这些误读的原因,有语言翻译理解方面的因素,也有一些传统观点和立场,以及未经充分论证的假定的潜在影响。基于"误读"的关于地方性知识的研究,则会带来一些对体现和传播这种新的研究框架之价值的不利影响。

鉴于"地方性知识"的概念现在已经在不同的学科领域、不同的理解中被广泛应用,除了其起源的人类学,在农业、生态、经济、管理、文学、艺术、历史、政治、法律等多个领域中均被引入并成为研究的视角。仅就以 STS(科学、技术、社会)领域的研究为限来进行一些讨论,也还是一个颇为巨大的领域,大致说来,可以包括科技哲学、科技史、科技社会学、科技人类学、科技政策、科学

---

* 本文系根据 2019 年 11 月在广州中山大学举行的"地方性知识专题研讨会"上的同名报告,结合会议讨论,对原发表在《科学与社会》2014 年第 3 期上的《关于 STS 领域中对"地方性知识"理解的再思考》一文修改而成。

传播等多门学科。这些学科因领域名称的限定，总是与科学和技术相关，而且也不可避免地与人们对科学技术的理解相关，与对在本体论和认识论上的科学技术知识的本性的理解相关，也与对科学技术的价值及评判的认识相关，甚至仍然在某种程度上无法回避最基础性的形而上学立场。当然，随着讨论和认识的深入，对于在 STS 领域中如何更好地运用"地方性知识"概念框架，以及如何使 STS 领域的研究在这种框架下得到理想的发展，也是具有着一定意义的。

一、对于"地方性知识"的理解

首先，我们可以先来讨论一下关于对"地方性知识"这一概念的理解的问题。其实，对于何为"地方性知识"，人们的理解是彼此并不完全一致的。一般来说，大多认为是人类学家吉尔兹首先在人类学，或更准确地说是在阐释人类学的派别中，强调了这一概念。随之，这个概念变得在许多研究领域中都流行起来。"至少，在人类学领域，'地方性知识'这个术语，成为关注的热点，是由于吉尔兹关于法律比较研究的人类学论文。"[1]

不过，如果仔细读读那本经常被人们引用的名为《地方性知识》的文集[2]，人们会发现，其实吉尔兹自己并未严格地对其给出非常明确的定义，而只是将这一并不十分清晰的概念用于其对法律的人类学研究。但他确实将这种法律的"地方性"与"法律多元主义"联系起来。至于"地方性知识"的概念是如何从人类学的研究中扩散到其他学科，相关的过程，笔者尚未见到系统的研究。或许，这个过程与库恩的"范式"概念从科学哲学向其他领域的进入有某种类似。

也许，正是由于这种在起源上的界定不明确，以及对后续此概念在其他学术领域的扩展使用过程的不清楚，我们现在可以看到的是，虽然这个概念成为诸多领域中被使用频繁的重要概念，但人们对其的理解却并不一致（这又与库恩的"范式"概念后来被使用的情形颇为类似），甚至会有望文生义的"误解"。王铭铭曾指出，吉尔兹的书名"原文叫 *Local Knowledge*，翻译成中文变为《地方性知识》。'地方'这个词在中国有特殊含义，与西文的 local 实不对应。按我的理解，local 是有地方性、局部性的意思，但若如此径直翻译，则易于与'地方'这个具有特殊含义的词语相混淆。Local 感觉上更接近于完整体系的'当地'或'在地'面貌，因而，不妨将 *Local Knowledge* 翻译为《当地知识》或《在地知识》，而这个意义上的'当地'或'在地'，主要指文化的类型，而非'地方文化'"。因为"local knowledge 被翻译成'地方性知识'，接着有不少学者便对'地方'这两个字纠缠不放。实际上 local 既可以指'地方性的'，也可以指广义上的'当地性的'，而它绝对与我们中国观念中的'地方'意思不同。我们说的'地方'，更像 place、locality，而非 local。Local 可以指包括整个'中国文化'在内的、相对于海外的'当地'，其延伸意义包括了韦伯所说的'理想类型'。"[3] 当然，现在台湾地区虽然主要是使用"在地知识"这种译法，但在中国大陆，"地方性知识"这种译法已经流行开来，恐怕也难以再普遍更换，但在对其的理解上，我们显然仍需避免因翻译而带来的误读的可能性。

在联合国教科文组织的网页上，对于地方性知识是这样定义的："关于自然界的精致的知识并不只限于科学。来自世界各地的各种社会都有丰富的经验、理解和解释体系。地方性知识和本土知识指那些具有与其自然环境长期打交道的社会所发展出来的理解、技能和哲学。对于那些乡村和本土的人们，地方性知识告诉他们有关日常生活各基本方面的决策。这种知识被整合成包括了语言、分类系统、资源利用、社会交往、仪式和精神生活在内的文化复合体。这种独特的认识方式是世界文化多样性的重要方面，为与当地相适的可持续发展提供了基础。"

以上这两种理解基本上是基于人类学的视角，但突出强调的是地方性的一个重要特点，是一种知识系统的类型。王铭铭的这个说法是很值得强调的。不同文化类型的知识，各自构成不同的地方性知识，而整个加起来，构成了所谓的地方性知识的大类。这个知识的大类，在说人类所有的知识都是地方性知识的意义上，差不多也就是人类的知识，但其中，不同文化类型的知识系统，构成了多样性的各种地方性知识。在这一大类的意义上，差不多等同于说只有"一种"地方性知识，而在这个大类中各种多样性的子项（也即不同文化类型的知识系统），各自成为多种地方性知识。尽管其缘起会与某个"地方"相联系，不过，从人们认识的过程来看，哪种知识又不是从某个特定的地方产生呢？所以，其实强调起源于某个"地方"并不是最重要的，最重要的是将这种缘起于某地的"地方性知识"作为一种具有理想类型意义的知识系统。在这种意义上，这样的理解完全可以不仅限于人类学的领域，是具备了被推广到其他领域的充分可能的。（各种）"科学"作为地方性知识，只不过是其中以自然为知识的对象而再以另一种分类方式的分类而已。

当然这样的说法似乎有些笼统，要严格地限定究竟怎样才算是一种理想类型的知识。在这样一个大的框架下，如何区分地方性知识内部不同的地方性知识子项？其实这恰恰是需要基于各种的案例研究来分析提炼的。这正与库恩的"范式"说类似，"范式"的不同可以作为区分不同的具体的地方性知识的标志之一。说"之一"，意在应该还会有其他的判别依据。

我们还可以注意到近年来在国内外变得引人注意的科学哲学重要流派中的科学实践哲学这一支，其代表性人物约瑟夫·劳斯（Joseph Rouse），在使用"地方性知识"这一概念时，关注的角度又有所不同。因为科学实践哲学突出强调"实践"（其实对于何为"实践"，其定义也仍然并非十分明确），一方面，他认为："理解是地方性的、生存性的，指的是它受制于具体的情境，体现于代代相传的解释性实践的实际传统中，并且存在于由特定的情境和传统所塑造的人身上。"[4]66 但另一方面，他所关注的科学，是与其强调的实践场所，即科学家们工作的实验室（当然也可推及诊所、田野等场合）密不可分的。"科学知识的经验品格只有通过在实验室中把仪器运用于地方性的塑造时方能确立。"[4]113 我们可以看到，这样一来，其实他所谈论的那种源于在实验室的具体情境中实践的作为"地方性知识"的科学知识，只不过是广义的作为类型化的知识系统的"地方性知识"中的一种，一个子项而已。

二、关于"普遍性"的理解

在关于地方性知识的讨论中，另一个相关的重要概念，是所谓的"普遍性知识"。或者，也可以说是涉及基于知识是否具有普遍性来对之分类和命名的问题。

许多学者认为，地方性知识的对立面，是所谓的普遍性知识。这种看法初看上去似乎不无道理，但实际上却是大可争议的。虽然也可以认为，随着"地方性知识"的提出，解构了"普遍性"，在这种意义上两者形成对立的范畴。

例如，国内研究科学实践哲学的权威专家吴彤教授曾指出："在人类学那里，西方学者对于其他地域的非西方知识的关注，虽然的确带来了对于地方性知识的认可，但是仍然视地方性知识为普遍性知识的对照者，是一种普遍性知识的补充而已。地方性始终兼有负面和有限制的意思，因此，从非西方知识入手去论证地方性知识如何补充了普遍性知识，无论如何也不能打破普遍性知识的幻觉和西方理性知识或者科学知识的垄断话语地位。而只能看着这条鸿沟的存在而无法跨越。" 而且，"地方性知识与普遍性知识并非造成对应关系，而是在地方性知识的观点下，根本不存在普遍性知识。普遍性知识只是一种地方性知识转移的结果"[5]。

这里有几点值得注意。其一，科学实践哲学家劳斯所讲的地方性知识其实是另有特指，即认为一切科学家的实践活动都是局部的、情境化的，是在特定的实验室内或者特定的探究场合的，从任何特定场合和具体情境中获得的知识都是局部的、地方性的，看似普遍性的知识实际上是地方性知识标准化过程的一种表征。其二，前面像王铭铭的例子也表明人类学家并不一定都会"视地方性知识为普遍性知识的对照者"。其三，更有意味的是，在前面这段引文中，我们还可以看到两次出现的"普遍性知识"一词，其实是在不同层面的意义上使用的。一个是指就其本性而言是具有"普遍性"的"普遍性知识"，另一个则是指被人们认为（而实则不一定）具有"普遍性"而将其称为"普遍性知识"的那种"普遍性知识"。

所谓"普遍性"，按其本来含义，不过是指一种普适性，即我们过去经常习惯所说的"放之四海而皆准"。但实际上人们在使用这一概念时往往是在不同的语义层面上来用的。比如，一种是认为某些知识可以无条件地应用于时空中所有的对象，这种普遍性是近来包括劳斯的科学实践哲学在内科学哲学所消解了的；一种是认为某些知识在加了一定的约束条件限制之下，可以普遍地应用于时空中所有的对象，这大约与劳斯所研究"普遍性"一词的某种含义相似；另外，也还可以指有时人们由于意识形态、哲学立场等因素，仅仅是"相信"某些理论可以是"普遍性"的，是对于普遍性未加深思的一种信念。最后这种普遍性，我们可以先不管，但对于前两种意义上的"普遍性"，其成立也往往是基于某种信念而非经验证明。例如，牛顿的"万有引力定律"，其命名中的"万有"（universal），就隐含了这种"普适性"的意味。那么，中医呢？如果说万有引力定律在世界各地、在整个宇宙均普遍成立，那么中医是否对于中国以外的人也具有疗效？当然这只是非常简化的说法，更细致地，还会涉及"证明"万有引力定律在某地成立所需要的具体条件，说中医对美国人也可能会有效，也会涉及作为其治疗对象的美国人是否相信中医以及连带地带来的心身相互作用对于疗效的影响等许许多多更复杂的因素。但如果仅一般性地说，如果按照归纳的经验"证明"方法，这两者在逻辑上均无法得到全称的肯定证明。因此可以说，某种理论或"知识"的"普遍性"，其实只是人们基于信念的一种断言。

当然，连带地，对这种普遍性的信念的支撑，又涉及对于像什么样的经验事实可以被采纳作为证据的问题，而如果利用库恩的范式概念来看的话，检验方式的不同本身也可以是因不同的范式而不同。就像在同样对待药物的疗效的认定上，当代西医要基于对实验对象的均等化的前提利用双盲实验和数据统计的方法，与中医视病人具有个体独特性而认可其疗效的方法，就有极大的分歧。不过，对这一问题，这里先不拟展开讨论。

在理解知识的普遍性概念时，有时人们还会将知识的普遍性与知识传播的普遍化联系起来，甚至认为某种知识在传播和被接受上的成功（例如西方科学、西方医学）是因为这种知识是具有普遍性的。"以吉尔兹为代表的人类学的地方性知识概念最大的问题仍然是地方性知识无法普遍化，无法具有普遍性知识所具有的地位。"[5]

但实际上，某种知识的普遍性（或称普适性）与其在传播结果上的普遍性并不一定有着必然的联系。需要将这两者区分开来。地方性知识也并非必然地含有非普遍化的意思。

在劳斯的科学实践哲学中，把"普遍性"解释为是一种知识的标准化，通过"去地方性""去语境化"而实现的，是一种把（劳斯意义上的）地方性搬到了另一地方的过程。固然这可以成为一种解释和说明，是一种有益的尝试，但也是解释的一种而已。这样的标准化隐含了让其能够普遍化的原因。但这样的说法并未充分说明。其一，为什么在现实中是西方科学成功地实现了这种标准化以及连带的普遍化，而非西方科学却没有？其二，当过于纠缠于定义并不清晰的"实践"概念而重点关注实验室的标准化推广时，忽视了哪怕在西方科学中也存在的多样性。例如，西方数学，在现实中似乎也成功地标准化而被当成"普适的"，而众多其他的"民族数学"（ethnomathematics）却没有，而作为广义科学的一部分的数学其实并不需要实验室条件下的经验验证。科学实践哲学重新把原来某种无条件的普遍性转变为在有应用语境下的普遍性，但这样的推论和解释逻辑，为什么不能适用于西方科学之外的其他地方性知识呢？这里，对于文化等其他因素的影响在相当的程度上被忽略了。而像后殖民主义等学说，则在另外的意义上对于这种"普遍化"的形成给出了文化殖民的解释。

而且，就科学实践哲学所说的标准化而言，还有一个很棘手的问题，即这与知识的可编码性又关系密切，而对于默会知识（它们也是地方性知识的重要组成部分，甚至在非西方科学的地方性知识中所占比重要更大）则相对困难。例如，将可编码化的烹调知识标准化为像麦当劳那样的快餐，而更为精妙的大厨掌握火候的厨艺却很难标准化，更遑论基于默会知识的、个性化的高档餐饮技术。不过这里对此问题暂不展开讨论了。

总之，更具体地说明一种地方性知识在传统那种普遍性意义上的适用性（或适用范围），以及与之相关的看法的形成，确实是需要在特定的语境中进行具体的研究的问题，而且也同样不可能脱离社会文化的因素。盛晓明也非常敏锐地看到了这一点，他指出："人们总以为，主张地方性知识就是否定普遍性的科学知识，这其实是误解。按照地方性知识的观念，知识究竟在多大程度和范围内有效，这正是有待于我们考察的东西，而不是根据某种先天（a priori）原则被预先决定了的。"[6]重要的是认识到，当人们将某种知识的普遍性与这种知识在传播和应用中的普遍化相等同时，其实是有问题的。与此同时，这里我们也看到，其实在提出地方性知识这一重要概念时，其对立面，在深层上，并不是所谓的普遍性知识。那么，这个对立面又是什么呢？

三、一元论与文化相对主义

如果要挖出"地方性知识"真正的意义，找出其要否定的对立面是非常重要的。这涉及科学知识的多元性与一元性之争。地方性知识的提出所设置的对立面，是知识之正确性与真理性的一元论！而与之相关的，则是关于绝对主义与文化相对主义的问题。

如前所述，其实关于普遍性与地方性的对立，只是一种表面上的假象。这一点，在劳斯讨论科学知识的地方性特征时不厌其烦地论证普遍性的形成机制时，就已经表明了论证方向的偏差。说所有的知识都是地方性知识，这点是没错的。但作为一种地方性知识能够为一定的人所接受，这显然需要以这种知识的有效性为基础和前提。当然何为有效性以及如何确定其判断标准，其实在不同的地方性知识中又非常不同。在库恩的范式学说中，作为范式的核心内容也包括对有效性的验证方式。就像众所周知的，传统中医对于疗效的认证，就与当代西医的认证方式极为不同。

作为地方性知识如何能够推广普及而"普遍化"，那是另一个需要详细讨论的问题。如前所述，不同的理论也给出了基于不同关注重点的不同解释。但有一点其实很重要，并隐藏在这样的讨论中，那就是，以往人们除了把西方科学当作一种普遍性的知识，背后经常还隐藏了另外一层理解，即认为科学知识是唯一客观、正确的有效知识。在这种一元论的立场下，非西方科学的知识自然就会被看作是不客观、不正确的"非科学"，以至于在极端情况下被称为"伪科学"的知识了。

对于地方性知识的关注，深层意义之一，是在提醒人们那些非西方科学的"地方性知识"也是重要的，也是有效的，甚至在所有的知识的应用都必须具有的语境的约束下，也可以是"普遍性"的。同为人的身体，同样作为"地方性知识"的不同医学，都可能会有在不同认证方式下的"疗效"。作为建筑设计，基于牛顿力学是当代的方式，在没有牛顿力学的当年，也可以根据其他的地方性知识很早就建成著名的赵州桥。这样，多元的而非一元的"地方性的""科学知识"的成立和道理，就与文化相对主义产生了关联。当然，这些"不同"的"地方性知识"彼此之间，就像库恩的"范式"一样，并不一定都是可通约的，但毕竟有着相同和不同的效能。

在国内早期率先介绍地方性知识概念的学者中，叶舒宪对此是看得非常清楚的。他在《"地方性知识"》一文中明确指出：除"从文化相对主义的立场出发，用阐释人类学的方法去接近'地方性知识'，这种新的倾向在人类学的内外都产生了相当可观的反响"之外，"越来越多的人类学者借助于对文化他者的认识反过来观照西方自己的文化和社会，终于意识到过去被奉为圭臬的西方知识系统原来也是人为'建构'出来的，从价值上看与形形色色的'地方性知识'同样，没有高下优劣之分，只不过被传统认可（误认）成了唯一标准的和普遍性的。用吉尔兹的话说，知识形态从一元化走向多元化，是人类学给现代社会科学带来的进步"。"'地方性知识'不但完全有理由与所谓的普遍性知识平起平坐，而且对于人类认识的潜力而言自有其不可替代的优势。"[7]

我们也必须注意到吉尔兹在《地方性知识》的绪言中所写的："承认他人也具有和我们一样的本性则是一种最起码的态度。但是，在别的文化中间发现我们自己，作为一种人类生活中生活形式地方化的地方性的例子，作为众多个案中的一个个案，作为众多世界中的一个世界来看待，这将会是一个十分难能可贵的成就。"[2]19 这里，已经相当明确地带有了多元性的意味。这种多元性，正对应着文化相对主义的立场。在当代文化人类学中，文化相对主义的立场几乎是占据了主流的地位，而来自人类学的地方性知识概念的提出，也正与此相一致。

谈到相对主义，因特殊的环境，并受到意识形态的影响，正像有学者所指出的："相对主义的存在是哲学中极复杂的理论现象。在我国理论界，人们对相对主义这一名词会本能地产生一种戒心，认为它导致了价值虚无主义、不可知主义，使人失去最基本的价值判断和生存方向，所以在教科书里乃至课堂上经常被作为马克思主义哲学的对立面而受到批评。虽然相对主义在现代西方哲学中占据了重要的地位，而且对哲学的发展、对思维方式的改变、对实践所起的作用都是一目了然的，但由于我们多年来对相对主义的厌恶、轻视和批判以及对相对主义有可能引起的后果的恐惧，因此相对主义的合理性没有引起我们的高度重视。"但是，"当代哲学中的相对主义思潮尽管有其缺陷，但它对于克服教条主义、绝对主义和保守主义，确立自我批评精神等具有不可忽视的合理性和积极性。如果转换一种角度，重新理解和审视相对主义，我们就会发现这种见解的合理性以及它对实践的重要指导意义"。[8]

对于相对主义，国内科学哲学界的江天骥先生曾更为简单地指出："相对主义可以简单地定义为这样一种学说，即不存在普遍的标准。"因为，"认识论相对主义认为合理性没有普遍的标准，道德相对主义认为道德没有普遍的标准，审美相对主义认为审美评价没有普遍的标准……相对主义的力量也是源于这一事实：我们还远不能对科学方法做出唯一〔正确的〕描述，实际上我们也不能指望由科学方法的理论提供唯一的合理性模式。相异的和不相容的科学理论必然与相异的、不相容的合理性形式相匹配。如相对主义所坚决主张的，永远不要指望普遍的、独立于范式、文化的科学合理性标准和道德、审美判断的标准，这一点相当中肯"。而且，"相对主义是不可能被驳倒的"。[9]

虽然地方性知识概念的广泛应和构成了对于多元的科学文化观，以及作为其基础的文化相对主义的支持，但由于传统的意识形态的力量和影响，还有许多人对多元的科学知识系统及文化相对主义并不认同。前面提到的叶舒宪对此也曾有精辟的说法："倘若按照后现代主义哲学家们的这种眼光来看，全球化也好，地球村也好，所应带给我们的绝不是什么'天下大同'，也不是以西方资本主义为单一样板的'现代化'，而是一个无限多种可能并存不悖而且能够相互宽容和相互对话的多彩世界。""从攻乎异端到容忍差异，从党同伐异到欣赏他者，这种认识上、情感上和心态上的转变并非一朝一夕可以完成，它要求人们的传统知识观、价值观等均有相应的改变。在这方面，当代人类学对'地方性知识'的论述可以提供很有参考价值的理论教材。"如果说这种向承认科学的多元文化观和文化相对主义立场的转变，是一种知识观、价值观的改变，也就是说是一种哲学信念的转变，各种论述和争论都可能有助于这样的转变，但作为形而上学立场的转变，又不完全是由逻辑的推论而实现的。因此，仍然会有不同的立场存在，仍然会有对文化相对主义的不相信，仍然会有不同的关于科学知识的一元论和多元论的看法。在某种理解中的地方性知识及其应用，只是支持了多元论的和文化相对主义的一方而已。不过，针对国内学界传统的观念，这种在文化相对主义立场下的多元论的地方性知识，又恰好是一剂重要的解毒剂。

四、从地方性知识视野再看何为"科学"

涉及对于"地方性知识"的不同理解，其实背后还有一个重要因素的影响，这就是对于何为"科学"这个一直为人们激烈争论的问题的理解。虽然在很大程度上，关于什么是科学，本来是一个人为的分类问题，但分类问题却经常负载着价值的判断，并进而影响到人们对于自然知识的评价和看法。

在过去，人们也曾经非常激烈地争论像中国古代有无科学的问题。

笔者当年也曾加入过有关的争论。随着思考，自己的认识也在不断的改变中。其实，在像科学史等领域，一直也是存在着类似于悖论的纠结：一方面，许多人写出了以中国古代科学史等为主题的大量的论著和论文；另一方面，人们却又一直在争论中国古代是否有科学的问题。当然，人们可以说，这里所说的"科学"，是指西方科学。而其实中国古代是有着"中国科学"的。但在这样的争论中，这样的辩解还是有问题的。例如，为什么人们会在争论中一般并不明确地加上"西方"这一对科学的限定词，而是将"科学"默认为"西方科学"？而且，在这样的前提下，如果问"为什么中国古代没有西方科学产生"，这本身就成为一个荒唐的例题了。

之所以会有这样的情形出现，其实也还是与对科学的定义及相关的价值判断相联系的。除去那些坚定地认为只有西方科学才是真正的科学而否定其他"非西方科学"的价值的人，即使在那些观念上更开放一些的学者中，其实对此也是有分歧的。例如，在"科学文化"圈里一些坚持反对"科学主义"的学者中，也还有所谓被冠以"宽""窄""面条"隐喻的争论："在国内的科学文化界，历来有所谓'宽面条'派和'窄面条'派的争议。前者，是试图扩大'科学'的定义范围……把过去许许多多不被承认为科学的东西纳入到科学当中，最宽泛地讲，几乎可以把人类各种严肃地认识自然的系统或准系统性知识，以及用于改变自然的生活经验，都归到科学之中。后者，'窄面条'派，则坚持传统对科学的狭窄定义，但与此同时，却并不否认那些没有被归入科学定义范围的东西的价值，也不认为传统中狭义定义的科学，要比这些'非科学'更为正确。"[10]这也就是说，如果把人类的知识分为关于自然（人的自身的一部分也是自然）和社会文化两大类的话，我们其实可以将前者（也即关于自然的那类）都归于一种广义的"科学",而包括西方科学在内的各种相应的"地方性知识",则都属于这种在 STS 意义上的"地方性知识"（这只是指其首位的指向,尽管它们不可能与后者截然分开而且与后者必然有着二阶的密切关联）。这样的分类系统,才会更为一致和连贯。

而像科学实践哲学家劳斯的那种仅仅把现代西方科学的研究,在取消理论优位而更优先注重实验室的"实践"的前提下,作为"地方性知识"来看待,固然也是在西方科学的范围内的有益推进,但却只是涉及我们刚刚定义的那种"广义的科学"的"地方性知识"的一部分而已。如果是这样来理解,那么前面提到的吴彤教授关于"科学实践哲学的开创者劳斯的地方性知识与吉尔兹的地方性知识以及一般人类学中通常的地方性知识概念就有本质上的不同"的说法就不再成立了,因为这所谓的"两种地方性知识"其间虽有差异,但差异却绝非"本质上"的,而恰恰是反过来,只是在分类上作为总类的地方性知识和在总类中具体特殊的地方性知识的差别而已。甚至于,那种将西方科学当作是与人类学中地方性知识不同的另一种地方性知识看法的背后,如果套用劳斯经常所用的反对"理论优位"的说法,反倒是隐约地含有着某种关于西方科学的"优越"的意味。

查阅有关"地方性知识"的研究,有不少工作与中医相关。以此为例,我们也可以说,按照前面所理解的作为一种"文化类型"的说法,中医确实是一种地方性知识,而西医,也同样是地方性知识。如果把对人体的认识也归入广义的科学的话,那么,自然也可以说,各种民族医学（ethnomedicines）,作为广义的科学的一部分,也都同样是地方性知识。

这也正如西方科学哲学家哈丁所说的:"二战后科学技术研究的两个学派均认为:不存在惟一的科学方法,不存在单一的'科学',

也不存在单一形式的好科学推理；因为无论是欧洲科学还是其他文明的科学，在不同的时代都是用不同的方法和不同形式的推理来探索和解释自然规律的系统模式。"[11]

联系到从地方性知识的视角来看待何为科学的争议，以及地方性知识概念带来的解释，我们就不难理解叶舒宪的这种说法了："地方性知识的确认对于传统的一元化知识观和科学观具有潜在的解构和颠覆作用。"[7]

五、简要的结论

综合前面的分析讨论，这里可以将本文的主要结论简要地总结如下：

第一，对于"地方性知识"这一源于人类学的重要概念，已经在诸多领域中被广泛应用，但人们对其的理解并不一致。

第二，从人类学的某种理解出发，可以将"地方性知识"的概念推广到人类学之外，作为产生于"地方"但又不限于"地方"的"知识类型"来看待。在这种意义上，所有的知识都是地方性知识，科学也是，西方科学也是，非西方科学也是，都是最普遍意义上的"一种"地方性知识。而在其内部，又有各种不同的子项，这些多元的子项，构成了下一层次的"多种"具体的"地方性知识"。区分人类学的和科学实践哲学的"两种"地方性知识的分类及对之给出的本质差异和价值差异的评判，是不恰当的。

第三，科学实践哲学中对于"地方性知识"的讨论是很重要的，对改变关于西方科学的传统看法，有积极的意义，但又有其局限，对西方科学之外的其他"科学"知识的关注不够，对"普遍性知识"

的分析讨论也有问题。知识的普遍性其实是值得质疑的人们的一种信念，它与知识在传播结果上的普遍化并不一定具有必然的关联。实际上，在所有的知识都产生和应用于特定语境的前提下，地方性知识并不与普遍性构成对立。

第四，在本文的理解中，地方性知识概念的提出和应用，恰恰与科学的文化多元性和文化相对主义的立场是一致的。地方性知识在深层意义上的对立面，其实是科学知识的一元论立场。关注地方性知识的研究，恰恰是对科学知识的文化多元性给予支持。

（作者：刘兵）

参考文献

［1］Jack Goody. Local knowledge and knowledge of locality: the desirability of frames［J］. The Yale Journal of Criticism，1992(2): 137-147.

［2］克利福德·吉尔兹. 地方性知识：阐释人类学论文集［M］. 王海龙，张家瑄，译. 北京：中央编译出版社，2004.

［3］王铭铭. 从"当地知识"到"世界思想"［J］. 西北民族研究，2008（4）：60-82.

［4］约瑟夫·劳斯. 知识与权力：走向科学的政治哲学［M］. 盛晓明，邱慧，孟强，译. 北京：北京大学出版社. 2004.

［5］吴彤. 两种"地方性知识"：兼评吉尔兹和劳斯的观点［J］. 自然辩证法研究，2007（11）：87-94.

［6］盛晓明. 地方性知识的构造［J］. 哲学研究，2000（12）：36-44.

［7］叶舒宪. "地方性知识"［J］. 读书，2001（5）：121-125.

［8］杨新新. 相对主义的合理性及其现实意义：对绝对与相对问题的再认识［J］. 河南师范大学学报（哲学社会科学版），2008（1）：14-17.

［9］江天骥. 相对主义的问题［J］. 李涤非，译. 世界哲学，2007（2）：32-40.

［10］刘兵. 科学史也可以这样写：评《历史上人类的科学》［M］∥江晓原，刘兵. 好的归博物. 上海：华东师范大学出版社，2011：28-34.

［11］桑德拉·哈丁. 科学的文化多元性：后殖民主义、女性主义和认识论［M］. 夏侯炳，谭兆民，译. 南昌：江西教育出版社，2002：71-72.

地方性知识视野下的民族医学研究

第一编

民族医学视野中的『身体』

医学中的身体之多元性 *

　　在当代学术研究中，尤其是人文社会科学研究中，对于身体的关注已经是一个特殊的热点。这样的研究，在哲学、历史学、社会学、人类学和文化研究等诸多学科或领域，为人们理解身体带来了全新的认识，让人们理解了身体并非只是简单的肉体的构成，而是与社会、文化等多种因素密切相关。但在这类对身体的人文社会科学研究中，对于涉及医学中的身体（the body in medicine）的问题，所占比例却相当之小。其实，无论何种医学，从一开始，其研究和处理的对象都是人的身体。基于其对身体的不同理解和认识，才发展出处理和治疗身体在偏离了正常状态下的疾病的理论和疗术。但长期以来，在各种不同的医学体系中，人们大多只是关注自己体系中对身体的特殊认知，而忽视其他医学体系中对身体的不同认知，或是基于一些带有缺省配置意味的哲学默认，对其他医学体系中不同的对身体的理解予以否定或排斥。也正是因此，带来了对于不同医学体系之合理性及合法性的争议。

　　因此，对于这些争议的分析和思考，就不能只从单一的某一医学体系的立场来进行，而应是超越单一的医学体系，从更深层面的哲学的视角来进行。虽然在相关的争议中，人们可以聚焦于不同的方面，如整体论和还原论、理性追求和经验论等，但身体的角度，也可以是

＊　原刊于《中国医学伦理学》2020 年第 5 期。

一个有意义的切入点。如果我们承认一个前提，即在历史和当下的现实中，如果不同的医学体系都具有医学所追求的终极目标——疗效，那么，对具有医学之最基本的研究对象——身体——之不同理解和认知的各种不同的医学，也就都具有其合理性。从而一个显然的推论就是，在各种不同的医学体系中，医学中的身体具有多元性的特点，而且这也是合理的。

一、几个实例

首先，现在一般来说，可能最为人们所熟知的，是西医眼中的身体，也即随着近现代西方解剖学、生理学、医学的发展而确立的，在社会上的标准的科学教育中所教授的那种"科学的"身体。在其中，身体是按系统、器官、组织、细胞的物质层次构成，并按相应的物质运动和生化机制等规则来维持其生命状态。这种身体的构成，与在近现代科学对身体研究的传统中的那种通过经验观察和理论相结合而形成的身体认识具有相当程度的一致性，也在近现代西方科学及与之密切关联的包括基础医学和临床医学的西医最为广泛的传播中，得到了大多数人的认可。因而，对这种身体的认识，并不需要更多的解释和讨论。

其次，与近现代西方医学不同，中医（在一般理解的意义上）是以其脏腑学说来描述身体，也即包括心、肝、脾、肺、肾的五脏和包括胆、胃、大肠、小肠、膀胱、三焦的六腑，当然还有负责气血运行、联系脏腑和体表身体各部分的经络。但这种身体的构成，与西医那种可以以直观的解剖学观察而看到的身体构成却并不完全等同和对应，除在名称上的某种相似之外，五脏、六腑和经络并非是那种在解剖学意义上可直接观察的实体。但也正是在这样的身体结构中，人的身体是作为一个复杂的、统一的有机整体而存在的。当然，对于这些本是最基础性的关于中医眼中的身体的常识性知识，也不必过分详说。

有一项将中医和古希腊医学的身体进行比较研究的经典著作，即栗山茂久的《身体的语言》，此书给出了很有启发性的线索。作者结论性的看法是："我们一般认为人体结构及功能在世界各地都是相同的，是全球一致的真相。不过一旦回顾历史，我们对于真相的看法便会开始动摇……不同医学传统对于身体的叙述通常有如在描述彼此相异，并且几乎毫不相关的世界。"[1]2"一幅身体观念的历史演进图必须游走在归属与拥有、身体与自我之间的灰色地带。由于身体是个基本且与我们有密切相关的真实存在，因此它不仅难以理解，并且衍生出了极端不同的观点。"[1]7

再次，我们可以举出蒙医关于身体的认识为例。从历史上看，蒙古族医学经历了借鉴和吸收藏医学、印度医学和中医学等内容而发展到了今天比较标准化的过程，目前仍然在内蒙古等地从事着正常的行医活动。它以阴阳、五元学说为哲学基础，以寒热理论，三根、七素、三秽为核心，以脏腑理论和六因说为主要内容。其中，三根（赫依、希拉和巴达干）和七素（食物精华、血、肉、脂、骨、骨髓、精液）是其主要的身体结构和要素。① 有研究者认为，可以将七素看作是其物质基础，而三根则是其生命要素。物质基础和生命要素用一定的方式存在和互动构成了一个作为人体的有机生命体。[2]

另外，在谈论身体时，虽然是以人的身体作为论述对象，但在蒙古族传统的兽医学中，例如在对马的身体的认识中，也有着与蒙医对

---

① 此书中各处谈及的蒙医中的"三根""七素""六基症"及其对应的子概念，均为现在蒙医界普遍使用的说法，而与《辞海》等书中的名称有所不同。

人的身体的结构认识相类似的框架，同样是采用了像三根七素这样的理论，"'三根七素'理论既是蒙古族传统医学的核心理论，也是其传统兽医学的核心理论"[3]。

最后，我们还可以再举壮族医学的例子。同样是基于对传统散布于民间多种形态的壮族医学传统的调整、整理、发掘和提升，在当代最终成形并于 21 世纪初正式通过国家鉴定和承认的标准化的壮医理论中，对身体的核心认识是其所谓的"三道两路"学说。这里的三道，指谷道（大致接近于西医的消化系统）、气道（大致接近于西医的呼吸系统）和水道（大致接近于西医的泌尿系统），两路指的是龙路和火路（大致接近于西医的神经和循环系统）。这都是壮族医学理论中比较独特的概念，是壮医的病理生理观，同时，也是壮医理论体系的核心理论。[4]这种身体理论虽然与西医和中医均有较多的相近之处，但差别也是明显存在的。

面对世界上存在的多种医学体系，像这种表明其各有独特的对身体认识的例子还可以举出很多，上述几个实例，只是要说明在不同的医学体系中对其最为基础性的对象——身体的认识和理解是不同的、多样的这一事实。

二、医学中对身体的建构

基于以上的实例，如果按照科学元勘（science studies）中建构论的说法，我们可以先从现象上说，其实，医学中的身体是被建构出来的，不同的医学据其哲学立场、预设和理论的不同，建构出了不同的身体模型。

这种建构的说法，与在一般认识中广泛存在的身体是客观的、实在的、真实的那种常识性的观点有所不同。但对此，我们可以展开一些分析讨论。首先，是从人们认识身体的方式来进行现象的分析。

曾有著名的物理学家说过，人们能够观察到什么，是由其理论所决定的。在科学哲学中，也有著名的"观察渗透理论"之说。但在具体的历史发展中，理论的发展又是受到诸多社会文化因素的影响的，包括所采用的哲学立场，而且理论也一直是处在发展变化之中。相应地，与被理论所决定的需要观察的身体的角度和内容也就有所不同。正是在这种意义上，我们可以说，医学中的身体是被"建构"出来的。当然，就像在对科学进行研究的社会建构论经常会带来的误解和相应的批评一样，医学同样如此。说建构，其实并非是说这样的认识没有客观的基础或者成分，而是说除此之外还有其他因素参与其中。当然，当我们说客观这个概念时，又会引出诸多哲学上在本体论意义上的争议，不过这里先不谈这些，至少，仅仅在认识论的意义上，在对现在的总结上，讲建构还是有其经验事实证据而非信口空谈的。

毕竟由于西医的影响颇为巨大和广泛，因而，对西医在身体的建构的问题上，已经有不少学者进行了反思和论述。例如，有国外研究者曾看到："19 世纪末出现的现代医学人类学，以及医学中科学方法的确立，主要是建立在两种信条之上。第一种信条即相信对于医学来说，只有还原论才是恰当的方法，即人类的所有精神或生理过程，都必须还原为化学过程才是可知的。但这种方法论原则在一种本体论的意义上被使用，即人类只不过是正确的科学方法所规定的东西，或是化学成分的总和，或是未知的幽灵般的实体的总和。""不仅观念，而且包括身体在内的物质实在，实际上都是通过实践而制造并不断地被再造的。"[5] 这也正是针对西医建构身体的方式而言的："在约两百年间，以身体碎片设限的解剖学，通过对死去物质的操控和切割，已能赋予这些断片以某种意义，且在将其整合入某个可提供整体性解释的呈现方式时，为其注入生命力……直至机械论为断片带来某种新的地位，且使之成为某个零件，错综复杂的布局才使机器成了生者最喜爱的隐喻方式。"[6]

尤其是，当从人类学的立场上来考察医学中的身体的建构时，人们会发现，"医学是一种具有其自己的语言、姿态、习俗、仪式、空间、着装与实践的文化。在医学文化中，身体成为让文化变得有形，让身体适应文化的场所。就像在其他文化里的替代医学中关于身体的认识论一样，在正统医学中关于身体的认识论，展示了一种现象学，一种为医学所特有的全套的模式"[7]2。

总而言之，"关于身体的知识即使得身体成为某种被假定的东西的那种符号性实践的研究，关于身体的知识的探究，在对身体的构成的关注中得以呈现。身体并不是给定作为将医学话语安置于其上的生理学基底，相反，它是由医学话语所创造和转换的。显然，医学制造（fabricate）了身体"[7]1。

由此，把不同的医学中形形色色的身体看作实际上是不同的身体模型，那么这种制造出来的模型，就是多样性的，这也就是所谓医学中身体的多元性。

三、与身体多元性认识相关的哲学立场

从医学中身体的多元性这一现实出发，可以简要地进行一些相关的哲学讨论。

在科学哲学中，美国哲学家库恩的"范式"理论是一个很好的分析框架。对于范式，库恩曾指出：它"意欲提示出某些实际科学实践

的公认范例——它们包括定律、理论、应用和仪器在一起——为特定的连贯的科学研究的传统提供模型"[8]。

按此来看，不同的医学传统和体系实际上是基于不同的"范式"。而且，范式学说中另一个重要的要点是，在不同范式下，对于认识和确证某种对象的存在的方式，也是不同的。西医那种还原论的，以可直观观察、可指标化等的对身体的认识是一种方式，而在其他一些医学的身体中，其构成要素及其变化虽然也可以间接地被感知（如通过脉诊等方式），但却不一定是以西医那种可直接观察的方式，甚至于对判定医学疗效的方式也不同。

但在习惯上，人们又往往会认为关于真相，或具体到身体的真相，应该只有一个，与自己相信的真相不同的，一定是错误的、有问题的。其实，为什么真相只有一个？这本是一个在哲学可讨论的问题。面对不同的身体，是需要有一种哲学立场的转换的，这就是相对主义。

（作者：刘兵）

参考文献

［1］栗山茂久. 身体的语言：古希腊医学和中医之比较［M］. 陈信宏，张轩辞，译. 上海：上海书店出版社. 2009.

［2］包红梅. 医学中的身体之多元性：以蒙医身体观为例［J］. 自然辩证法研究，2015，31（10）：51-55.

［3］图力古日，刘兵. 对马之汗液的认识与"身体"的多元性：比较研究蒙古传统马学与日本现代马学［J］. 科学技术哲学研究，2015，32（2）：73-78.

［4］李慧敏，刘兵，章梅芳. 壮族医学"三道两路"核心理论的建构［J］.

武汉大学学报（人文科学版），2017（6）：65−71.

［5］ Nelly Tsouyopoulos.The mind-body problem in medicine (the crisis of medical anthropology and its historical preconditions)［J］. History and Philosophy of the Life Sciences, 1988, 10: 55−74.

［6］ 拉法埃尔·芒德莱希.解剖与解剖学［M］//乔治·维加埃罗.身体的历史（卷一）.张竝，赵济鸿，译.上海：华东师范大学出版社，2013：255.

［7］ Katharine Young. Presence in the flesh: the body in medicine［M］. Cambridge: Harvard University Press, 1997.

［8］ 托马斯·库恩.科学革命的结构［M］.金吾伦，胡新和，译.北京：北京大学出版社，2003：9.

地方性知识视野下的民族医学研究

壮族医学"三道两路"核心理论的建构 *

一、问题的提出

各个民族医学的身体理论有着较大的差异，其形成过程多不可考，但壮族医学却是一个例外。壮族医学是我国缺乏规范通行文字记载的民族医药中"第一个通过整理形成比较完备的理论体系，进入国家医师考试资格系列，具有医疗、保健、教育、科研、文化、产业体系等的民族医药"①。这是一个现代意义上的医学定义，就该层面而言，通过发掘整理而成的、国家认可的标准壮族医学仅有 30 多年的历史。历史上缺乏壮族医药文字记载，可考据资料很少，所幸早期发掘整理壮医药的专家、医药工作者至今仍孜孜不倦地从事壮医药研究，这为我们提供了一个非常好的机会，便于我们追访当时参与发掘整理工作的主要研制人员，了解具体情况，并获取翔实的资料。

早前有少数学者对壮医药知识的形成、内容做过研究。赖立里和冯珠娣从知识人类学角度讨论发掘整理壮医药过程中所生产的规范性知识与落在规范化之外的医疗实践，以及两者之间相互交错互为生产（再生知识）的关系。在对教科书中正规知识的生产过程的部分阐述中，他们认为壮医理论是"学者们在了解理论与实践、哲学与常识之

* 　原刊于《武汉大学学报（人文科学版）》2017 年第 6 期。
①　2012 年 5 月 25 日，卫生部副部长、国家中医药管理局局长王国强同志在南宁召开的全区中医药壮瑶医药大会中对壮医的评价。

区别的基础上，对于各种流行的医疗实践，包括宗教、中医、西方科学、流行的说法和习俗等的总结"[1]。然而，所谓规范性知识中的核心概念是如何具体形成，以怎样的范式作为标准，相关研究还很不够，这恰恰是本文关注的要点。这样的研究，可以为人们理解一种医学理论的形成方式提供一个现实的样本。

"三道两路"，指谷道、气道、水道，龙路、火路。它是壮族医学理论体系中比较独特的概念及核心理论，也是壮医的病理生理观。根据前人的研究文献来看，黄汉儒首先明确提出"三道""两路"概念[2]，王柏灿在此基础上探讨"三道""两路"学说在壮医学术体系中的具体运用情况[3]，同时，他与吴小红将该学说作为一种病理观纳入壮医理论框架，并作为壮医理论体系的核心内容[4]，而宋宁则具体探究道路理论在临床实践中的应用并指出该理论是壮医理论体系的核心[5]。除此之外，还有学者专门辨析"三道两路"理论，认为道路论是壮医学理论的特色内容[6]，也有学者将壮医"三道两路"理论与中医的经络等理论进行比较，认为壮医学的道路理论与中医学的经络、三焦、气街、四海等论说有相通之处[7]。"三道两路"学说作为壮医理论的核心之一，相关研究注重说明其内涵、地位与指导性等，但很少有人关注到这一理论核心本身的提出和取得核心地位的具体历史过程。

基于这样的背景，本文以壮医理论中的"三道两路"核心学说为考察对象，展示以黄汉儒教授为首的壮医药研究团队提炼、总结和确立壮医理论内核的过程，具体探讨"三道""两路"说法通过何种方式、什么参照标准被联系在一起并构成理论核心，以及与中、西医学理论相比较具有何种关联等问题。

地
方
性
知
识
视
野
下
的
民
族
医
学
研
究

二、"三道两路"理论的建构背景

（一）壮医民间的"鬼神—巫医"解释

在中国的传统民族医药历史中，壮族医药一直占有重要地位。壮医药不仅在历史上对本民族的健康发挥积极作用，至今也是壮族地区人民群众赖以防病治病的有效手段之一。一直延续到自治区成立，广西由于地处偏僻的南方，经济、思想观念较落后，乡间的鬼神信仰居多，民间巫医相当普遍。

巫文化的核心是信仰鬼神，而鬼神信仰对壮族医药有着重要的影响。汉人流官书写的文本中不乏对岭南地区风土民情的描述："病不服药，惟事祭鬼，或信巫鬼，重淫祀，从古然也。"地方志有壮族地区巫医合一、巫医治病的记录，如《宜山县志》记载：僮人有病，多问神，神巫曰法童，又曰马奴。病者以禾一束，并鸡酒香楮至其家，神巫祷祝罢即身发寒噤，伏地，以口食禾，复坐于神座前，言病状及某鬼为祟，归祭，亦有愈者，故僮人信之。[8] 这里记述了壮族巫者给百姓看病、治病的过程，巫医认为生病是因为某个鬼在人的身体上作祟。壮族民间的鬼神—巫医之说历来存在，绝大多数老百姓愿意相信巫医能够治好病。

甚至更晚近些，民间壮医用传统的鬼神说法来解释疾病的现象仍相当普遍。1986—1992年，壮医药研究团队对广西的71个县市进行深度民间调查，发现有1/3的民间医生的治病形式、过程包含着鬼神信仰因素。壮医药研究团队的领导者黄汉儒说："壮族地区的巫医是比较盛行的，到现在为止还是有人信，认为是某个鬼神作祟，让人这里不通那里不通。但这些都是虚无缥缈的东西，却不能完全否定它的作用，我们认为可以作为一种精神治疗的方法，而不能作为一种理论来看待。"[1]团队中其他成员也认为巫医治疗之所以有一定的疗效，最大作用是心理方面，"有些老太婆念个咒语什么的，这种情况是有的，她可能懂得一点儿用药知识，究竟是什么起作用呢？她（念咒语，说鬼神）应该是起到心理作用。以前在农村，这种现象还是比较普遍的"[2]。"历史上，巫医是存在的，是医药存在的一种模式。巫这个东西可以归为心理医学。做心理疗法的时候，会先给你喷一口水，然后再做法术。"[3]他们承认鬼神说法在民间壮医实践中普遍存在，也承认鬼神信仰对人的心理、精神起到安慰作用。鬼神观念之于民间医生运用，归根结底是医生通过想象试图解决患者与疾病关系问题的途径。我们曾访问一位民间医药实践者，他说道："比如说人们得病，有很多人去医院治不好的，回来之后就祭拜祖先。我爸爸是一名老壮医，他擅长治疗蛇伤，认为是鬼神引起的，蛇不会无缘无故地咬人，是鬼神在作祟。在基层，70%—80%的群众会找仙婆看病，可能不一定做法事，但是仙婆会告诉你去找哪个医生。"[4]可见，在民间壮医实践中，不管是过去还是现在，民间医生利用鬼神说法来给群众解释引起人体疾病原因的现象比较常见。

壮医药发掘整理工作始于20世纪80年代，处于国家鼓励、支持

---

① 源自 2017 年 7 月 3 日在广西壮医医院黄汉儒工作室对黄汉儒的访谈记录，访谈人为刘兵、李慧敏。

② 源自 2017 年 7 月 6 日在广西利国国际大酒店包厢里对黄景贤的访谈记录，访谈人为刘兵、李慧敏。

③ 源自 2017 年 7 月 5 日在广西壮医医院门诊楼 4 楼会议室对王柏灿的访谈记录，访谈人为刘兵、李慧敏。

④ 源自 2017 年 7 月 3 日在黄世杰的车内对黄世杰的访谈记录，访谈人为刘兵。

民族医药发展的大背景下，宪法、民族区域自治法均对现代医药和传统医药发展做出了明确规定。民间壮医利用鬼神之说解释病事，自然不符合唯物主义的立场。事实上，壮医研究团队也秉承这样的观念，将鬼神之说置于理论范畴之外。黄汉儒说："身体上哪些地方疼痛，就是挨哪个鬼作祟，我们不能将这些东西作为理论，要排除出去。"①

国家现代医药事业要求医学的科学性。黄汉儒等人要建构一个具有现代意义的壮医理论体系，势必要将壮医理论知识放在现代医学的背景中进行考量。因此，"鬼神—巫医"之说尽管在现实中比较普遍地存在，但显然与唯物和科学的标准相左，不可能被纳入理论体系之中。

（二）"三道"与"两路"

除了上述说法之外，"三道"和"两路"在壮医药相关的历史文献中未曾出现，可以说，这是源于民间的比较直观、具体的表述。

根据黄汉儒的回忆，"'两路'的说法是大新县的老壮医陆爱莲提出的。当时听说她经验非常丰富，连国外医不好的病人都跑到她那里去医治，玉林医不好的也跑到她那里去，我们就疑惑，为什么会有这么多人来找她治病"②。陆爱莲的正骨之术受于其丈夫的父亲③，其对骨伤有比较独特的解释，"受伤了就是龙路火路受堵了，有瘀血在

---

① 源自 2017 年 7 月 3 日在广西壮医医院黄汉儒工作室对黄汉儒的访谈记录，访谈人为刘兵、李慧敏。

② 源自 2017 年 7 月 3 日在广西壮医医院黄汉儒工作室对黄汉儒的访谈记录，访谈人为刘兵、李慧敏。

③ 陆爱莲是广西大新县宝圩乡谨汤村祖传驳骨壮族医师黄生前的儿媳妇。有关黄生前的情况，参见童健飞：《大新县志》，上海古籍出版社，1989 年，第 223 页。

龙路火路上堵塞，所以路不通"①。其他地区也有类似的说法，但与陆氏说法相比显得不完整，黄汉儒说："有的地方有龙路没火路，有些地方有火路没龙路，只有'一路'的说法。我做的工作就是把它们集中起来，就变得完整了……真正讲龙路火路的不足 10 个县。少是少，但是具有先进性。"② 由此可见，龙路火路说法在全区内并非普遍，陆氏说法只是针对骨伤的简单而直观的说明，概念模糊、不完整，言者未能尽其说。

团队的成员绝大部分接受过中医的专业训练，他们能够很好地识别民间医生治疗经验、方法与中医的相关度。也就是说，他们的调研行动潜含着中医思维。中医学素来强调"不通则痛""通则不痛"，认为疾病是由于道路气血运行障碍、阻滞不通而引起的，与民间壮医所提及的"两路"恰有相似之处。陆氏的解释模式，一定程度上符合人们的中医思维，然而无法详尽关于龙路、火路在人体内究竟如何运行、作用的机理，并且该说法局限于骨科解释范围，停留于对现象的直观描述，因而缺乏更高层次的理论提升。

至于"三道"，是壮族民间对于引起人体不适现象比较直观、朴素的一种说法，民间也并不多见。简言之，"吃饭就是谷道，呼吸就是气道，小便就是水道"③。壮语称谷道、气道、水道为"条根埃""条啰嗨""条啰林"，意思是吃饭的通道、气的通道、水的通道。显然，民间关于谷道、气道、水道的认识与人体中某些器官功能具有某种

① 源自 2017 年 7 月 3 日在广西壮医医院黄汉儒工作室对黄汉儒的访谈记录，访谈人为刘兵、李慧敏。
② 源自 2017 年 7 月 3 日在广西壮医医院黄汉儒工作室对黄汉儒的访谈记录，访谈人为刘兵、李慧敏。
③ 源自 2017 年 7 月 3 日在广西壮医医院黄汉儒工作室对黄汉儒的访谈记录，访谈人为刘兵、李慧敏。

联系。"三道"说法缺乏文献方面的记载，根据对壮医研究成员的访谈，他们其实既不清楚"三道"的起源，也不能细数民间壮医明确使用此说法的具体情况。"三道"是壮医团队根据他们的理解所定义的归纳性概念。黄汉儒解释道："湿气重，就要利湿，水道能利尿，壮医的药如车前草都是利湿的，这些就是对水道的认识了。谷道，我们天天吃饭，可能会打嗝、呕吐、拉肚子，都跟这条道有关，所以凡是这一类的病都归到谷道病中。气道病，表现为咳嗽、气喘、吐痰。"[①] 该说法基于物质实体解释人的生理、病机，从某种程度来说，似乎更符合现代西医的解释逻辑，这为壮医药研究团队提供了一个理论设想的可能。对于它的成形，基本上被认为是团队后期整理的结果。

三、"三道两路"理论的建构与确立

（一）糅合："三道两路"概念的归纳和提升

当今中国医学社会呈现出西医与中医以及其他传统医学并存的特征，其中，西医和中医是最主要的两支力量。西医是以近代科学理论为基础，还原论、系统论为核心的现代医学体系；中医则是以阴阳五行的整体观为基础，脏腑、经络等学说为核心的传统医学体系。两种不同医学导向不同主流的理论模式。今天的壮族医学就是在西医和中医这两支强大医学力量的背景中发展起来的，面对如此形势，壮医药研究团队想要建构出一套拥有话语权的壮医知识体系，不可避免地游走于两者之间。

---

① 源自 2017 年 7 月 3 日在广西壮医医院黄汉儒工作室对黄汉儒的访谈记录，访谈人为刘兵、李慧敏。

"两路"理论最早用于解释骨伤。陆氏认为，疼痛或受伤的原因是人的龙路、火路上有瘀血，只要处理掉淤积的血块，理通龙路、火路，就能治好病。按照原有理解，这是两条与血液流动相关联的通路，而经络系统是作为运行气血、沟通人体内外的通路。对于具有中医理论背景的壮医研究者来说，不难发现，该源于民间壮医的独特说法与中医所说的经络实有相似之处，龙路、火路、经络不通是引起疾病的原因，"两路"大致符合中医经络的整体思维。壮医团队以经络学说为参照，对龙路、火路的概念进行提炼并作为壮医的核心理论概念，这实际上是试图使壮医理论在以中医为主体的中国传统医学界获得认可的策略之一。

然而，当时龙路、火路的概念仍然十分模糊，解释范畴相对狭窄。黄汉儒吸收经络学说的内容，明确定义概念，"龙路与火路是壮医对人体内虽未直接与大自然相通，但却是维持人体生机和反映疾病动态的两条极为重要的内封闭通路的命名。……壮族传统认为龙是制水的，龙路在人体内即是血液的通道（故有些壮医又称之为血脉、龙脉），其功能主要是为内脏骨肉输送营养。龙路有干线，有网络，遍布全身，循环往来，其中枢在心脏。火为触发之物，其性迅速（'火速'之谓），感之灼热。壮医认为火路在人体内为传感之道，用现代语言来说也可称'信息通道'。其中枢在'巧坞'。火路同龙路一样，有干线及网络，遍布全身，使正常人体能在极短的时间内，感受外界的各种信息和刺激，并经中枢'巧坞'的处理，迅速作出反应，以此来适应外界的各种变化，实现'三气同步'的生理平衡。火路阻断，则人体失去对外界信息的反应、适应能力；导致疾病甚至死亡"[2]。黄汉儒说："两路，唯有壮医讲，没有其他医生讲龙路和火路。我们认为这个概念符合我们对疾病的认识，中医、西医都能接受……气和血滋养大脑。

龙路、火路贯穿到大脑里面，当气血不足的时候，可能就会引起精神症状。龙路、火路全身贯穿，所有地方都有。"①

从中，我们可以发现两个特点：一是龙路、火路如经络般遍布人体全身，以整体的观念解释正常体的生命活动和疾病动态；二是龙路、火路的功能落实到人体内部具体器官。与中医理论相比，壮医的"两路"说法显得更直观、具体。因此，壮医研究团队并没有完全照搬照抄经络学说那一整套模式，而是在理解生理功能的基础上，结合民间称法，加入西医系统论、还原论解释。这也是壮医的特色之处。

"三道"理论表现出同样的建构策略。"三道"说法最初的定义也十分含糊，内涵不清晰。将民间朴素的生理认识用于对整个人体生理病理的解释，显然远远不够。壮医研究者进一步提升"三道"的思路是这样的："壮族是我国最早种植水稻的民族之一。知道五谷禀天地之气以生长，赖天地之气以收藏，得天地之气以滋养人体。其进入人体得以消化吸收之通道称之为'谷道'（壮族称为'条根埃'），主要是指食道和胃肠。其化生的枢纽脏腑在肝胆胰。水为生命之源，人体有水道进水出水，与大自然发生最直接、最密切的联系。水道与谷道同源而分流，在吸取水谷精微营养物质后，谷道排出粪便，水道主要排汗、尿。水道的调节枢纽为肾与膀胱。气道是人体与大自然之气相互交换的通道，进出于口鼻，其交换枢纽脏腑为肺。三道畅通，调节有度，人体之气就能与天地之气保持同步协调平衡，即健康状态。三道阻塞或调节失度，则三气不能同步而疾病丛生。"[2]

我们可以发现，"三道"概念的确定实际上采取了与确立"两路"概念同样的方式，一方面从天地人的整体观出发，解释谷道、气道、

---

① 源自 2017 年 7 月 3 日在广西壮医医院黄汉儒工作室对黄汉儒的访谈记录，访谈人为刘兵、李慧敏。

水道在人体内部生理、病理方面的作用，另一方面则从现代医学层面规定每条通道所指向的人体器官。如谷道原指消化稻谷的通道，在新的叙述中将其对应为西医所指的消化系统。类似地，气道原指气体通过口鼻进入到体内的通道，而后发展为人的整个呼吸系统，以肺和气管为载体。水道对应泌尿系统，以肾脏和膀胱为载体[7]。中医的脏腑并非现代西医意义上的脏器名称，但包含生理解剖学中脏器的某些生理功能。在这种意义上，"三道"似乎可以更为直观、具体，但又稍显粗略地反映中医脏腑所具有的功能，与西医、中医均无相互之间的直接矛盾，反而形成一种和谐态。

后来，王柏灿对其老师黄汉儒提出的"三道""两路"概念进行更具体的论述，他认为"三道""两路"具有说明人体解剖结构、说明人体生理功能、说明人体病理变化、疾病诊断、指导壮医治则确立和壮医临床治疗6个方面的重要作用，该说法来源于民间壮医实践，上升至理论之后又能回归指导临床实践，并指出，"中医是以'脏腑经络学说'作为理论核心，而壮医理论则以'三道''两路'学说作为核心内容，这是壮医与中医的一个很大的不同点"[3]。

民间壮医主要依靠长期积累的医疗经验，用一方草药医治，症状消失、功能恢复，方为治愈，讲究实际疗效。以现代科学理论为依据的西医同样重视疗效，不同的是，其最大特点为利用精确的实验数据进行说明。壮医要想经得住现代医学的检验，还需将壮医置于科学视野中考虑。例如，有学者曾运用耗散结构理论与方法分析"人天地三气同步"，论述壮族医学与耗散结构理论的关系，旨在说明壮医的科学性[9]。这表明壮医研究者在试图用科学的理论分析壮医理论，为壮医披上科学外衣。

除了理论上的科学性探究，壮医团队还进行医学实验。如分别通过特定穴位的点灸现象观察，证明药线点灸疗法具有改善消化功能[10]、调节神经内分泌免疫网络[11]、提高机体免疫力功能的作用等[12]；壮医药物竹筒拔罐疗法有改善微循环[13]、改变血液流变学状况[14]、调节人体免疫功能的作用[15]；壮医穴位刺血疗法治疗变应性鼻炎的疗效机理，与其改善鼻黏膜炎介质细胞介导的反应和改善鼻黏膜病理形态学有关[16]。这些结果表明壮医特色疗法确实与西医所讲的人体生理系统具有密切关系。团队将实验研究的成果作为壮医理论体系成果鉴定的内容，证明壮医疗法确有疗效，同时也为壮医理论提供依据。

壮医研究团队的成员不仅接受过中医专业训练，而且系统学习过西医理论。他们的文章论述显然会以西医知识为理论依据，以人体生理系统结构为焦点，对民间"三道两路"病理描述进行考察，并对"三道两路"说法的内容、功能实施调整。这实际是从理论和临床的角度为过去"三道两路"说法的内容扩充提供依据。壮医团队借用西医理论解释，通过现代实验方式获得精确的实验数据加以论证，究其实质是试图赋予"三道两路"说法科学特质。

总之，传统的"三道两路"说法在壮医药研究团队的共同塑造下发生内容上的转变，基本上取得同行一致意见。无论是在传统中医主导的宏观思维模式中，还是在现代西医主导的微观、科学语境下，经过凝练提升之后的"三道"和"两路"概念都能给予合理而恰当的说明，"三道两路"在官方话语中获得全新的形象。

（二）确立："三道两路"——壮医理论的内核

"三道两路"作为壮医理论体系的生理病理观内容以文本形式首现于 1996 年黄汉儒撰写的《壮医理论体系概述》一文。在这篇文章正式见刊于权威刊物《中国中医基础医学杂志》之前，黄汉儒已将其通过报告演讲的方式向医学界展示，并引起医学界的关注。

一个新医学理论体系的出现，难免遭遇不同医学的追问，恰当的讨论是促进理论发展的重要过程。在现行的评价机制中，一套理论得到认可的关键是取得同行评议的肯定。黄汉儒也说："文章发表之后，还要经过社会的承认，所以一直到2002年国家才对壮医理论进行鉴定。在鉴定之前还专门开展了壮医研讨会，对于壮医的讨论，争议的焦点是与中医的不同。"[①] 他认为，"中医太繁杂……中医本身存在疑问，西医的疑问就更多了。但我们壮医是在中医繁杂的基础上，更加提纲挈领地总结出来。'三道'是比较直观的，但是中医的经络就是看不到。'两路'可以从解剖学上看，神经就是火路，血管、淋巴管就是龙路。我们也请中医、西医的专家来鉴定，后来西医认为这样的壮医理论更容易指导临床，更容易为广大医生掌握"[②]。其弟子王柏灿也参加了壮医研讨会议，他回忆道："会议争议的主要内容是壮医和中医有什么区别。"[③] 结果会议基本上就壮医理论问题取得一致的认识，这意味着壮医理论得到医学界尤其是民族医学界的承认。

另外，壮医药研究团队专门邀请来自中医、中西医结合、蒙医、傣医等医学领域的专家共同参与壮医理论体系的鉴定[④]，鉴定内容包

地方性知识视野下的民族医学研究

① 源自2017年7月3日在广西壮医医院黄汉儒工作室对黄汉儒的访谈记录，访谈人为刘兵、李慧敏。

② 源自2017年7月3日在广西壮医医院黄汉儒工作室对黄汉儒的访谈记录，访谈人为刘兵、李慧敏。

③ 源自2017年7月5日在广西壮医医院门诊楼4楼会议室对王柏灿的访谈记录，访谈人为刘兵、李慧敏。

④ 2002年2月2日，由广西民族医药研究所完成的"壮医理论的发掘整理与临床实验研究"科研课题在南宁通过专家鉴定。有关该科研成果的鉴定材料，均由黄汉儒于2017年5月9日提供。

括：（1）研究内容的科学性、先进性、实用性；（2）研究的广度和深度；（3）数据的准确性、可信性及结论推断的可靠性；（4）与同类研究比较，本研究达到何种先进水平；（5）评定成果的学术价值及民族医学学科发展的促进作用。鉴定结果正式表明"壮医的阴阳为本、三气同步、脏腑气血、三道两路、毒虚致病学说和调气解毒补虚治疗原则确定，壮医的理论体系基本形成"①。

此后，除继承黄汉儒壮医学术思想的学生之外，行内学者、医师从事壮医研究所著书籍、文章均采用此种写作范式，将"三道两路"的生理病理观作为疗法的理论基础，如壮医药物竹筒拔罐疗法根据"三道两路"循行部位取母穴祛散结点毒邪[17]，壮医药线点灸疗法为调节畅通"三道两路"而取穴点灸[18]，等等。

壮医专业现已被纳入国家教育体系，壮医本科专业教育的基本教材、考试内容均根据现有壮医知识体系制定。如《壮医基础理论》规定"三道两路"理论的要点：1. 三道论。三道的概念：谷道、气道、水道。2. 两路论。龙路、火路。3. 三道、两路理论在壮医学中的应用[19]。又如，壮医执业医师资格考试培训教材中的"壮族医学基础理论"部分，内容包括：1. 壮医天人自然观。2. 壮医学的生理病理观：（1）壮医对脏腑气血骨肉的认识；（2）壮医对谷道、水道、气道的认识；（3）壮医对龙路、火路的认识；（4）壮医对生殖机能的认识；（5）壮医对精神活动的认识。3. 壮医学的病因病机论。4. 壮医学的治疗原则。5. 壮医学对疾病的预防②……

在现行的体制化管理中，执业医师资格考试的性质是行业准入考试。学院派壮医之外的壮医实践者想要合法从事壮医工作，需要学习

---

① 资料来源于黄汉儒提供的科研成果鉴定材料"鉴定意见"部分的内容。
② 资料来源于容小翔2017年5月5日提供的壮医执业医师资格考试培训教材。

壮医理论并通过壮医执业医师资格考试，获得壮医执业医师资格证。考试分为医学综合笔试和实践技能考试两部分。以2013年壮医执业医师笔试为例（表1），考试内容包括壮医基础理论，其考试大纲规定了考试要点（表2），要求掌握壮医理论重要的概念、内涵及其应用，这里要求的理论，即是前面所说的以"三道两路"为核心，再加上其他一些由研究团队总结出来的壮医理论。

表 1　2013 年壮医执业医师笔试考试方案及内容

类别	考试对象	考试科目		
		壮医基础	壮医临床	现代诊疗技术及综合
壮医	具有规定学历执业医师	壮医基础理论、壮医诊断学、壮药学、壮医方剂学、中医基础理论、中药学、中医诊断学、中医方剂学	壮医内科学、壮医外(伤、皮)科学、壮医妇科学、壮医儿科学、壮医针灸学、中医内科学、针灸学	诊断学基础、传染病学、卫生法规
	师承和确有专长执业医师	壮医基础理论、壮医诊断学、壮药学、壮医方剂学、中医基础理论、中医诊断学、中药学、中医方剂学	壮医内科学、壮医外(伤、皮)科学、壮医妇科学、壮医儿科学、中医内科学、针灸学	诊断学基础、传染病学、卫生法规

资料来源：新阳光教育。

表 2　2013 年壮医执业医师壮医基础理论考试大纲
（师承与确有专长）

序	细目	要点
一	阴阳为本理论	1. 阴阳为本的概念 2. 阴阳为本的基本内涵 3. 阴阳为本的应用
二	三气同步理论	1. 三气同步的概念 2. 三气同步的基本内涵 3. 三气同步的应用
三	脏腑气血骨肉理论	壮医对脏腑气血骨肉的认识
四	谷道、气道、水道，龙路、火路理论	1. 壮医对谷道、气道、水道的认识 2. 壮医对龙路、火路的认识 3. 壮医对精神活动的认识
五	壮医病因理论	1. 邪毒：痧毒、瘴毒、蛊毒、风毒、湿毒、痰、瘀、砂石中毒 2. 正虚：阴虚、阳虚、气虚、血虚 3. 其他：精神刺激、跌打外伤、虫蛇咬伤
六	壮医病机理论	1. 毒虚致病 2. 三气不同步 3. 阴阳失调 4. 气血失衡 5. 三道两路不畅

序	细目	要点
七	壮医治疗原则	1. 调气解毒补虚 2. 调理阴阳 3. 平衡气血 4. 调理精神 5. 调理三道两路
八	壮医预防理论	1. 未病先防的概念 2. 防病措施 3. 既病防变的概念 4. 防止疾病传变措施

资料来源：医学教育网。

"三道两路"学说在壮医著作、文章、教材、考试大纲中的文本呈现大同小异。从官方层面来说，学院派的壮医精英及其行业内人士已经接受这套理论，并将其作为壮医理论体系的核心。尽管他们所建构出来的这一套理论知识在民间并不一定被广泛理解，民间医生甚至未曾接触过，但那是另一种现实。

四、结语

壮医研究者建构"三道两路"理论时，以流传于壮族民间的少数医药经验说法为素材，选择那些被认为比较合理的、具有代表性的观点进行提炼、整合、提升，其选择的标准和策略受多种因素影响和制约。这样的建构过程，与人们对一种医学理论的形成和确立过程的一般想象可能会有所不同。

一个独立的壮医理论能够得到确立和承认，既要有别于其他医学理论的独特性，又最好不与其他医学理论存在根本性的直接冲突。此外，意识形态等因素的限制不能不考虑。从以上论述可见，现代壮医理论同时满足这几个前提条件，并在这几者当中找到平衡点。

中医学说和西医理论与"三道两路"理论建构的关系问题，是一个很有意思的话题。壮医研究者在处理壮医与中医、西医理论关系的时候，在顾及理论自身独特性的前提下，令其理论表现出与中医和西医的某种"相通性"，或称为可理解性、无矛盾性。这确实是一种比较成功的建构策略。科学知识社会学研究者谢廷娜认为，"科学知识生产包括选择性，科学操作是决策负荷的"[20]。她把科学产品看成是制造过程的结果。"三道两路"理论虽不是通过实验室中观察分析得到的科学成果，但却是壮医研究者进行科学活动的结果，他们的决定和选择都体现在成果的内在结构当中。

科学知识社会学的社会建构论隐喻了科学研究的社会行动的人工性质。在"三道两路"理论的形成过程中，我们可以看到，壮医理论体系核心理论的形成并非逻辑自主发展的结果，既不是价值中立的，也不是传统理解那般绝对客观的。壮医理论大厦可以说是社会建构的产物。

[作者：李慧敏、刘兵（通讯作者）、章梅芳]

参考文献

［1］赖立里，冯珠娣.规范知识与再造知识：以壮族医药的发掘整理为例［J］.开放时代，2013（1）：200-210.

［2］黄汉儒.壮医理论体系概述［J］.中国中医基础医学杂志，1996（6）：3-7.

［3］王柏灿.浅谈壮医"三道"、"二路"学说的具体运用［J］.中国民族医药杂志，1997（3）：3-4.

［4］王柏灿，吴小红.壮医理论文献发掘整理研究概况［J］.中国民族医药杂志，1997（S1）：1-2.

［5］宋宁.壮医道路理论初探［J］.中国中医基础医学杂志，2011，17（5）：490-492.

［6］唐汉庆，黄岑汉，赵玉峰，等.壮医"三道两路"理论的辨析及应用［J］.中华中医药杂志，2015，30（12）：4236-4239.

［7］唐汉庆，李克明，郑建宇，等.壮医学与中医学关于"道路"学术内涵的比较［J］.医学与哲学，2015，36（8）：88-89+93.

［8］王柏灿.历代壮族医药史料荟萃［M］.南宁：广西民族出版社，2006：38-39.

［9］关永前，何子强.试谈壮族医学与耗散结构理论［J］.中国民族民间医药杂志，1996（3）：5-7.

［10］何子强.壮医药线点灸疗法研究现状述评［J］.中国民族医药杂志，1996（2）：45-47.

［11］王坤，周利元，农高惠，等.壮医药线点灸对家兔免疫功能的影响［J］.广西中医药，1991（1）：46.

［12］黄瑾明，钟以林，李善忠.壮医药线点灸对小白鼠腹腔巨噬细胞吞噬鸡红细胞功能的影响［J］.广西中医药，1991（1）：43-45.

［13］陈秀珍，韦金育，岑利族，等.壮医药罐疗法治疗痹病的临床研究［J］.中国民族医药杂志，1995（1）：25-27.

［14］韦金育，吕琳，陈秀珍，等.壮医药罐治疗痹证前后血液流变学的比较［J］.辽宁中医杂志，1995（6）：244.

［15］陈秀珍，吕琳，韦金育，等.壮医药罐疗法对痹症患者免疫功能的影响［J］.中国民族医药杂志，1996（3）：15-16.

［16］陈永红，吕琳，韦金育，等.穴位刺血对实验性变应性鼻炎鼻分泌物的影响［J］.辽宁中医杂志，1999（3）：27-29.

［17］曾振东，吕琳.壮医药物竹筒拔罐疗法技术操作规范与应用研究［M］.南宁：广西科学技术出版社，2007：22.

［18］吕琳.壮医药线点灸疗法技术操作规范与应用研究［M］.南宁：广西科学技术出版社，2007：25.

［19］叶庆莲.壮医基础理论［M］.南宁：广西民族出版社，2006：目录.

［20］Karin Knorr-Cetina，Michael Mulkay.Science observed: perspectives on the social study of science[M].London: Sage Publications Ltd.，1983:117.

医学中的身体之多元性：以蒙医身体观为例*

一、医学中的身体之"建构"

近些年来，身体成为学术界关注的一个热点话题。关于身体的研究总体可分为两个方面：一个是本体论层面的生理身体，这里的身体大致等同于肉体，是我们生命的物质基础，这种意义下的身体，一直以来理所当然地成为医学、解剖学、生物学等自然科学领域的研究对象，而和人文社会科学无关；另一个是建构论层面的社会身体，即超越于本体论意义上的身体，它和社会、政治、文化、科学、技术等密切相关，是带有更多象征和符号意义的社会身体。这种意义下的身体研究，目前已经成为人文社会科学各个领域的热点，渗透到哲学、史学、社会学、人类学等多个学科。这些研究从不同的立场出发，形成了当代身体研究的多重样态，其中从身体立场出发控诉形而上的精神压制者有之，通过身体符号展开对权力、社会的批判者有之，深入到身体诉求内部进行拆解、剖分者有之，对身体批判进行再批判者有之。

与对待社会身体的热闹景象不同，人文社会科学领域很少有人对生理身体感兴趣，似乎认为对它的研究是生物学或医学的专利。而这一倾向的背后其实隐含着另一个更深层的假定，即认为，有一

* 原刊于《自然辩证法研究》2015 年第 10 期，收入本书时有改动。

个唯一客观的物质身体存在，而且关于这一作为人的物质基础的生理身体（在医学中即所谓的"医学中的身体"）是什么，有一个唯一的标准答案，并认为这个答案就来自西方现代的生物学、解剖学和医学。这种假定在医学领域所引发的结果是，认同西医而贬低和排斥其他一切医学类型。最典型的案例当数在中国发生的关于是否废除中医的旷日持久的论战。但近年来，随着医学人类学等领域的研究不断深入，人们逐渐发现，医学中的身体其实也是一种来自医学理论的建构，而且这样的建构并不唯一。

医学中的身体，一直是医学理论和实践中最为重要的对象之一。医学中的身体的建构，也与医学发展的历史，以及在此发展中不同时期和不同医学系统中人们对于医学及身体的理解有着密切的关系。以近代西方医学为例，"19世纪的医学与其说已确定了某种单一的方向，倒不如说它是向一切有可能行得通的领域开放的。逐步展现出来的身体既是细胞的集合体，同时也是由种种物理和化学规律赋予其活动力的机体"[1]33。而且，这种对身体的建构，也是与不同医学理论中的相关理论和概念系统联系在一起的，"倘若不借助医学词汇，我们如今就再也不可能去谈论我们的身体及其功能。在我们看来，身体'自然'就是在生理和生物化学活动过程中起主导作用的诸种器官的集合"[1]5。

在近现代西方医学对身体的认识过程中，认识论、方法论的确立也扮演了重要的角色，并因之而得出了相应的关于身体的本体论看法。正像有西方学者所指出的："19世纪末出现的现代医学人类学，以及医学中科学方法的确立，主要是建立在两种信条之上。第一种信条即相信对于医学来说，只有还原论才是恰当的方法，即人类的所有精神或生理过程，都必须还原为化学过程才是可知的。但这种方法论原则在一种本体论的意义上被使用，即人类只不过是正确的科学方法所规定的东西，或是化学成分的总和，或是未知的幽灵般的实体的总和。"但同一位学者，在谈及这种在医学实践中对身体的物质化的描述中，也强调"不仅观念，而且包括身体在内的物质实在，实际上都是通过实践而制造并不断地被再造的"[2]。

相应地，这种近现代西方医学对身体的"再造"，形成了一种特殊并且深入人心的身体观，即把医学中的身体简化为一系列由某些物理化学规律掌控的器官、细胞和机制。"在约两百年间，以身体碎片设限的解剖学，通过对死去物质的操控和切割，已能赋予这些断片以某种意义，且在将其整合入某个可提供整体性解释的呈现方式时，为其注入生命力……直至机械论为断片带来某种新的地位，且使之成为某个零件，错综复杂的布局才使机器成了生者最喜爱的隐喻方式。"[3]

因而，在过去像疾病和健康等被认为是客观存在的状态，也依然会受到来自社会、历史和文化等诸多因素的影响，也是建构的产物，而非绝对客观的。同样"医学语言很难只是经验世界的一面镜子。它是与对现实和社会关系体系的某种相当专门的看法相连的一套意味深长的文化语言"[4]。这正像当代对于医学中的身体进行了深入研究的学者所指出的，在人类学的意义上，"医学是一种具有其自己的语言、姿态、习俗、仪式、空间、着装与实践的文化。在医学文化中，身体成为让文化变得有形，让身体适应文化的场所。就像在其他文化里的替代医学中关于身体的认识论一样，在正统医学中关于身体的认识论，展示了一种现象学，一种为医学所特有的全套的模式"[5]2。

不同的历史文化传统形成了不同的医学体系，而不同医学体系对身体和疾病的理解会有所不同，或者说，它们建构了关于身体的不同的"模型"。西医并非通往身体的唯一路径，其他医学类型同样也可以从不同的侧面、不同的角度去认识和解释身体，从而形成自己独特的身体观。因此，对身体的解释也从来没有唯一的模式。

本文所关注的身体，即人们在传统意义上所认为的医学中的身体，但不同的是我们认为即便是这种被认为是"客观"的医学和生理学的身体，实际上也摆脱不掉社会和文化的影响，摆脱不掉被建构的命运。因而，世界上并没有对身体的统一的、唯一的认识，不同的文化传统以及不同的医学传统会形成不同的身体认知。在众多的不同医学传统中，中医是被我们研究比较多的一个类型，近年来国内外关于中医身体观及其与西方医学的差异的研究也逐渐多了起来，但对其他医学体系身体观的研究还有待进一步深入。

鉴于此，本文选择了学术界关注不多的蒙医作为研究对象，希望通过对蒙医身体观之案例的较全面的解读，展示其不同于其他医学的独特身体模型，为当下关于医学中的身体的多元性的研究提供新的案例。

二、蒙医身体观的三个层次

蒙医学是以蒙古族人民长期与疾病作斗争的过程中所积累的医疗实践经验为基础，不同程度地借鉴和吸收了藏医学、印度医学和中医学等理论而形成的独具特色的一种医学理论体系。它以阴阳、五元学说为哲学基础，以寒热理论、三根、七素、三秽为核心，以脏腑理论和六因说为主要内容。千百年来蒙医在蒙古族人民的生存和发展中发挥了不可替代的作用，如今，它仍在广大蒙古族公众的日常生活中发挥着重要作用。其中蒙医对身体的独特理解是他们对疾病进行诊断和治疗的基础，即蒙医的一切活动，包括对疾病的诊断、病因的解释、治疗的手段等无不围绕着蒙医对人体的特殊理解而展开。

蒙医对身体的理解，从某种程度上来讲也就是蒙医关于身体的模型，这一身体模型整体上可分为三个不同的层次：以七素为主的身体构架部分，即身体的物质层面；以三根为主的使身体运行的能源和动力，即身体的生命要素；以阴阳五元为主的、使身体的基本物质组成和生命要素相结合的运行机制，即身体运行的基本原理。

（一）物质基础

在蒙医理论对身体的解释中，七素占非常重要的地位，它是"构成人体和维持生命活动的七种基本物质，食物精华、血、肉、脂、骨、骨髓、精液的统称"[6]22。它们被认为"是构成人体形态结构的最基本单位，也是人体三根赖以存在的物质基础"[7]。它们的主要特征是物质性的，是肉眼看得见、摸得着的物质实体。如果将人的身体比作一座建筑的话，七素就像是这座建筑的物质材料，像砖瓦、水泥、钢筋等，是肉体的框架和坐标。当然，和建筑材料不一样的是，七素不是静止不变的，它们处于不断地形成和分解的过程当中，不断地循环更替，这个过程在人的有生之年持续进行，而一旦停止，生命将终止。但作为维持生命活动的基本物质，七素的这些循环更新的代谢活动不能自己主动进行，而必须要依靠三根才能有效地运行。因此，三根是一切生命活动的动力所在，也是使物质的身体焕发生命活力的生命要素。

（二）生命要素

三根是蒙医理论中的核心概念，指赫依、希拉和巴达干三者。蒙医认为三根"是构成人体的主要物质基础，也是人体生命活动的重要能源和动力"[8]。身体的一切机能和生命活动都需要赫依、希拉、巴达干的参与，没有三根的作用人的身体将只是一堆没有生命的骨肉。由七素构成的人的物质性躯体，有了这三根之后才能运行起来，从而才会形成一个有生命力的、活的身体。三根的平衡能够维持生命活动的正常运行，如果三根失调，生命的正常活动会遭到破坏，身体会产生疾病。显然，在蒙医看来，生命的精髓不在于骨骼、肌肉中，甚至也不在于血液中，而在于这遍布全身的三根中。从这个意义上讲，三根是人体的生命要素，是在肉体的框架中流动和变化着的生命物体。在蒙医理论中，三根和七素同时被认为是人体的两大物质基础，但笔者认为，和看得见、摸得着的物质实体七素相比，三根更多是一种理论实体。用解剖学的方法我们不可能从人体中找到具体的赫依、希拉和巴达干，即便用再先进的仪器也无法检测到它们的存在。但蒙医认为它们参与一切生命活动，处处发挥着重要的作用，在身体中各自都有其循行的部位，有彼此鲜明的特性。

（三）运行原理

有了物质基础，有了生命要素，还需要这二者相结合的方式，即人的身体内部是如何运行的，其运行的基本原理是什么？阴阳、五元学说恰好为此提供了理论支撑。

蒙医将组成人体的三根、七素以及脏腑都分别归属于阴阳两方面，并用阴阳相互对立、相互依存和相互转化的对立统一关系来解释身体各组成之间的关系。阴阳在人体中保持平衡则能维持正常的生理状态。如果二者一旦失去平衡，机体就会出现相应的反应，严重者导致疾病。五元学说把事物按照不同的性质、作用与形态，分别归属于土、水、火、气、空五种元素，每一种元素都有自己不同的性质和功能。蒙医学用五元的性质和性能，去归纳和类比说明人体的三根、七素和脏腑的性质及其机能活动。因此，阴阳五元学说可以说是三根七素相联系的方式，也是蒙医理论下人体整体的构成和运行的基本原理。

归纳起来，阴阳五元学说是蒙医身体观背后的大的理论框架，从一定程度上解释了身体各构成部分的性质、性能以及它们之间互动的方式。七素构成了蒙医身体模型的物质基础，三根构成了整个身体的生命要素。物质基础和生命要素用一定的方式存在和互动构成了一个作为人体的有机生命体。其中，对于三根七素的关系来说，七素相对较为被动，三根则更为能动。虽然七素也处于不断地自我形成和分解的过程当中，但它们的这一系列活动都是在三根的作用之下才能完成，没有三根的参与七素自身无法完成。另外，三根的平衡与否会直接影响七素的运动，进而影响整个身体的状态。

三、蒙医身体观的基本特征

蒙医眼中的身体大致由以上三个层次来构成，与此同时，蒙医对身体的认知也呈现出了一些基本的特征，这些特征尤其在与西医的身体模型的比较中更为显著。

（一）无法直接观察的三根

不同的医学在身体的基本物质构成上都有自己不同的假定，而且前面也提到，这与不同医学中所依赖的认识论和方法论密切相关。在现代西医的视野中，人的身体的物质构成有细胞、组织、器官等不同的层次，其中最为基础的物质是细胞。而蒙医是用三根、七素、脏腑来解释身体的物质构成，其中作为基础和重点的是三根。"赫依、希拉、巴大干虽然被认为是物质，但和七素、三秽以及其他器官相比，是看不见、摸不着的，是非常精细的营养物质。"[9]虽然细胞通常也是肉眼不可见的，但在仪器介入下，大部分会清晰可见，甚至我们也发现它有细胞核等内部结构。而三根，即便用再精密的仪器都无法被观察到。但对蒙医来说，直接观察不到并不等于不存在，更不等于感觉不到。蒙医医生在他的理论框架和经验基础上，可将身体的感觉与三根联系起来解释身体的运行、疾病的原因和治疗方法。这是基于一种与中医相似的认识论和方法论。这一点，非医生出身的一个普通人也可做到，即他们会将蒙医的理论背景和自身的身体感受联系起来解释诸多和身体、疾病有关的现象。与蒙医的这一现象不同，西医关于细胞的身体构成理论，很难和人们身体的直接感受联系起来，如，我们通常只会感受到头疼，心脏不舒服，但不会直接感受到细胞疼或细胞难受等状态。只有在实验的意义上我们才能够将细胞的变化和我们的身体的状态联系起来。

由于对身体的物质性构成的假定不一样，以及对这种构成的关注点不一样，导致两种医学理论，将理论和身体的观察相联系的方式有所不同，理论和对身体的感受相联系的方式更是有很大差异。

（二）微妙的平衡

蒙医对身体的认识中最显著的特点就是强调平衡，其中包括三根、七素的平衡和寒热的平衡等。这些要素在自身的内部或彼此之间和平共处，都保持良好的平衡状态时身体得以正常运转，保持健康的状态，而一旦其中的哪一方出现偏盛或偏衰，则会使平衡失调，身体的稳定状态被打破，继而导致疾病的产生。从这样的理论前提出发，蒙医治疗疾病的首要原则是恢复平衡，即可以通过药物、疗术或饮食和行为等重新找回体内各要素之间的平衡。显然，这里平衡成了身体状态的至关重要的标识。

在蒙医典籍中，虽然提到人体中三根的量分别应该是多少，如"赫依在人体内的初始量以装满自己的膀胱为限"，"巴大干是以自己手掌三捧的量"[10]，但这一多少的衡量标准，用现代的眼光看，过于笼统和模糊，很难用现代的度量单位去准确地换算，加之三根本身看不见、摸不着的本性，显然不可能精确地确定它们在身体内的具体量度。古往今来的蒙医医生们似乎也没有谁会去纠结一个人体内的三根分别是多少，够不够正常的量这个问题，而只会关注它们之间平衡不平衡的问题。当然，由于三根无法量化，其平衡状况也就不会有一个固定的、可量化的标准，似乎一切只凭感觉来断定。通常蒙医医生会通过望、问、触三种诊断方法，对身体内部和外部发出的各类信号进行甄别，从而确定三根中到底是哪一方出现了偏盛偏衰等不正常的情况。普通公众有时候也能通过身体的感受自我诊断自己的身体状况。这和西医对身体各项指标的量化测量有着明显的不同。西医通过测量血压、血常规、尿常规等手段来确定身体的健康与疾病状态，即在某个值以内属正常，如不在标准的值以内则属于不正常的，甚至是病态的状况。显然，由于对身体的健康和疾病的衡量标准不一样导致了蒙医和西医完全不同的诊断方式。

现代西医对身体的认识和判断基本上都是依靠两种方法来实现的，一是仪器观察，二是指标检测。但显然，这二者都和蒙医注重感觉经验和身体体验的特点截然相反。直观性与隐秘性之间，可量化的标准与难以捉摸的平衡之间形成了鲜明的对比，也展示着不同理论背景之下截然不同的身体。而"平衡"的观念，也成为蒙医认识身体的一种独特的理解方法。

（三）自然节律与身体的变化

蒙医非常强调和关注身体在时间维度上的动态变化以及随着季节变换而出现的相应变化。蒙医认为一年的不同季节、一天的不同时间段，人体内的三根在量上和活跃度上都有所不同，会产生周而复始的规律性变化。如，"赫依会在夏天聚积，春天发作，秋天平息，并且在夏天的傍晚或黎明时候上升……希拉在夏天聚积，秋天发作，冬天平息，在秋天的中午或夜间上升……巴大干聚集于冬天，涌现于春天，平息于夏天，在春天的早晨或黄昏上升"[11]。因此，蒙古人通常会根据季节的不同来调整饮食和行为起居等，以适应不同季节三根的变化带来的身体的变化。同样在一天的不同时间段，三根的量和运行情况也有所不同。早晨是人体三根活动最为稳定的时候，因此，早晨被认为是蒙医把脉的最佳时间段。而人的脉象和季节变化之间也有着密切的关联，如，春天的脉象细而缓和，夏天的脉象粗壮而悠长，秋天的脉象粗壮而短促，冬天的脉象迟缓而柔和。同时，每一个季节脉象所对应的脏腑情况也是完全不同。此外，一个人的一生中，不同的年龄段身体所主导的三根的情况也会有所变化，"在儿童阶段，水土元素旺盛，为生长发育吸收大量的营养，相对会体现巴大干优势的特征；青壮年阶段，人的精神焕发、体力充沛、热能旺盛，相对会体现希拉优势的特性；老年则处于体热减弱、营养不良阶段，相对体现赫依优势的特性"[6]60。因此，同样的疾病，不同年龄段的人，其疾病的表现和症状是不一样的。

（四）心灵活动对身体的影响

关于身—心之间的关系是一个较为复杂的问题，古今中外，很多学者对其做过研究，尤其是在笛卡儿的身—心二元论模式提出之后。在医学领域中，近年来，医学哲学、医学人类学中对于身—心问题的研究越来越多，尽管这些研究还远远不能说是理想地得出某种确定的结论，只是让人们越来越认识到这一问题的复杂性。对身体的解释，同样直接涉及心灵问题。

蒙医，一直就非常强调心对身的作用，认为不同的心理状态会产生不同的生命物质，对身体的整体状况产生影响。除了来源于父母的精卵中的五种元素是人体三根的直接来源之外，"贪、嗔、痴"三种心灵状态也是产生三根的重要原因之一。"因贪生欲，因欲而喜食轻涩之物，喜风大之处，因话多、劳累、过度悲伤而生赫依；因嗔生恶念，因恶念喜食热锐之物，以及生气、在热处睡觉、斗殴等行为，由嗔生怒，继而产生希拉；因痴而生错念，因错念喜食沉凉及油腻之物，加之白天睡觉、在潮湿的地方躺卧、过饱时闲坐等而自然生巴大干。"[12]因这三念最终可能会危及生命，从而有些蒙医典籍中将它们称为"三毒"。三毒和三根一样是人体内与生俱来并且不可或缺的重要组成部分，主导人的心理活动。它们和一个人生老病死的每一个环节都有密切的关联。而贪、嗔、痴的本质则是通过身、语、心三业呈现出来。如杀人、偷盗，说谎、离间，贪婪、恶毒等皆为贪、嗔、痴三毒的本性通过身、语、心三业的表现形式。当然，三毒虽然人人皆有，但由此导致的不端行为未必人人都会出现。

四、讨论：医学与身体的多元性

在医学史界颇有影响的医学史家栗山茂久曾据其历史研究而明确指出："我们一般认为人体结构及功能在世界各地都是相同的，

是全球一致的真相。不过一旦回顾历史，我们对于真相的看法便会开始动摇……不同医学传统对于身体的叙述通常有如在描述彼此相异，并且几乎毫不相关的世界。"[13]2 如前所述，传统蒙医学对人的身体有其独特的理解，显然蒙医眼中的身体和现代生物医学框架中的身体有巨大的差别。对于同样的身体，西医所强调的是实实在在的神经和血管、心脏和肝肺等各种组织和器官；而蒙医所强烈关注的是变幻微妙的赫依、希拉、巴达干的活动。

对于疾病的看法也存在同样的情形。"在生物医学中，疾病和病理都被看成是正常生理功能在细胞、生物化学、物理层面上的失常；人们假定，到底有没有生病可以通过实验室分析或其他生物或物理检查来界定和确定。"[14] 而在蒙医学理论中，疾病更多是被认为由于体内的三根失去平衡导致的，可以通过切脉来确定三者更具体的状态。而这种对于身体和疾病的不同观念甚至是完全相反的理解，也使得不同医学在治疗疾病时采取不同的方式。比如古希腊人主张用放血来治疗各种疾病，而古代中国人则更多是采用针灸的方法。"在放血师的想法中，一个人的疾病与伤口若是恶化，一定是因为他的身体遭过量饮食及懒散所累，体内充满腐败的残余物；在针灸师看来，活力遭虚掷殆尽之后的虚空会引致风寒的入侵。"[13]206 这种对"过剩"与"消耗"的完全相反的恐惧，使得两个传统下的人们用不同的方式来治疗疾病。

同样的道理，在不同的身体观念的影响下，人们的身体体验也是很不一样的，同时这种身体的体验也会强化他们对于身体的观念。以蒙医为例，蒙医医者们之所以能够清楚地感受到解剖学上所不存在的、精密仪器所检查不出来的三根及其活动，是因为他们受到了来自蒙医学理论体系的根深蒂固的影响。有了蒙医理论中关于三根的概念之后，带着这种概念再去审视自己的身体时很自然地感受到其活动，并且在一次一次的感受和印证中越来越强化了这一观念。

显然，无论是现代生物医学还是其他各类医学对身体、疾病以及治疗的观念和实践，都是基于各自不同的文化传统和医学理论。那么这些医学理论体系，哪个是正确的？它们对身体和疾病的理解哪个更接近身体本身的事实？也许关键的问题在于：什么是医学？从医学来看，什么是身体（和疾病）？有没有一个脱离具体的人的理解的客观身体（和疾病）？

要回答这些问题，涉及许多回答者的预设。最重要的是：能否找到或是否存在一个超越于各种不同医学体系之上的单一标准，各种不同的医学知识体系在什么程度上是"可通约"的或是"不可通约"的，如此等等。甚至于，在一些比较极端的看法中，对于唯一性的客观身体的存在与认识都可能存在着争议。

在传统中，"医学，将身体铭写成一种关于客观性的话语。……在医学的领域中，身体被表述为一种客体（object）。它被检查、被触诊、被戳入、被割开。从作为一种自我的场所，身体转变成为一个被仔细观察的对象"[5]1。但也正如有学者所说，其实"不存在所谓的真实世界这么回事，在各种版本和各种世界之外，没有独一无二的、已经生成的、绝对的现实。有许多正确的关于世界的版本，有一些相互之间是不可调和的；因而如果说存在世界的话，也是存在许多种世界。一种版本并不因为它所指的世界而正确，而是由于一种正确的版本而正确。很显然，正确与否是由版本和世界之间是否契合而决定的"[15]。因此，"任何医学对另一医学都不具有限制约束力，任何医学都只是由治疗关系通向身体与疼痛的一条可能之路"[16]。在这样的立场下，包括现代生物医学在内的各类医学体系及其相应的治疗方法，人们都很难确切地说谁对谁错、谁优谁劣，因为它们本来就分属于不同的范畴，所针对的并不是同一个"身体"。

正像有西方学者所指出的，"关于身体的知识即使得身体成为某种被假定的东西的那种符号性实践的研究，关于身体的知识的探究，在对身体的构成的关注中得以呈现。身体并不是给定作为将医学话语安置于其上的生理学基底，相反，它是由医学话语所创造和转换的。显然，医学制造（fabricate）了身体"[5]1。从"医学制造了身体"这一论点再推论，再考虑到不同医学理论体系的存在，我们可以说，身体是被不同的文化以及不同文化下的医学所建构的，医学本来就是多元的，不同的医学中建构的身体也是多元的！

本文中所讨论的蒙医对多数人来说是个不熟悉的医学文化传统，也是典型地在不同于其他医学的自然和文化环境中被建构出来的医学系统，是多元医学中的一元。它对身体和疾病有自己独特的理解，从而形成了对身体和疾病的一种不同的建构。实践表明，蒙医在其形成和发展的几千年里为蒙古族公众的医疗保健事务做出了巨大的贡献，直到现在仍然在蒙古族公众的医疗选择中占据重要的位置，发挥着重要的作用，从效果的意义上讲，我们当然会说蒙医有其道理、有其合理性。我们希望，对于当下不同医学理论之下不同身体观的研究，能够促使人们对医学和身体的传统观念进行重新的审视和反思，使我们更深入地理解当下有关中医等问题的争议，对于如何看待特定民族的传统医学知识和医学文化，特别是摆脱单一的生物医学思维模式，提倡多元的医学模式，改善现实中的医疗实践均能产生一些影响。

（作者：刘兵、包红梅。此文原刊发时，刘兵因故未署名，现补上）

参考文献

［1］奥利维埃·富尔.医生的目光［M］//阿兰·科尔班.身体的历史（卷二）.杨剑，译.上海：华东师范大学出版社，2013.

［2］Nelly Tsouyopoulos. The mind-body problem in medicine (the crisis of medical anthropology and its historical preconditions)［J］. History and Philosophy of the Life Sciences, 1988, 10: 55-74.

［3］拉法埃尔·芒德莱希.解剖与解剖学［M］//乔治·维加埃罗.身体的历史（卷一）.张垃，赵济鸿，译.上海：华东师范大学出版社，2013：255.

［4］拜伦·古德.医学、理性与经验：一个人类学的视角［M］.吕文江，余晓燕，余成普，译.北京：北京大学出版社，2010：6.

［5］Katharine Young. Presence in the flesh: the body in medicine［M］. Cambridge: Harvard University Press, 1997.

［6］色·哈斯巴根，张淑兰.生命的长调：蒙医［M］.桂林：广西师范大学出版社，2008.

［7］安官布，金玉.蒙医学概述［M］.赤峰：内蒙古科学技术出版社，1995：13.

［8］阿古拉.蒙医药学［M］.呼和浩特：内蒙古教育出版社，2010：22.

［9］宝音朝古拉.蒙医学新论［M］.赤峰：内蒙古科学技术出版社，1998：116.

［10］玉妥·元旦贡布，等.四部医典：藏文［M］.邢鹤林，编译.北京：民族出版社，1991：59.

［11］Sharav Bold, Miegombo Ambaga. History and fundamentals of Mongolian traditional medicine［M］. Ulaanbaatar: Sodpress Kompanid Khevlv, 2002: 80-81.

地方性知识视野下的民族医学研究

［12］白宝玉.蒙医生理学［M］.呼和浩特：内蒙古人民出版社，2008：79.

［13］栗山茂久.身体的语言：古希腊医学和中医之比较[M].陈信宏，张轩辞，译.上海：上海书店出版社，2009.

［14］罗伯特·汉.疾病与治疗：人类学怎么看［M］.乔木，译.上海：东方出版中心，2010：341.

［15］凯博文.苦痛和疾病的社会根源：现代中国的抑郁、神经衰弱和病痛[M].郭金华，译.上海：上海三联书店，2008：144.

［16］大卫·勒布雷东.人类身体史和现代性［M］.王圆圆，译.上海：上海文艺出版社，2010：102.

第一编　民族医学视野中的「身体」

医学身体的多元表达：对苗医三大身体理论的
认识与观察 *

一、问题的提出

在医学中，身体作为医学研究的对象，认识身体是开展医疗实践的前提。在前人的研究中，曾有学者对不同的医学身体进行相应比较，如日本科学史家栗山茂久从触摸方式、观察方式及存在方式三个层面将传统中医与古希腊医学进行比较，发现中国和古希腊医学的身体虽有类似之处，却有不同的身体观[1]；包红梅将蒙医的身体观与西医的身体观进行比较，发现蒙医存在不同于西医的根本特征[2]；图力古日和刘兵对蒙古传统马学与日本现代马学中的汗液理论进行比较，发现身体的多元性不仅适用于人体，还适用于动物的身体[3]。然而，与这些旨在对不同医学体系的身体观的比较研究有所不同的是，其实在同一医学传统中也存在不同身体观的现象。

自西医引进后，长期生长于中国本土的传统医学，尤其是没有规范文字记载的民族医药受到了严重冲击，多年来一直濒临失传的危险。为解决此问题，政府曾开展两次较大规模的民族医药调查与整理工作。第一次是 20 世纪 50 年代，国家制定了《全国少数民族卫生工作方案》，该方案要求"对于用草药土方治病之民族医，应尽量团结与提高"，

* 原刊于《广西民族大学学报（哲学社会科学版）》2020 年第 4 期。

于是此次调查工作主要集中在对各民族民间的草药验方进行收集、整理，其成果则以"中医""中草药"的名义呈现于许多中医中草药的成果中；第二次是20世纪80年代，国家召开了全国第一次民族医药工作会议，制定了民族医药发展规划，并对我国民族医药发展的基本方针、发展目标、任务和措施等都做了具体要求。会后，各民族地区开始组建民族医药科研与医疗机构，进行民族医药的开发与研究，并再一次大范围地开展民族医药调查，此后全国范围内才有了"民族医药"的概念。

经过两次调查与整理后，一些历史上有规范文字记载的民族医药如藏医、蒙医、维医、傣医、朝鲜医、彝医等不仅获得国家认可，形成医教研一体化的发展模式，还逐渐形成了统一的理论框架。相反，缺乏规范文字记载的民族医药如壮医、苗医、瑶医、土家医、侗医等仍处于非法行医的状态，并缺乏统一且标准的理论体系。而标准的理论体系构建是当前决定一门医学能否成为规范并获得认可的前提之一。于是近年来，一些处在规范之外的民族医药为实现规范、获得国家认可也开始构建自身的理论框架并取得一定成绩。如壮医通过多方努力成为中国第一个具有比较完备的理论体系，进入了国家执业医师资格考试系列的民族医药[4]，广西还成立了第一家国际壮医医院。而20世纪80年代至今，不少苗医药专家与团队也在努力开展苗医药研究，并整理了不少研究资料与成果，同时也试图构建统一且标准的苗医药理论体系，如苗医专家杜江① 曾完成

① 杜江，男，1959 年生，贵州中医药大学二级教授，国家中药学民族药学重点（培育）学科带头人，国家中医药管理局重点学科带头人，贵州省中药民族药特色重点学科带头人等。国内知名的民族医药专家，长期从事民族医药的挖掘整理和理论研究，并应用现代科技手段对民族医药进行研究与开发。多年来，组织多个少数民族医药文化的抢救性工作，实现了这些民族医药从口传到文传的转变，特别承担了贵州省重点课题"苗医药理论的系统"项目，将散见于民间的苗医药理论进行了大汇总，《苗医基础》被苗医学界评为"开山立派之作"或"苗医药研究的里程碑"。

贵州省中药现代化重点项目"苗医药理论的系统研究",编撰教材《苗医基础》[5],但这些努力并未实现苗医学体系的统一化与标准化。就身体而言,当前的苗医学理论仍处于零散状态,不仅有三界说、四大筋脉说,还有三肚论、三隶九架组说等多种理论。在现实中,人们习惯性认为一种医学体系只存在一种身体观,如中医将身体置于阴阳五行理论之下,认为身体存在五脏六腑、经络等[6],西医则把身体看作由细胞、神经及九大生理系统构成的系统[7],蒙医认为身体除了五脏六腑外,还有三根七素[8],而苗医却没有一个统一的身体理论,这究竟有何意味?基于这样的疑问,本文试图重新理解苗医对身体的认识内涵,也为医学身体的多元性研究提供案例支撑。

二、苗医身体理论的代表性考察

地方性知识视野下的民族医学研究

通常,医学理论包含基础理论、诊疗理论及药学理论等三个层面,而基础理论又包含身体理论与疾病理论等,苗医亦如此。我们在考察中发现:在涉及苗医理论的文献中提到了众多理论,如两纲五经①、苗医生成学、三界说、四大筋脉说、三肚论、苗医毒学说等,如图1。这些理论又涉及多种不同的身体理论,如气血水理论、三界说、三肚论、四大筋脉说、苗医生成学等。

当前苗医学界关注度较高且提及基础理论的论文有《苗族医药理论体系概述》等5篇,这些文献提及的基础理论有气血水理论、四大筋脉说、苗医生成学、三界说、交环说、两纲五经等。其中,前五者为直接解释身体构成的理论。研究苗医的学者多为高校或科

---

① 两纲五经:又称"嘎喽陡佳",苗语,意指苗医学经典。

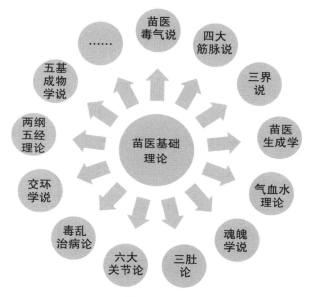

图 1　苗医基础理论体系

研机构在苗医药领域较活跃的人物，具有较高声誉及地位，他们所持理论及观点也具备代表性。譬如，杜江是发文量最高的学者，他曾指出："苗医'三界'学说是长期流传于桂、黔、湘交汇区域的口传苗族医学理论"[9]，"四大筋脉说在苗族民间普遍流传，无论东部、中部和西部均有此一说，但以西部更为强调和重视，这可能与西部苗医更擅长外治法的特点和习惯有关"[5]44。可见，苗医生成学、三界说、四大筋脉说和苗医毒学说具有较强的代表性。当前学界出现的苗医基础理论共计 16 种，每种理论在文献中的提及率不同，其中，提及率较高的有苗医生成学、三界说、四大筋脉说、两纲五经、苗医毒学说、气血水理论等。

　　此外，它们的产地及影响范围也不同，如表 1。部分理论已明确产地与影响范围，部分未知。就已确定的看，苗医生成学、三界说、四大筋脉说、两纲五经、英养学说等是当前影响范围较广的理论。

譬如，四大筋脉说的具体产地未知，却在东、中、西部苗医药文化圈①中广为流传。综上所述，苗医生成学、三界说、四大筋脉说、两纲五经和苗医毒学说是学界关注度较高的理论。显然，后两者是关于疾病的理论，因此可排除。由此可见，苗医生成学、三界说和四大筋脉说是当前苗医学界较具代表性的三种身体理论。

表1 各理论的产地及影响范围

基础理论	产地及影响范围
苗医生成学	湘西花垣县
三界说	湘桂黔交界
四大筋脉说	产地未知；东、中、西部
两纲五经	黔东南
六大关节论、气血水三要素理论、苗医毒学说、三肚论	湘西
英养学说	湖南凤凰县；湘黔地区
阴阳学说	云南文山
苗医特殊穴位魂魄学说两纲两病、三十三临症、四十九翻、十丹毒、六疗六癀等	贵州松桃苗族自治县
致病六因说	云南
七十二风症	广西融水
象形医学	云南

地方性知识视野下的民族医学研究

---

① 苗医药文化圈：是在苗族所在地域、语言、宗教以及苗医药知识的基础上形成的，它们分别为：东部苗医药文化圈，以湘西为中心；中部苗医药文化圈，以黔东南为中心；西部苗医药文化圈，其分布较散，以川、滇、黔交界为主，如贵州关岭一带，黔西南紫云一带等。

三、苗医三大身体理论的核心

如前所述，苗医学界存在三大较具代表性的身体理论，那么这些理论的核心是什么？它们是如何认识身体的？

（一）苗医生成学

苗医生成学[①]是以"三本论"[②]为哲学基础，以生灵学[③]、人体学[④]为核心，涉及人体生理、病理、疾病的诊疗等方面内容的一套较为独特的医学理论体系。在这里，所谓"生灵学"是将身体看作是生命的理论，认为人的身体同时具备生灵能和促生灵能两种特殊的功能。所谓"人体学"是此理论关于身体的结构与功能特征的具体描述。如表2所示，此理论认为身体是由"人体物质""人体成分"和"人体架组（结构）"等三个部分组成的整体。其中，"人体物质"指的是光（苗语：媚）、气（苗语：仙）、水（苗语：务）、土（苗语：豆）、石（苗语：柔）等五种用于供给人体生成的基本物质，此类物质主要来源于自然界。而"人体成分"主要包括汁水（苗语：务泔）、浆液（苗语：务泞）、

① 苗医生成学：学界对其称谓不一，如有"三本论""三生成学说""生成学在苗医中的应用"等，多数苗医学者将其称为"苗医生成学"，本文也采用这种称谓方式，三界学说与四大筋脉学说亦如此。

② 三本论：指以"搜媚若（能量）""各薄港搜（物质）"和"玛汝务翠（结构）"为事物三大构成要素的理论。

③ 生灵学：据2013年田兴秀所著《中国苗族医学》一书的解释，生灵学是研究生命生成和演变原理的学说。生灵，即生命。因生命物灵巧的能动作用和奇妙的生理现象，都由其能量的灵感性主宰，而把生命称为生灵。

④ 人体学：是具体描述身体的结构与功能特征等方面内容的理论，也就是通常所理解的生理层面内容。

细胞（苗语：若偻）、血（苗语：溪）、惠气（苗语：各朗仙）、灵气（苗语：大索仙）等六种物质成分。身体从自然界中摄取上述五种基本物质后，经过体内的转化而变成人体中的六种物质成分。而"人体架组（结构）"是将身体划分为九个不同的组织系统，其中包括"脑架（苗语：碑究叽薄）、心架（苗语：果目叽薄）、肺架（苗语：各秒叽薄）、肝架（苗语：各善叽薄）、肚架（苗语：各气叽薄）、肾架（苗语：比瓜叽薄）、性架（苗语：究代叽薄）、身架（苗语：捻松叽薄）、窟架（苗语：各窟叽薄）"。[10]34-49 事实上，在划分这九个组织系统之前，身体首先被划分为三个部分，简称为"三隶"（即头隶，胸隶和腹隶）。[10]32-33 因此，有关苗医生成学的生理结构的描述，又简称为"三隶九架组"①。除三隶九架组外，身体还存在本命②、气魄③ 和上下两交环④ 等较为特殊的结构以及生灵能这种较为特殊的功能，它们都是影响生命活动的关键要素。而生灵能并非物质实体，而是一种理论存在，遗传于母体，遍布全身每个细胞。不同的脏器组织具有不同的生灵能表现，各生命活动依靠这一功能得以运行。而本命、气魄和上下两交环是一种非直观的理论实体，分别存在于人体中的不同部位，是影响人体生命活动与健康状态的关键因素，对身体疾病的诊断和治疗起决定性作用。此外，此理论还将身体看作是由自然界中的物质转化而成的实体，身体受外界物质的影响。身体中的物质与结

地方性知识视野下的民族医学研究

① 三隶九架组：苗医生成学的生理系统，将人体分为头隶、胸隶、腹隶三个部分，头隶包含脑架、身架、窟架、性架；胸隶包含肺架、心架、肾架；腹隶包含肚架和肝架。
② 本命：一种理论实体，存于脑架。
③ 气魄：一种理论实体，由脑髓和气血生成，分布于体表周围。
④ 交环：苗语为绞俪，直译为感受饮食的意思。绞，发放，感觉；俪，饭。交环的本义指受理食物的部位，因此部位呈环状，故汉译为交环，即人体饮食功能交汇的区域，也是人体各架组功能交汇之处。

构在三本论的指导下，相互影响，相互依存，使生命达到一种平衡，在这种平衡下，生命得以延续。

表 2 苗医生成学的人体结构

	人体的构成物质、成分及其结构			各要素的功能与性质
人体	人体物质	光（媚）、气（仙）、水（务）、土（豆）、石（柔）		自然界中的物质，人体的生成需要这五种基本物质。经促生灵能转化为人体物质成分，相互之间相互依存、相互牵制
	人体成分	汁水（务泔）、浆液（务泞）、细胞（若偻）、血（溪）、惠气（各朗仙）、灵气（大索仙）		人体生命必需的物质成分，由人体所需的基本物质转变而来
	人体架组（结构）	头隶	脑架：大脑、小脑、脊骨髓、神经、脑脊液、颅腔，本命	人体最高权能机构，贮藏生灵能与最高生命物质，统御人体生命活动
			本命：人身之主，存于脑架	本命：大脑生灵能综合效用的体现，产生精神
			身架：骨、关节、肉、筋、膜、皮	人体支架
			窟架：十窟（命窟、光窟、声窟、气窟、食窟、毛窟、汗窟、性窟、肛窟、尿窟）	人体物质与信息的通道，以通为顺、以塞为逆
			性架（男女） 男：睾丸、输精管、阴茎、阴囊 女：卵巢、输卵管、子宫、阴道、外阴、乳房	区分性别气质与生殖功能

		人体的构成物质、成分及其结构		各要素的功能与性质
人体	人体架组（结构）	胸隶	肺架：肺、气管、咽喉、鼻	气的摄取与排出，调血气、化气魄、保本命
			心架：心子、红脉管、绿脉管、微脉管、汁水管、脾	管气血、保本命、主光热
			肾架：腰子、输尿管、尿脬、尿杆	激发心、肝、肚、肺等各架组的功能，管水气、管力、管性、管命，通尿
		腹隶	肚架：口、舌、上下交环、食管、胃、连贴（胰腺）、大小肠、肛门 上交环：咽喉、气管、食管交汇部的四周，起于脑髓下部，前至喉结上下，形如环带围绕在颈部上段 下交环：大肠、小肠交接处及四周	由上下交环分管，上下交环的平衡联系决定人体的健康程度 上交环：管理食物、气体的摄入、所辖脏器组织的生理活动 下交环：管理食物的消化和残渣的排泄，营养的吸收，所辖脏器组织的生理活动
			肝架：肝、苦胆	存储血气，制造胆汁、制造和输送养分，化解毒素
		气魄	由脑髓和气血生成，分布于全身体表周围	诊断人体的健康状态

（二）三界说

　　三界说是一种较具代表性且能体现苗族朴素的自然观的苗医学理论，长期流传于湘黔桂交界。它将人体的生命现象与自然界的生态规律相联系，将人体视为一种植物的生态循环系统，分为树、土、水三部分，每部分由不同架组①与器官组成，并具不同功能，如表3。树界是最重要的部分，具有统御其余两界的作用。三界遵循树、土、水的自然规律，相互依存、相互制约，使生命处于平衡的健康状态。[5]23-28

表3　三界说的人体结构

		位置	构成要素/组分	功能
人体	树界	锁骨以上部位	大脑、命窟（囟门）、光窟、声窟、气窟、食窟、汗窟、毛窟	人体最重要的生理区域，生命之树，生灵能最活跃之地，大脑主神灵、主魂魄、主心智，是人体总指挥部
	土界	颈部以下至肚脐以上的胸腹部	肺、心、肝、脾、胃、肠等架组与器官	供生物质的纳入、消化、吸收，提供人体所需能量与物质，主管气血生成、运行和代谢，维持人体正常功能的基础
	水界	肚脐以下大腿以上的下腹部	肾架、性架	生命之源，调理水道，维持新陈代谢和正常的生理功能，人体的生殖功能

---

①　架组：指系统。

（三）四大筋脉说

四大筋脉说是一种侧重人体物质传输功能的苗医学理论，它认为人体除筋、脉两大生理系统外，还有三肚、四肢和三界，如表4。其中，筋脉是最重要的构成要素，主要用于信息、物质与能量的传导，二者遍布全身，呈网状，既相互独立又相互联系，且有干流与支流之分，主干筋脉对人体起主导作用，它们是三界、三肚和四肢联系的主要通道。[11]

表4　四大筋脉说的人体结构

		分布路线 / 位置	功能
人体	筋脉	脑—脊—四肢	传导、执行大脑信息，承受拉力，联系全身，传输"气"
		心—内脏—四肢	联系身体躯干、四肢，输送"气血"
	三肚	大肚：胸腹部	食物与营养的消化与吸收，全身力量强弱的源泉
		手肚：前臂肌肉丰盛部	上身活动的基础，手臂力量的源泉
		腿肚：腿部的膝至踝中间的肌肉发达部位	下半身力量的源泉，下肢活动的根本
	三界	即树、土、水三界	

四、苗医三大身体理论的身体观差异

如前所述，苗医存在多种身体理论，但实际上它并未明确指出"身体"这一概念。在苗医的语境里，人们所谓的身体，更多是指生理、病理、病因等方面的内容，而苗医通常将相关的医学知识与经验分为生理学、病理学、诊断学、治疗学等，将真正意义上的身体理论①纳入"苗医基础理论"[5]中，成为"生理学"的内容。在苗医的语境中并不存在这样的概念，但在我们的细究之下，发现苗医实际上存在不同类型的身体模型。

（一）苗医三大身体理论的身体模型分类

不同的医学传统对身体的认识虽有不同，但身体作为医学共同的研究对象，不同体系的认识框架对另一体系身体的认识同样存在一定的适用性，如包红梅指出蒙医的身体观存在"物质基础、生命要素和运行原理"等三个层面[2]，此框架同样适用于中西医，关键在于同一框架下所囊括之内容的不同导致不同医学身体之间的差异。而苗医的身体模型虽不如中西医那样明确，但实际上已具备一定的框架，我们在借鉴前人的基础上，发现当前苗医的身体模型除具备物质基础、生命要素和运行机理外，还具备指挥中心、物质结构及哲学基础等方面。在这样的框架下，我们发现三大理论对身体的认识不同，在不同的分类模式下呈现出不同特征，如表5。

---

① 本文所指的身体理论是指对身体的直接认识的理论，即关于身体构成、运行机理等方面的医学知识。

表 5　苗医三大身体理论的身体模型及分类

身体理论	物质基础	物质结构	生命要素	指挥中心	运行机理	哲学基础	类型
苗医生成学	光、气、水、土、石；汁水、浆液、细胞、血、惠气、灵气等	三隶九架组、气魄、本命、两交环	生灵能	脑架（本命）	三本和谐上下和套（两交环）	三本论	体魄结合型/多系统组合型/关键部位型
三界说	气血水	架组和器官	树、土、水三界	大脑	树、土、水的关系	朴素的自然观	躯体切割型
四大筋脉说	气血	心、脑、三界、三肚	筋脉	大脑	筋脉+血气		关键要素型/关键部位型

1. 体魄结合型。一些苗医认为，身体并非独立的存在，而与身体以外的环境，如自然界，有着紧密联系，身体由自然界的物质转化而成，分为"体内"与"体外"两部分，"体内"是肉眼看得见的躯体四肢，"体外"是在我们肉眼所见的身体体表形成一种非直观的理论实体，比如气魄，由脑髓和血气化生而成[10]39，存在于体表周围，既反映身体的健康状态，也是身体的一部分构成，对身体具有保护作用。苗医生成学的身体便是由躯体与气魄结合而成的整体，这样一种身体似乎与中医的"形神合一"[12]的特征有着某种相似性。

2. 多系统组合型。若按身体中各脏器组织间的相似功能分类，苗医生成学则属多系统组合而成的整体，它依据身体各脏器组织之间的内在联系与功能将身体分为三隶九架组，三隶九架组是苗医生成学的物质基础，是可视的身体构成。三隶即头隶、胸隶和腹隶[13]71，并非人们通常所理解的西医解剖学里头、胸、腹的所在部位，而是指与头、胸、腹相关的脏器组织或器官的组合体，如"头隶包括脑架、身架、窟架和性架，脑架主藏父母授予的生灵能，通过身架、窟架、性架而管理生命活动，所以头隶是主司搜媚若的，对生命起主导作用"[13]71，因此，它是统领人体各生理活动的重要区域，具有语言表达、听觉、视觉、情志、运动，以及呼吸、食物的摄纳与生殖等功能。九架组虽类似于西医的九大生理系统，都由不同脏器组织组合而成，但每个架组的构成及其功能与西医不同。

3. 躯体切割型。若将身体视为可直观切割的几何体，三界说则为此类。"三界"是对身体中直观存在的脏器组织进行的切割与分类，并非真实存在于身体中的物质，这种切割所形成的三界在身体中并无明确界限，而是相对模糊的，如土界所在区域是"颈部以下至肚脐以上的胸腹部"[5]24，包含肺、心、肝、脾、胃、肠等器官与组织。从体表上看，土界与水界的分界线即在肚脐，按照解剖学来看，此部位还应包含人体肾脏的所在区域，是无法将其作明确切割的，因此三界的切割属于一种模糊性的切割。

4. 关键要素型。若按关键要素在身体中的作用划分，四大筋脉说则属此类。它侧重某些非直观的关键元素在身体中的作用，如筋和脉是四大筋脉说中的核心概念，是身体的两大生理系统，有干流与支流之分，呈线状或网状分布于全身，主要用于身体所需的物质、能量与信息的传导，并联结身体中的各脏器组织。

5.关键部位型。与前面不同的是，这类理论侧重身体中某些关键部位的功能与作用，如苗医生成学中的"两交环"与四大筋脉说中的"三肚"。"两交环"分为上交环（俗称"禄"）与下交环（俗称"福"），苗医认为上下交环虽有明确分布，但并非存在于身体中的实质性器官，而是"来自脑髓的筋丝组成的综合功能群体"[5]38，显然，二者并非存在于身体中的物质实体，而是一种注重功能作用的理论实体。上交环的功能重在对食物和气体的吸纳，下交环的功能在于管理肝胆肠及生殖器官等职能活动，特别是食物的消化与营养的吸收，维持生命的关键不在于肌肉、骨骼，也不在于气血，而在于上下交环的"和套"，即和谐。

以此类推，在不同的分类模式下，苗医的身体理论可分为不同的类型，从而形成不同的身体模型。这些模型实际上存在明显差异，它们分别从各自较为特殊的身体特征、核心要素以及理论与身体结构的完备性上对身体进行了不同的建构。

（二）苗医三大身体理论的独特性与相似性

1.各具不同的身体特征。例如，三界说将身体与自然界的生态规律相联系，对身体的认识具有一定的朴素性，同时对三界的划分并非十分明确，因此对身体的认识存在一定的模糊性；而苗医生成学则将身体看作是直观的物质存在与非直观物质实体相结合的统一，是一个结构清晰、层次分明的生理系统，不仅具有一套明确的哲学理论——三本论，而且对身体的划分与其他两个理论还存在粗细上的不同。例如"九架组"的划分比"三界"要细一些，使得身体成为一个"更精细"的系统，这也是苗医生成学不同于其他二者的显著特征之一。而四大筋脉说则将身体看作是由筋脉主导的整体，注重筋脉的传输作用，相较于其余二者略显简易，同时它还将身体当作是由线状物质交织成的"网"，比如筋脉分别以心、脑为起点，联结三肚、三界和四肢等部位，从而在躯体内形成一种点线面结合的走向，这样的身体结构不同于其他二者。

2. 各具不同的核心要素。三者皆认为身体具有影响正常生命活动的核心要素，而这些要素的形状、功能、意义以及所处的位置是不同的，并在不同程度上影响身体的运行。例如"两交环"是苗医生成学的核心要素之一，虽在身体中有明确的部位（分别位于咽喉周围与大小肠交接处周围），但它更是一种强调功能作用的理论实体，主管人体所需食物与营养的吸收、消化与排泄等，并兼管其他脏器组织。又因其分管食物的"进出"，对人体健康起主导作用，所以成为苗医诊治疾病的参考指标之一。有苗医认为，它是"民以食为天"观念在身体上的反映。[14] 基于以上特点，"两交环"便使苗医生成学具备一定的独特性。

3. 理论框架与躯体结构上存在不完备性。从理论框架上看，四大筋脉说不同于苗医生成学与三界说，其内容更直接与具体，缺乏明确的哲学基础，其余二者都有相对明确的哲学观。在躯体结构上，三界说的躯体缺乏小腿以下的部位，同时在描述三界的构成时曾提及苗医生成学中的"九架组"和"十窟"等部位，显然，它对躯体的认识仍具有不完备性，而这种不完备性或许就是它本身所具有的特征。

尽管三者存在诸多差异，但也存在一定的相似性。比如，它们都被称为苗医学理论，皆产生于20世纪80年代的苗族地区，都由专门从事苗医学研究的苗医在总结民间经验的基础上整理而来。而因身体是它们共同的认识对象，所以在身体的认识上三者存在一定的相似性：如把身体看作一个整体，并认为身体是直观性与非直观性的统一，且强调身体中非直观的物质或存在对生命活动起主导作用；虽然它们对大脑结构的认识有所不同，但都认为它是身体的指挥中心，对身体有统筹作用；除了强调身体的平衡性以及物质与结构之间的相互联系作用，还强调物质的摄入与排泄、物质信息的传输等功能，这些特征实际上构成了三大理论存在的基础。换言之，三大身体模型之间的差异实际上是建立在一定相似性的基础上的，并非独立存在的。因此，其差异性特征才是三者相互独立，并都被称为苗医学理论的原因之一，更是凸显苗医身体"独特性"的关键。

五、结论

与藏医、蒙医、维医、傣医等民族医药不同，苗医是尚未获得国家认可的医学体系，其合法性与有效性至今存在争议。倘若我们在承认苗医的合法性与有效性的前提下，医学理论的建构是其实现合法性的途径之一。然而，在我们关注其理论的建构时，发现苗医身体理论"独特性"的建构是其理论建构中非常重要的一环。从理想上看，我们通常认为，一个医学体系只存在唯一的医学理论，也只存在唯一的身体观才是合理的。显然，苗医的现实与理想截然不同。

苗医身体的多元性亦是如此，源自不同理论的建构。在不同的理论中，"身体"作为一个复杂的系统，可以从不同角度、不同层次来理解。如既可将身体看作是一个体魄结合的整体，也可将其看作可切割的几何体，还可将其看作是由某些关键要素主导的存在。从这一点看，诸如苗医这样，在一个单一且未统一的医学系统中，身体也是多元的。

由此，我们认为医学身体的多元性有了新的适用范畴，即它不仅适用于不同的医学传统，也同样适用于同一个医学传统。同时，苗医正好对一味地追求医学身体"唯一性"的人们，在解决如何开展医疗研究与实践的问题时，具有一定的启示意义。

然而，苗医在进行身体理论的建构中，仍存在一些值得注意的问题。例如，在仔细考究每种理论所呈现的身体模型的前提下，我们看到三者的身体出现了中西医的"影子"，如苗医生成学中出现"细胞""浆液"等人体成分[10]35-36，这不由得引起我们对医学身体之多元性的重新反思。此外，它们还存在对现代物理学与生物学概念的使用，不同语言的交叉使用以及理论模型本身仍存在一定的不完备性，甚至于同一个人总结出两套身体模型的情况等问题。我们究竟该怎样理解这些问题，又该如何理解苗医的身体，进而理解医学身体的多元性，或许还需要更多的探讨。

（作者：张金萍、刘兵）

参考文献

［1］栗山茂久.身体的语言：古希腊医学和中医之比较［M］.陈信宏，张轩辞，译.上海：上海书店出版社，2009.

［2］包红梅.医学中的身体之多元性：以蒙医身体观为例[J].自然辩证法研究，2015，31（10）：51-55.

［3］图力古日，刘兵.对马之汗液的认识与"身体"的多元性：比较研究蒙古传统马学与日本现代马学［J］.科学技术哲学研究，2015，32（2）：73-78.

［4］李慧敏，刘兵，章梅芳.壮族医学"三道两路"核心理论的建构［J］.武汉大学学报（人文科学版），2017，70（6）：65-71.

［5］杜江，张景梅．苗医基础［M］．北京：中医古籍出版社，2007.

［6］汤泰元．中医精髓图解［M］．2版．北京：科学出版社，2008.

［7］K. M.范德赫拉夫，R.沃德里斯．人体解剖与生理学［M］．2版．高秀来，张茂先，等译．北京：科学出版社，2002.

［8］包红梅．蒙古族公众的蒙医文化：一项关于公众理解医学的研究［M］．北京：金城出版社，2015：27-31.

［9］杜江，胡成刚，赵俊华，等．苗医"三界"学说探析［J］.中国民族医药杂志，2009（3）：8-9，73.

［10］田兴秀．中国苗族医学［M］．贵阳：贵州科技出版社，2013.

［11］杜江．苗医"四大筋脉"学说的探讨［J］.中华中医药杂志，2006，21（10）：633-634.

［12］何裕民，刘文龙．新编中医基础理论［M］．北京：北京医科大学中国协和医科大学联合出版社，1996：68.

［13］田兴秀，关祥祖．苗族医药学［M］.昆明：云南民族出版社，1995.

［14］石明芳．论苗医交环学说［J］.贵阳中医学院学报（2003全国苗医药学术研讨会特辑），2003（S）：49-51.

地方性知识视野下的民族医学研究

哲学与身体的建构：湘西苗医
生成学理论的案例 *

近年来，地方性知识逐渐成为 STS 领域热议的焦点。但以往的研究较多集中于空间维度[1]的理论探究，诸如中国学者吴彤讨论了两种不同类型的地方性知识[2]，次仁多吉和翟源静则分析了地方性知识的生成、运行及其权力要素[3]，本文的作者之一也曾深入探究了地方性知识的属性[4]等等。此类研究虽然丰富了人们对地方性知识的理解，却较少讨论地方性知识在历史维度上的建构性特征[1]，即在历史变迁中，地方性知识是如何与社会文化产生关联的，尤其是与之相关的案例研究更是罕见。

而从 STS 的视域看，不同的学者曾指出存在两种不同类型的地方性知识，一种是以吉尔兹为代表的人类学视野中的地方性知识，这种知识是"与地域和民族的民间性知识和认知模式相关的知识……"[2]，另一种是科学实践哲学视野中的地方性知识，这种知识不同于前者，其地方性是"在知识生成和辩护中所形成的特定情境（context or status），诸如特定文化、价值观、利益和由此造成的立场和视域，等等"[2]，是一种更强调知识的本性就是地方性的知识观，"特别是科学知识的地方性，而不是专指产生于非西方地域的知识"[2]。在此视域下，一切

---

* 　原刊于《科学文化评论》2021 年第 3 期。

知识包括科学知识都是地方性知识，根本不存在普遍性知识。[2]而有关地方性知识的理解，中国的STS学界主要有两种不同的声音：一种是在承认存在两种不同类型的地方性知识的同时，认为科学实践哲学中的观点的意义"更为深刻"。[4]而另一种声音则是基于人类学的视角，将地方性知识视为一种既"产生于'地方'但又不限于'地方'的'知识类型'来看待。在这种意义上，所有的知识都是地方性知识，科学也是，西方科学也是，非西方科学也是，都是最普遍意义上的'一种'地方性知识"[4]。在此视域下，所有的医学知识包括民族医学在内都是地方性知识，医学中有关身体的认识（如身体模型①）也是一种地方性知识。

随着人类生存与健康问题的加剧，人们开始关心民族医学的生存与发展，而有关此类医学知识的历史变迁及其合法性与有效性一定程度上也影响了此类医学的发展。目前，民族医学中除了像藏医、蒙医、维医、壮医等已具有了"标准化"的"合法"的身份之外，仍有一些尚未达到这样的"标准"并处于"百家争鸣"的阶段，苗医便是其中之一。

诚然，在苗医现存的诸多体系之中，源自湘西苗族地区的苗医生成学是当前国内既具一定区域代表性和影响力又颇具争议的苗医学理论之一，不仅有着相对系统的理论知识，还形成了相对独特的身体模型。从这一现实看，本文将要讨论的案例似乎与前面第二种声音的观点更为接近。很多学科或领域都把身体作为当代学术研究（尤其是人文社会科学研究）的重要概念，如人类学、社会学、历史学以及文化研究等。[5]从以往的研究看，身体"并非只是简单的肉体的

---

① 身体模型：一种用于描述医学中身体的结构与特征的理论模型，此模型可以认为是人们依据某种特定的理念或立场而对身体展开的一种描述，是在身体的物质形态的基础上构建而来的一种解释模型。

构成，而是与社会、文化等多种因素密切相关"[5]。而从地方性知识视域来探究身体的生成过程则付之阙如。而在医学中，身体模型不仅是其理论知识的核心内容，也是医疗实践的前提。因此，对医学理论中"身体模型"的历史考察，是很有意义的研究问题。本文的作者之一曾对壮族医学"三道两路"身体模型的建构的历史进行过分析讨论[6]，而本文则是基于上述视角，对苗医生成学理论之身体模型的形成和发展进行历史探讨。

一、苗医生成学及其身体模型

苗医生成学是苗医诸多体系中具有一定区域代表性和影响力，又具有一定争议性的一种医学理论体系，不仅包括对自然、生命、身体、疾病、健康与保健等方面的认知，还包括疾病的诊疗以及药物的认知与使用等。它诞生于国内较具代表性的苗族地区——湘西花垣县，由以湘西民族医生田兴秀①为核心的非学院派苗医于 20 世纪 80年代在总结与梳理民间经验的基础上发展起来，其参与者大多未受过完整且规范的学校教育与学术训练，以民间师承、祖传或自学为主。此理论以"三本论"[7]为哲学基础，以"生灵学""人体学""疾病学""看病学""整病学""防病学""尚三医论""病症治疗学""方剂学""苗药学"等为分类框架，以"生灵能""三隶九架组"等为核心，涉及生命、身体、疾病、诊疗和药物等方面的认知与实践。[8]而"三隶九

---

① 田兴秀（1933—2020），男，土家族，湘西花垣民族医师，国家级非物质文化遗产苗医药（钻节风疗法）代表性传承人，曾任抗美援朝志愿军四十七军一三九师四一五团卫生员，云南南方民族医药进修学院苗族医药学客座教授，代表作有《苗族生成哲学研究》《三本论》《中国苗族医学》《中国苗族药学》等。

架组""生灵能""两交环""气魄""本命"等为生理（即身体）层面的核心概念，"光、气、水、土、石"和"汁水、浆液、细胞、血、惠气、灵气"等是身体的物质要素[8]，它们在"三本论"的指导下共同构筑了苗医生成学的身体框架，形成了一种较为独特的身体模型[9]。

二、身体模型的构筑

如前所述，从某种观点看，所谓地方性知识实际上是作为一种"文化类型"的知识而存在的。然而，怎样才算是一种文化类型的知识[4]，如何定位其"文化内涵"是较为关键的。而通过探究此种地方性知识的生成过程及其内部结构将有助于解决此类问题。而从历史的维度看，地方性知识都经过非常复杂的孕育、发展、传承、变革等历史过程，而且这种过程已经在某种程度上内化为它的组成部分。[1]本文关注的苗医生成学理论中的身体模型的形成与发展将充分展现这一特征。而探究苗医生成学的生成过程是研究苗医"身体"形成的关键，苗医生成学之身体模型已经内化为该理论框架的一个重要组成部分，身体模型的出现实际上伴随着理论系统的构建而诞生。

（一）苗医生成学之滥觞与生成

从内容上看，苗医生成学理应起源于湘西苗医大师龙玉六①口传的苗族古歌②《各动搜僭机觉阿带睛》（苗语译音），汉译为《事物

① 龙玉六（1905—1988），男，苗族，湖南花垣县猫儿乡新寨村人，湘西著名苗医大师，承袭八代祖传苗医，苗老司，曾拜12位民间医生为师，自学兽医、狩猎、武术、雕刻、剪纸、捏像、绘画、扎彩、理老、歌郎、讲古、魔术、邪法、算命、抗仙、测天象、看地理等。
② 湖南省国家级非物质文化遗产。

生成共源根》[10]41-43。此古歌在 20 世纪 80 年代被龙玉六的关门弟子
田兴秀发现，并在与湘西苗学家龙炳文①、田彬、湘潭大学教授雷安平
等人的共同商讨下建构而成的一套哲学理论——"苗族生成哲学"。
后来，田兴秀又将这套理论进行相应提炼、归纳与演绎，进而生成了
另一套较为简练而又看似万能的哲学理论——"三本论"。与此同时，
他还将"三本论"思想应用到医学中，进而产生了一套相对独特的医
学理论——苗医生成学。因此，苗医生成学的诞生与苗族生成哲学或
三本论的出现有着密不可分的联系。

1. 苗族生成哲学的发现、成型与应用

20 世纪 80 年代，国家开展第二次大规模的民族医药普查，田兴
秀与湘西州民族研究所人员一同前往花垣县猫儿乡进行苗医药普查，
在与龙玉六的访谈中，田兴秀无意发现了苗族口传古歌《事物生成
共源根》，并认为这是非常重要的苗族哲学经典，便决定对此古歌
与龙玉六多年来积累的苗医药知识与经验一并记录与整理。此古歌
最初以苗语口传的形式被传唱，主要讲述苗族祖先如何认识世间万
物的生成规律与内在联系等原理，包括天地的生成、生命的由来、
人与自然的关系等。而有关事物生成的基本要素、关系与结果等内
容引起了田兴秀的特别关注，如"千万事物同一理，事物生成共源
根。头等重要搜媚若，第二是各薄港搜，第三是玛汝务翠，三样缺一
不得生"[10]42。当听到这几句看似简单又意味深远的唱词时，田兴
秀立即认定此古歌具有重要的哲学价值。随后，他便与龙炳文商讨，

---

① 龙炳文（1927—2008），男，苗族，湖南花垣县人，湘西著名苗学家，曾任湘潭大
学客座教授、中国民间文艺家协会会员、中国少数民族哲学及社会思想史学会会员、湖
南省作协会员、花垣县政协委员，代表作有《古老话》《苗族生成哲学研究》《苗族装
饰艺术》《湘西苗民革屯抗日辑略》等。

不仅得到了龙炳文的认同，两人还一致决定对古歌内容进行"深挖"，进而确定了此古歌的思想核心——事物生成三大要素是"搜媚若、各薄港搜和玛汝务翠"[①]，三者是"相资、相制、相征或相夺"的关系，而"生成胜负、生成难全、生成增多变好"是事物生成的三大结果等，并认为此思想是"苗族人民自古以来探索事物生成变化的理论精华"[11]。由此，此古歌成了苗族生成哲学的思想源头。

后来，两人继续对古歌的内容及其哲学意蕴进行阐述与评介，其哲学思想也在此时被予以发挥与拓展，包括思想核心、性质、应用价值等，都展开了详细阐述。这些内容之后被编成了《苗族生成哲学研究》的初稿《苗族生成学说》。苗族生成哲学理论也在此时成型，名为"苗族生成学说"，但《苗族生成哲学研究》的出版才标志着这一理论体系的最终确立。在初稿中，田兴秀不仅明确了"事物生成的要素、关系和结局"[10]58-80，还明确指出理论的性质和核心（称为"三位一体"）[10]120-155。更重要的是，在理论的应用上已出现有关身体的零星解释，如有关事物生成第二要素"各薄港搜"，他曾举例说，"又譬如人的大脑，它的各薄港搜是其脑细胞、神经纤维、髓质、脑血管、脑膜、颅骨及脑组织中所含的神经传递介质、血液、氧气、养分等物质基础"[10]62。这些解释虽触及身体，却不系统，主要作为一种类比的证据以说明苗族生成哲学的适用范畴及其合理性。直到1993年，苗族生成学说才被正式运用到医学的解释中，不仅明确了其在苗医学上的实用价值，还从生理、病理、药理、方剂、诊疗与保健等方面有了全面概述。[12]

① 搜媚若、各薄港搜和玛汝务翠：苗语译音，汉译为能量、物质和结构。

当时的哲学理论虽已在医学上得到应用，却缺乏系统的阐述。直到 1995 年，田兴秀再以苗族生成哲学为理论基础，结合自身通过多渠道获取的医药知识与经验（含师从龙玉六的部分），同时参考其他苗医药文献与资料，构建了一套相对系统的医学理论。该理论内容涉及生理、病理、药物及诊疗等，并呈现于《苗族医药学》中。[13] 至此，苗医生成学的基本框架才开始成型。其中，它以生灵学、人体学、疾病学、看病学、整病学、防病学、苗药学等为分类框架，而身体层面包含人体物质、人体成分、人体架组等，也就是"光、气、水、土、石""汁水、浆液、细胞、血、惠气、灵气"以及"三隶九架组""两交环""本命""气魄"等。[13]

2. "三本论"的归纳、提炼与应用

如上所述，苗医生成学的基本框架似乎至《苗族医药学》的出版已然成型。但事实上，直到"三本论"的出现及应用才算全然确立。那么，三本论又是如何产生的？

首先，所谓"三本"实际上由苗语"搜媚若、各薄港搜和玛汝务翠"演变而来，它们先被汉译为"能量、物质和结构"，后又简化为"三本"。据田兴秀口述，若按苗语直译，"搜媚若"是生有力之意；"各薄港搜"是基底送生之意，类似于一切有质量的东西；而"玛汝务翠"意指清凉的水或很好的水。后来，三者被译成事物生成的三大要素"能量、物质和结构"。① 显然，"能量、物质和结构"是现代科学的概念。对于非学院派出身的田兴秀而言，他是如何知晓此类概念的？由访谈得知，田兴秀曾于 20 世纪 80 年代学过中医学的理论课程，若按当时所学认为中医的"阴阳"概念实际上是指"物质"和"功能"，

① 源自 2020 年 8 月 21 日在湖南湘西花垣县田兴秀苗医馆对田兴秀的访谈记录，访谈人刘兵、张金萍。

而此概念应类似于苗语的"各薄港搜"和"搜媚若"。又因苗族生成哲学的发现，田兴秀参加了不少学术会议，会议中也多次提到"物质"和"信息"的概念。后来，他又从《老子》《楚辞》以及《黄帝内经》等古籍文献中接触到类似的概念与说法，如《老子》言"万物负阴而抱阳，冲气以为和"，田兴秀认为这句话实际上表示事物结合的条件。《楚辞》中讲"阴阳三合"，《黄帝内经》也曾提到万物由阴阳生成的理念。于是，在综合各类说法的前提下，田兴秀认为苗语"搜媚若、各薄港搜和玛汝务翠"的内涵与这些说法极其相似。再者，他曾于1951年参加中国人民志愿军，接受过马克思主义哲学培训，当时课程也提到"物质"一说，更加明确了以汉语"物质"概念替代苗语"各薄港搜"的想法，"能量"一词也在此时确定。而对于"玛汝务翠"，则是到了编写《苗族生成哲学研究》时才确定的。起初，他将其译为"环境"一词，以表示"事物生成的必要条件"，但他又认为此概念具有局限性，不能解释所有事物，于是便与雷安平、龙炳文和田彬三人商榷，最后认为"结构"一词更为合适。① 至此，"能量""物质"和"结构"三大概念便取代了苗语"搜媚若""各薄港搜"和"玛汝务翠"。又因这是事物生成的三大根本，"三本"的说法便由此产生。

同时，田兴秀认为"三本"的内涵实际上超越了传统上人们认为的"一本论"和"两本论"。②[7]序1 于是，他提出了"三本论"一说。

① 源自2020年8月21日在湖南湘西花垣县田兴秀苗医馆对田兴秀的访谈记录，访谈人刘兵、张金萍。
② 在田兴秀看来，所谓一本论，认为能量是事物生成的唯一要素，此种观念主要源自古人的粗略之见，而且在此种观念里，多数人认为"神"的能量最大，"神"造万物的思想和崇拜"神"的信仰也由此产生；所谓两本论，认为能量、物质是事物生成的两大要素，人们在很长的一段时间里都秉承着此种认识。

实际上，"三本论"是对苗族生成哲学的重新归纳与总结，进而演变成"能量第一论、物质基础论、结构决定论、三本一体论、事物演进观、破均衡观、三本溯源以及三本论的意义"等内容[7]，"三本论"便于此时得以确立。此后，田兴秀便以"三本论"为指导，重新梳理了前期构建的医学理论，最终确立了理论的框架与内容，此身体模型也得以确立。[8]

（二）关于"身体"的生成

有关"身体"的生成又是怎样的一幅图景？如前所述，"三隶九架组""生灵能""气魄""两交环""本命"等是认识身体的核心概念，"光、气、水、土、石"和"汁水、浆液、细胞、血、惠气、灵气"等是身体中重要的物质构成要素。在这里我们就几个重要的概念展开简单的论述，追溯概念的产生过程。

1. 三隶九架组

三隶九架组作为身体的物质结构，不仅支撑起身体的整个基本框架，还决定着身体的物质形态，是身体要素中较为重要的核心。"三隶"是对身体的粗略划分，"九架组"是在"三隶"基础上的"进一步"划分，后者比前者更为"精细"。而此类概念是如何产生的，各自有着怎样的特殊内涵？据访谈得知，"三隶九架组"实际上由田兴秀在继承龙玉六口述内容之基础上演变而来。"三隶"最初称为"三仓"①，其意义虽类似于中医的"三焦"，却在形态与功能上异于"三焦"，主要由田兴秀对龙玉六口述内容进行"加工"而成，而龙玉

---

① 三仓：即上仓、中仓和下仓。

六本无此意，也就是说是田兴秀构建了"三仓"的概念。① 后来，田兴秀认为"三隶"的关系实际上类似于不同层级之行政机构之间的"隶属"关系，而非"三仓"中所意味的"仓库"之意，于是便将"三仓"改成了"三隶"，而两者所指涉的身体要素之间的关系也随之产生微妙变化。② 而对于"九架组"，最初龙玉六并非直接提出此概念，而是只提"架"的概念，类似于"一架汽车"③之意，并且只提到"脑架、肺架、心架、肝架、肾架"等。后来，田兴秀认为"架"有系统和组织之意，于是便称"架"为"架组"，还补充了"性架、身架、肚架和窟架"等，而"九架组"概念也于此得以正式确立，"三隶九架组"一说便由此而来。④

2. 关于"气"

在田兴秀看来，"气"⑤是一种看不见的物质存在，不仅具有多种不同的类型，而且这些不同类型的"气"在不同环境与条件下具有不同功能。此类物质既存于地表空间（如自然界），也存于动物的身体，如人的身体。而身体中不仅有"粹气"（类似于"氧气"）、"惠气"（苗语，各朗仙）、"灵气"（苗语，大索仙）和"气魄"（苗语，来朗给）等说法，这些不同的"气"还可以通过在身体中的不同作用共同维持人体生命的正常活动，甚至用于疾病的治疗[8]34-39，它们都是对人体有益的物质成分。如"惠气"，是"粹气"在体内与其他

① 源自 2020 年 8 月 21 日在湖南湘西花垣县田兴秀苗医馆对田兴秀的访谈记录，访谈人刘兵、张金萍。
② 源自 2020 年 6 月 1 日在浙江省绍兴市越城区对田兴秀的电话访谈记录，访谈人张金萍。
③ 西南方言，指一辆汽车。
④ 源自 2020 年 8 月 21 日在湖南湘西花垣县田兴秀苗医馆对田兴秀的访谈记录，访谈人刘兵、张金萍。
⑤ 气：在湘西古苗语中，译音为"给"，当前译为"仙"。

物质在人体能量的影响下加工制造而成的一种特殊物质，受生灵能控制，具有多种功能，如促进人体智慧、体力及各架组的生成与发展、维护生命活动、抵御疾病、修复因病致损的人体组织以及繁衍后代等。而苗医中许多特殊疗法的治病原理多数是通过调节"惠气"在身体中的状态进而实现治病的效果，如化水术、念咒术、开导、安慰、推揉和吸附等非药物类的疗术，都是基于调动"惠气"发挥作用的结果。[8]37-38 而据田兴秀口述，"惠气"概念主要源自屈原所著文学作品《楚辞·天问》①中的一句话："伯强何处？惠气安在？"这里的"惠气"意指天地中的祥瑞之气，田兴秀认为天地之气与人体之气有相通之处，用于人体的解释甚为合理，"惠气"便由此而来。

"灵气"不同于"惠气"，它是人体中更为特殊的一种物质，"灵气"由"惠气"发展而来，受"本命"管制，具有多种特殊功能，尤其可以在身体内外通过意念发挥作用。

3. 生灵能

按照田兴秀的理解，所谓生灵，乃生命之意，生灵能意指一切有生命的物体（包括人体）能够主宰自身新陈代谢、生长繁殖、遗传变异等生命活动的一种特殊功能。而人体的生灵能可以将自然界中的"光、气、水、土、石"首先转变成"汁水、浆液、细胞、血气、惠气、灵气"等，进而再转化成"皮、肉、筋、骨、组织、组件、脏器、躯壳、四肢、十窟、三隶九架组"等。[8]27-32 因此，生灵能是人体中最为重要的生命要素。此概念是如何产生的？田兴秀认为，龙玉六口传的古歌与现代生物学中都描述了"生命"的起源，二者之间具有相似意象，因此苗族在历史上存在生命起源的说法是合理的。此外，苗族传统中

---

① 源自 2020 年 8 月 21 日在湖南湘西花垣县田兴秀苗医馆对田兴秀的访谈记录，访谈人刘兵、张金萍。

有"万物有灵"的说法："苗族先民认为各种物质都有一种自我生成的灵气，认为'万物有灵'，所以有些人把万物都作神灵来崇拜"，也可推演到苗医上来，如"苗医把生物自我生成的生命力叫做僭密各仙，即生灵能"。[8]27-28 于是，在综合上述"相似意象"的前提下便产生了"生灵能"的说法。

4. 大脑、细胞、神经

通过观察发现，此身体模型中还出现了许多现代生物学或者说是现代西方医学的概念，如"大脑""细胞""神经"等，而"八方心""苦胆汁"等亦可看作是西医概念的一种"变形"。但问题是，苗医为何出现此类现象？这些概念究竟是何时基于何种原因被如此使用的？据访谈得知，田兴秀曾于20世纪50年代学过西医理论，从而得知"大脑""细胞""神经"等西医学概念，于是便用来描述苗医中的身体，如"细胞"一词，他曾解释道："在苗族的先祖之中，有一个著名的理论家叫仡龙芈。他认为，人体是由无数像雀卵样的物体所构成的。因为这些物体含有生命的能量，所以就将其定名为若偻，意译为有生命活力的蛋，当然，若偻即生物学所指的细胞。由于仡龙芈有此创举，后世的苗民，就把这位祖师称为大芈若偻。大芈是他的姓，若偻是纪念名。人体由无可计数的细胞组成……"[8]33 可见，田兴秀并非无故使用"细胞"一词来描述苗医中的身体，而是认为苗族传统文化里存在某个神话人物之名称含义与西医所描述的"细胞"概念类似，因此使用"细胞"替代苗语中"有生命力的蛋"之意是合理的。而龙玉六也曾自学西医，但因他从未接受过学校教育的训练，无法从严格意义上按照西医理论来解释苗医，于是便依照自身对西医的模糊理解，对相关意象进行非规范的解释，因而某些西医概念便在此时出现了"变形"，如"八方心""苦胆汁"等便是西医中"心脏"和"胆汁"等概念经历变形后的说法，而田兴秀也继承了部分此类"知识"。①

从这个"身体模型"的生成历程看，作为地方性知识的苗医生成学理论不仅经历了较为复杂的历史演变过程，还表现出独特的建构性特征，不仅继承了一部分来自中国传统文化中的知识与概念，以及苗族传统中的认知与观念，如苗语的知识与概念，还对其有所发挥与延伸，进而构建出一种相对独特又较为合理的身体认知系统。此外，因构建者曾接受过中西医学的训练，在具体的建构中又擅长使用不同文化类型中相似的"知识意象"[14]来表述苗医的身体意象，从而苗医出现了中西医的"影子"。在此语境下，苗医生成学形成了一种既与中西医有着一定相似性，却又不完全等同于中西医或其他任何一种医学的身体模型，如图1。这里充分展现了作为一种文化类型的地方性知识内部，实际上同样存在诸多不同文化类型的知识系统[4]，这些知识系统构成了"苗医生成学理论"这一地方性知识大类的子项。苗医生成学及其身体模型的诞生是这些不同层级的子项相互作用的结果。为了更清晰地厘清此类知识的构成，文章试图在上述分析基础上对其知识源流作一窥探，如图2。

该理论的知识图景尤其复杂，不仅有来自传统的民间口传哲学的理念与思想，也有来自中西医或现代科学的知识系统，以及民间师传、祖传或自学而来的实践与经验。它是源自不同渠道的知识系统在相对特殊的语境下，通过构建者进行一定的选择、整理、归纳与提升，并在不同知识系统的相互碰撞下形成的一种医学理论。在其生成历程中也透露出相对独特的建构策略，譬如它将一种由民间口传文学演变而

① 源自 2020 年 8 月 21 日在湖南湘西花垣县田兴秀苗医馆对田兴秀的访谈记录，访谈人刘兵、张金萍。

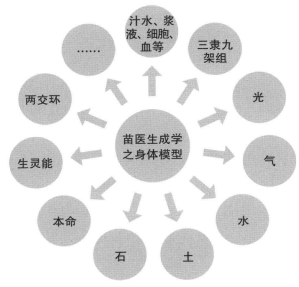

图 1 苗医生成学之身体模型

地方性知识视野下的民族医学研究

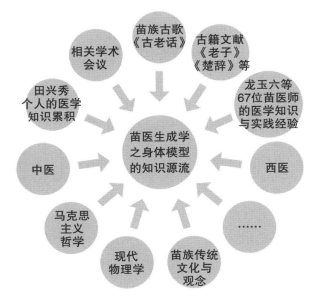

图 2 苗医生成学之身体模型的知识源流

来的哲学理论用于医学解释，将医学当作哲学的一种论证案例，并运用"泛指"或"类比"的方法将不同领域中的知识与概念进行"加工"与"改造"，进而解释某些相类似的身体意象等。而通过这种策略，民间的诸多传统知识和经验也实现了其他类型的地方性知识的融合，进而产生了一种新的地方性知识。

从上述描述看，本案例充分展现了地方性知识在历史变迁中，不仅受到了当地原有的世界观、自然观、知识与文化等因素的影响，还受到构建此类知识的个人的知识结构、文化传统及其价值观等因素的影响。然而，前面所述皆是从地方性知识的内部来探究影响苗医生成学之身体模型生成的原因，那么影响此类知识生成的外部环境又是怎样的？

三、构建的初衷

如上所述，该理论的构建者建构了一套相对独特的医学理论，然而其构建初衷是什么？据田兴秀的解释，其原因与《中国苗族医学》的著书初衷有关。

首先，田兴秀因从小深受苗族传统的熏陶，对苗医药（俗称"草医"或"草药医"）有着浓厚兴趣，加之参军时曾受中医的影响，并利用自身积累的实践经验治愈过众多战友，认为利用传统草药为人治病可以践行为人民服务的人生理念。在复员时，正值国家开展第一次大规模的民族医药普查，为响应国家号召，他不仅立志从医，还要为苗医著书立说。后来，通过多种渠道，他自学了诸医学知识与经验，又因在临床实践上取得显著成绩，进而增加了为苗医著书立说的信心。① 因此，个人志趣及其强烈的家国情怀也间接地催生了苗医生成学的诞生。

而在西医进入前，苗医不仅是花垣苗民传统的就医选择，在关键时期也发挥过不可替代的作用。如田兴秀所言："譬如在抗日战争时期，苗族地区多苗医或很少有中西医，苗医仍然是维护当地人民生存繁衍的主力军。就我们花垣县来说，1944 年至 1945 年间曾发生伤寒、霍乱等烈性传染病流行，苗族医师们治愈了不少这类疾病患者……又如在 1958 年至 1960 年期间，由于营养不良而普遍发生水肿病，中西药严重供不应求，在这紧急关头，花垣县猫儿（乡）人民卫生院的老苗医龙玉六，采用苗药大蒸汽法，一次可蒸治几十个水肿病人，半小时即可消肿，真是立竿见影。此法被政府很快推广到中南、西南数省。治愈病人之多，真是无法统计。因此龙玉六被评为全国劳模，受到刘少奇及朱德等国家领导人的接见，周恩来总理称他为国家做出了'了不起'的贡献，并特设专宴款待。"②

自西医进入后，苗医受到严重冲击，几近失传，为苗医著书立说便显得尤为紧迫。③ 在田兴秀看来，传统苗医虽然积累了丰富的实践经验，却始终缺乏规范的理论解释，无法对疾病进行合理解释，为此他倍感惭愧，如其回忆道："记得 1960 年 6 月，我在长沙参加湖南省文教卫群英大会讨论会上，我发言说：'苗医苗药治疗疾病效果确实很好，但有些病被治好了，我还不知道是什么病。'此发言一完，

---

① 源自 2013 年 12 月 12 日田兴秀参与中共花垣县委、县政府、县政协召开的《中国苗族医学》（2013）首发式会议上的发言手稿。

② 源自 2013 年 12 月 12 日田兴秀参与中共花垣县委、县政府、县政协召开的《中国苗族医学》（2013）首发式会议上的发言手稿。

③ 源自 2013 年 12 月 12 日田兴秀参与中共花垣县委、县政府、县政协召开的《中国苗族医学》（2013）首发式会议上的发言手稿。

即时就受到带队的县委书记的批评：'病都治好了，还不知道是什么病，这个医生是怎么当的？'顿时使我面红耳赤。从那时起我就竭力搜集苗医理论……"①

可见，除个人兴趣、家国情怀及外部环境等因素外，更为关键的是构建者已然意识到相对规范的"理论解释"对苗医发展尤为重要，而停留在"口传身授"层面的实践传统无法实现这样的需求，医学理论的构建便是解决此问题的关键，苗医生成学及其身体模型也因此诞生。从这一点看，影响地方性知识生成的因素不仅体现在知识内部的形成过程中，还与构建此类知识的个人及其所处的社会环境、个人志趣等有着密切的关联。

四、相关总结与讨论

目前，在STS领域中，有关地方性知识的研究较多集中于理论层面，而从历史维度的案例研究仍较为罕见。基于上文的描述与分析，本文有如下几点发现：

1. 本文所关注的地方性知识是在"特定文化、价值观、利益和由此造成的立场和视域中产生的"，具有一定的语境约束。[2]其生成的过程并非孤立地发展，而是与参与者所处的环境、文化传统、个人经历以及知识结构等社会文化因素有着紧密的纠缠，是因特定的动机和外部需求而生成的一种"地方性知识"，与一般人们想象中的医学理论的发展颇为不同。特别是在理论与概念的提炼、归纳、应用及提升上，都充分说明这一民族医学分支的理论、身体模型或

① 源自 2013 年 12 月 12 日田兴秀参与中共花垣县委、县政府、县政协召开的《中国苗族医学》（2013）首发式会议上的发言手稿。

其背后所依赖的哲学本身，都与社会文化之间有着紧密的纠缠，是文化建构的结果。在此特征下，苗医也形成了一种相异于中西医的身体模型，而这种身体并非单纯的肉体存在，更大程度上是文化或理论渗透[15]的结果。

2. 从本研究看，本文所关注的地方性知识更接近于某种观点认为的，虽"产生于'地方'但又不限于'地方'的'知识类型'"[4]，是一种文化类型的知识。"在其内部，又有各种不同的子项，这些多元的子项，构成了下一层次的'多种'具体的'地方性知识'"[4]。从对苗医生成之身体模型的知识源流的梳理看，此类地方性知识内部囊括了诸多不同文化类型中的知识，不仅包括"与地域和民族中民间性知识与认知模式相关"[2]的知识类型，还包括了西方科学中的知识类型，这些不同类型的知识系统不仅构成了此身体模型中的子项，还构成了苗医生成学理论的子项。由此可知，作为文化类型的地方性知识是有一定的层级之分的。

3. 此种地方性知识虽然与科学实践哲学中的科学知识类似，都是科学家或其理论构建者通过采用特殊的策略进行"转译"的结果，但是却不具备科学知识中的"普遍性"[2]。换言之，此种地方性知识所具有的普遍性，是有一定条件限制的。例如，通过观察此种类型的地方性知识发现，其构建者利用传统医学中普遍存在的"泛指"或"类比"的传统，将不同文化类型中的知识与概念进行"转译"，进而将当地原有的知识传统演变为新的地方性知识等这样特殊的建构策略，不仅使这种新的地方性知识获得了一定的生存空间，还使人们看到这种地方性知识背后实际上意味着一种新的哲学观与身体观的诞生。而这种知识也在其所接受与认可的苗族文化圈或持有某种特定苗族文化视角的群体中流传，它们共同认可与接受此种类型的知识。

上述总结皆是在某种特定的地方性知识视域下所得出的理解，倘若抛开此种框架，还发现本案例具有一些更有趣的特点，例如，从"身体"的解剖看，无论是语言的变化，还是论证方式等，构建者似乎都在力图实现"科学"的解释，事实上，并没有脱离"巫医合一"的传统，仍具有"巫医"的解释成分，认为当前苗医中的诸多疗术仍是"神药两解"的。然而，为何会出现此类现象？从构建者的教育背景看，他们并非纯粹的"学院派"苗医，获取知识与经验的渠道是更为多元的。或许，正因未曾受过系统的"科学"训练，所以更能凸显这种医学本身较为传统的形态。

显然如何看待此种形态的医学，不在本文的讨论范围，但本文讨论的案例，作为当前苗医学中的一支，或可作为揭示苗医"全貌"的一个典型"切片"。值得思考的是，究竟应该如何看待此种知识类型？作为一种最后成形不久的"地方性知识"，其内部是一个相对复杂的知识系统，不仅包含来自构建者对自然或物质在经验层面上的认知，还包含构建者通过不同渠道所习得之知识的拓展与延伸，此类知识可以说既是通过对不同文化背景下所形成的知识或概念的相互"杂糅"而成的一种较为特殊的知识类型，又是由一种非规范的、零碎的经验或口传文化在经历后期"加工"与"改造"后，进而形成的一种在形式上近似于规范的"专业知识"。如何看待此类知识的合法性与有效性，仍有待更多的讨论。对诸如苗医这种典型的"地方性知识"的形成过程和其中的影响因素的考察，为医学史和医学文化的研究提供了可供继续讨论的有趣案例。

（作者：张金萍、刘兵）

参考文献

［1］图力古日.地方性知识研究的历史维度及其内涵［J］.云南社会科学，2017（6）：82−87+185.

［2］吴彤.两种"地方性知识"：兼评吉尔兹和劳斯的观点［J］.自然辩证法研究，2007，23（11）：87−94.

［3］次仁多吉，翟源静.论地方性知识的生成、运行及其权力关联［J］.思想战线，2011，37（6）：11−15.

［4］刘兵.关于STS领域中对"地方性知识"理解的再思考［J］.科学与社会，2014，4（3）：45−58.

［5］刘兵.医学中的身体之多元性［J］.中国医学伦理学，2020，33（5）：520−523.

［6］李慧敏，刘兵，章梅芳.壮族医学"三道两路"核心理论的建构［J］.武汉大学学报（人文科学版），2017，70（6）：65−71.

［7］田兴秀.三本论：苗族生成哲学精髓解析［M］.昆明：云南人民出版社，2004.

［8］田兴秀.中国苗族医学［M］.贵阳：贵州科技出版社，2013.

［9］张金萍，刘兵.医学身体的多元表达：对苗医三大身体理论的认识与观察［J］.广西民族大学学报（哲学社会科学版），2020，42（4）：134−141.

［10］雷安平.苗族生成哲学研究［M］.长沙：湖南出版社，1993.

［11］花垣县民族事务委员会，花垣县政协文史资料研究委员会.崇山文集［Z］.花垣县印刷厂，1987：86.

［12］田兴秀.生成学说在苗族医学中的应用［J］.民族论坛，1993（3）：45−53.

地方性知识视野下的民族医学研究

［13］田兴秀，关祥祖. 苗族医药学［M］. 昆明：云南民族出版社，1995.

［14］大卫·布鲁尔. 知识和社会意象［M］. 艾彦，译. 北京：东方出版社，2001：118.

［15］N. R. 汉森. 发现的模式：对科学的概念基础的探究［M］. 邢新力，周沛，译. 北京：中国国际广播出版社，1988：序3-4.

第一编　民族医学视野中的「身体」

第二编

民族医学与传播

对内蒙古地区医院医学科普挂图的调查分析 [*]

医学科普是普通科普领域的一个重要分支，由于医学和老百姓的日常生活息息相关，在科普的众多分支中，医学科普向来受公众欢迎。在医学科普中，有一个很重要的领地往往被人忽略，那就是医院中的宣传挂图。医院作为公众集中治病就医的场所，每天接纳无数个患者和家属，所以那里也应该是进行医学科普的重要领地。

如果考虑到对于民族医学的科普，或者说面向少数民族的医学科普，在医院的科普中又有其特殊的情况，因为许多少数民族有着自己的、有别于现代西方医学的医学体系。这种医学体系在他们本民族的群体里有很大的市场，甚至在很多民族自治地方有着以自己的传统医学为主的医院。这些医院宣传挂图中的医学普及知识对来此就医的公众的影响是不可忽视的。

首先，我们可以简要地介绍一下蒙医。蒙医是蒙古族人民在长期的生活实践中发展起来的一种独特的医学体系。它的主要理论来源是藏医和印度医学，同时也借鉴了部分中医的内容。蒙医学以阴阳五行学说为基础，以三根七素、寒热理论、脏腑理论、六基症为主要内容来解释人体的生命活动的生理和病理机制。其中在日常医疗实践中作用较为广泛，在公众生活中影响较大的，应数三根理论和六基症学说，

* 原刊于《科普研究》2010 年第 6 期。

三根指的是赫依、希拉和巴达干，蒙医学认为它们是人体赖以进行生命活动的三种能量和基本物质。在正常情况下三根相互依存，相互制约，保持平衡状态，但有时由于各种原因，三者中的任何一种出现偏盛或偏衰，失去平衡，就会导致疾病的发生。六基症是蒙医对病症进行的基本分类，即所有疾病都可归入赫依、希拉、巴达干、楚斯（血）、希拉乌苏（黄水）和浩日亥（虫）等六种基本类型的病症。①

近年来，国家和内蒙古自治区相继出台多个有关振兴和发扬民族医学医药的政策，如 2007 年国家中医药管理局、国家民委等 11 个部门联合发布了《关于切实加强民族医药事业发展的指导意见》，要求各级政府要加大对民族医药的投入，使其在预防、保健等领域发挥更大的作用，其中第二十一条明确指出"开展民族医药的科普宣传和科技咨询活动，促进民族医药科学技术的普及与推广"[1]。

此外，2010 年 7 月 30 日内蒙古自治区第十一届人民代表大会常务委员会第十六次会议通过了《内蒙古自治区蒙医药中医药条例》（于 2010 年 10 月 1 日起施行），其中第七条指出："卫生、教育、文化、科技、广播电视、新闻出版等部门及蒙医药中医药机构、行业协会、学会等组织应当通过多种途径宣传蒙医药中医药，扩大蒙医药中医药在国内外的影响。"[2]这些文件都表明政府对民族医药的振兴高度重视，并且大力提倡民族医药的科普宣传。

基于这样的背景，本文以内蒙古自治区的几家蒙医医院和有蒙医科室的其他综合性医院作为案例，初步考察了民族地区医院科普宣传挂图中对于各类医学文化和医学知识（尤其是对于民族医学）进行宣传的现状、特征以及存在的问题。希望通过这一研究对民族地区的医

① 六基症中的"赫依""希拉""巴达干""楚斯""希拉乌苏""浩日亥"均为蒙古语的音译。

院科普、医学科普乃至整个科普工作提供有益的建议。

一、调查范围和总体情况介绍

此次搜集的民族地区医院科普挂图的范围，是内蒙古地区几个典型城市中的医院，包括内蒙古自治区的首府呼和浩特市内的几家医院、通辽市科尔沁区的重点医院，以及赤峰市乌丹镇的中蒙医院。我们收集医院科普挂图的方式，是对所调查的医院（或科室）内悬挂或张贴的所有挂图进行拍照存档。

内蒙古自治区是蒙古族集聚区。蒙古族有着自己历史悠久的传统医学——蒙医。在西医极度发达并普及的今天，蒙医在内蒙古各地区，尤其在蒙古族公众内部仍有很大的信任度和市场。在内蒙古的很多地区都有专门的蒙医医院或中医蒙医结合的中蒙医院。呼和浩特是内蒙古自治区的首府，是其政治、文化、教育中心。市内有三家中蒙医院、一家蒙医医院（在内蒙古的各城市中这也是最多的），多家综合性医院里也有自己的蒙医科室，无论是医疗条件还是医疗水平，在内蒙古地区都属一流，因而，对之进行研究显然有助于我们较好地了解内蒙古的医院科普状况。通辽市位于内蒙古的东部，是当之无愧的内蒙古蒙医发展基地。这里曾经有专门培养蒙医人才的蒙医学院，是全区唯一一家蒙医高等院校。后来它并入通辽市内蒙古民族大学，仍继续担负着为广大内蒙古地区输送蒙医人才的重任。其附属医院"是内蒙古自治区乃至全国唯一一所'以蒙医为主、蒙西医结合'的集医疗、教学、科研、预防、保健为一体的大型综合性医院"[3]。通辽市又是蒙古族传统整骨技术极度发达并且有着深厚的萨满文化渊源的地区。因此，本研究的第二组案例选择了通辽市科尔沁区的两家与蒙医相关的重点医院。翁旗中蒙医院是赤峰市翁牛特旗乌丹镇的唯一一家具有蒙医专科的医院。和前两组案例不太一样，这是一家旗县级医院，面对的患者群大多是来自农村牧区的农牧民，本文将它作为城镇蒙医医院的典型案例来剖析，并与前两组案例进行一些对比。

此次，我们共调研了12家医院：呼和浩特市的9家医院，3家是中蒙医院，1家是蒙医医院，另4家综合性医院和1家精神病医院的蒙医科室；通辽市的两家重点医院，其中一家是蒙医为主的综合性医院，另一家是专门的蒙医医院；赤峰市乌丹镇1家中蒙医院。通过调查共收集了227张张贴在医院中的医学科普挂图（也包括展板，但下面不再区分），其中呼和浩特市143张、通辽市31张、乌丹镇53张。需要说明的是，我们在这里所使用的数字单位是张，即以一幅挂图或一块展板为一张来进行统计。

在呼和浩特市9家医院中，有1家医院（呼和浩特市第一医院）当时新建的医院大楼还未来得及贴宣传挂图，因此实际取得有效数据的只有8家医院共计143张挂图。8家医院及其挂图数量分布可见图1。

143张挂图中，3家中蒙医院的挂图数量占全部挂图的86%，其余几家医院的占14%。当然，这种比例出现的主要原因，是在其他医院我们只拍摄了蒙医科室的宣传挂图，而对3家中蒙医院则进行了整体的拍摄。也因为如此，下面我们的很多分析重点会放在这几家传统医学医院上面。

通辽市科尔沁区和蒙医相关的医院共两家：一家是通辽市蒙医医院，它和通辽市蒙医研究所合二为一，是一家专门的蒙医医院；另一家是内蒙古民族大学附属医院，是一家综合性医院，也是通辽市规模和名气最大的医院。后一家医院里有众多蒙医科室，甚至蒙医科室的比例比其他科室还要多。本次对通辽市医院医普调查就以这两家医院

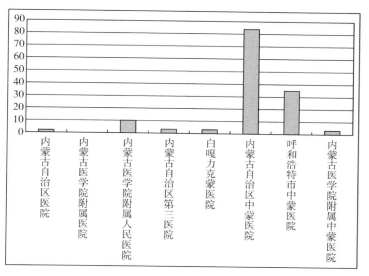

图 1　呼和浩特市 8 家医院及其挂图数量分布

为对象进行。我们共收集到这两家医院的医学医普挂图 31 张，其中蒙医医院 18 张，占 58%，附属医院 13 张，占 42%。

据我们了解，在旗县一级蒙医相关的医院中，翁旗中蒙医院的医普宣传是比较突出的，该医院的副院长亲自参与设计宣传挂图的具体内容和形式，可见其对医院医普的重视程度。在翁旗中蒙医院共拍到 53 张宣传图片，这个数目仅次于内蒙古自治区中蒙医院 84 张的数量，作为一家乡镇一级的小型中蒙医院，这确实是非常难得的。

二、数据统计

我们所收集的这些中蒙医院或蒙医科室的医普挂图内容较为丰富，不仅包括蒙医、中医的内容，还包括大量的西医内容，甚至有些是中医、蒙医、西医相混合的知识内容；既有专门的医学知识，又有普通的常识性知识；既有医院和医师简介，也有著名的医学家介绍。从形式上来看，主要是图像和文字两大类，当然，文字和图像相结合的居多。对于丰富的内容进行多维度的分类解析，有助于我们更好、更全面地了解医院医普的整体现状和特征，也能更好地审视它所存在的缺陷和不足，从而才能提出有益的建设性的意见。

整体情况

首先，我们从整体上来分析呼和浩特市和通辽市科尔沁区共 10 家医院医普宣传挂图的具体内容和种类。具体情况如表 1 所示。

表 1　呼和浩特市和通辽市科尔沁区共 10 家医院
医普宣传挂图的具体内容和种类

挂图内容和种类			内蒙古自治区医院	内蒙古医学院附属医院	内蒙古自治区中蒙医院	呼和浩特市中蒙医院	内蒙古医学院附属中蒙医院	内蒙古医学院附属人民医院	内蒙古自治区第三医院	白嘎力克蒙医院	通辽市蒙医院	内蒙古民族大学附属医院	共计	
医学文化	医学家图像	蒙医			24	3			3		4		34	74
		中医			6	7							13	
	名言名句	蒙医												
		中医			13	12							25	
	历史文化	蒙医				1							1	
		中医				1							1	

挂图内容和种类		内蒙古自治区医院	内蒙古医学院附属医院	内蒙古自治区中蒙医院	呼和浩特市中蒙医院	内蒙古医学院附属中蒙医院	内蒙古医学院附属人民医院	内蒙古自治区第三医院	白嘎力克蒙医院	通辽市蒙医医院	内蒙古民族大学附属医院	共计
医学知识	蒙医			8	1		1			4		14
医学知识	中医			2	2	1						5（56）
医学知识	西医	1		22	6		1		3	2	2	37
医院介绍				1	1				1	2		5
科室简介		1		4	1	2				4	4	16
医师介绍								1		7		8
仪器设备（治疗技术）	医院宣传						8			1		9
仪器设备（治疗技术）	公司宣传					1				1		2（11）
药物广告	医院宣传			1								1
药物广告	公司宣传			1								1（2）
其他				2								2
共计		2	0	84	35	4	10	4	4	18	13	174

备注：此表在为蒙医类归类时采取了宽容的态度，即一些混合类的，如既有蒙医知识内容，又有西医知识内容的部分，将其归入蒙医类。

在表1中，我们将医院宣传挂图分为8个大类，17个小类，其内容种类是较多样的，但在具体数量分布上，各类并不均匀，更多的内容集中在医学家图像和西医知识等少数几个方面，而每家医院的具体内容分布也有很大差别。

为了更清楚地看到医普宣传挂图中各类医学的数据分布和各自所占的比例，我们另作专门的表2如下：

医普宣传挂图中各类医学的数据分布

医学种类	医院名称										共计
	内蒙古自治区医院	内蒙古医学院附属医院	内蒙古自治区中蒙医院	呼和浩特市中蒙医院	内蒙古医学院附属中蒙医院	内蒙古医学院附属人民医院	内蒙古自治区第三医院	白嘎力克蒙医院	通辽市蒙医院	内蒙古民族大学附属医院	
西医	1		22	6		1		3	2	2	37
蒙医			32	5		1	3		8		49
中医			21	22	1						44
其他	1		9	2	3	8	1	1	8	11	44
共计	2	0	84	35	4	10	4	4	18	13	174

从图2中，可以更直观地看出分布情况。

由于民族地区的特殊性，以及蒙古族又是一个有着自己悠久历史文化传统的民族，如今，仍有大量蒙古族公众使用蒙语。语言的使用，也是影响医学科普的一个重要因素。这些医院的宣传挂图中，我们会看到蒙汉两种文字的表述，关于这两种语言在挂图中的使用情况，可见表3。

地方性知识视野下的民族医学研究

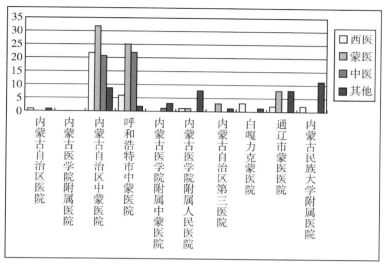

图 2　宣传挂图中各类医学的数据分布

表 3　呼和浩特市和通辽市科尔沁区共 10 家医院
医普宣传挂图中的内容和所使用的语言

挂图内容和所用语言		医院名称										共计
		内蒙古自治区医院	内蒙古医学院附属医院	内蒙古自治区中蒙医院	呼和浩特市中蒙医院	内蒙古医学院附属中蒙医院	内蒙古医学院附属人民医院	内蒙古自治区第三医院	白嘎力克蒙医院	通辽市蒙医院	内蒙古民族大学附属医院	
汉语		2		58	35	3	10	1	4	11	7	131
蒙语	医院简介									1		5
	科室简介					1						
	医学知识			1						2		

挂图内容和所用语言		医院名称										共计
		内蒙古自治区医院	内蒙古医学院附属医院	内蒙古自治区中蒙医院	呼和浩特市中蒙医院	内蒙古医学院附属中蒙医院	内蒙古医学院附属人民医院	内蒙古自治区第三医院	白嘎力克蒙医院	通辽市蒙医院	内蒙古民族大学附属医院	
蒙汉对照	人物图像			24				3		4		38
	科室简介			1								
	医师简介										6	
共计		2	0	84	35	4	10	4	4	18	13	174

备注：此表中以及下面的表 4 和图 3 中所说的"蒙汉对照"，是指反映在一张挂图上的同一个内容而言的，并不包括两张有相似内容的挂图文字为一汉一蒙的情况，后一种情况分别被归入单纯的汉语或蒙语的分类。

更直观的分布，可见图 3。

由于蒙医的就医群体主要以蒙古族为主，而蒙古族本身又有自己成熟的语言和文字，因此，在内蒙古地区的主要针对蒙古族公众的蒙医院或蒙医科，其医普宣传挂图的文字似乎应该以蒙文为主，至少应该是蒙汉文相结合的内容更为合理。但从表 3 中来看，情况显然并非如此。

与呼和浩特和通辽市 10 家医院的整体情况相对比的，是翁旗中蒙医院的情况，见表 4。

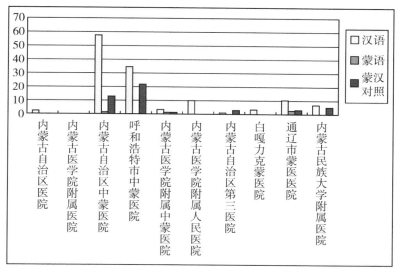

图 3　宣传挂图中语言使用情况

表 4　翁旗中蒙医院的医普挂图中内容与医学分类的统计

名家名言		医学知识			医学家图像及简介			医院医师介绍			治疗仪器	其他
医学家	非医学家	蒙	中	西	蒙	中	西	蒙	中	西		
9	4	1	8	6	3	6	3	3	1	1	2	6
13		15			12			5			2	6

备注：其中使用蒙汉语的比例为：蒙语 3 张，占 6%；汉语 44 张，占 83%；蒙汉对照 6 张，占 11%。

三、个案分析

前面主要是一些数据统计，从中虽然可以从定量的方面了解这些医院进行医普的大致情况，但却略显抽象。如果以定性的方式来介绍这些医院的医普情况，则可以更深入、具体地看出其间的文化特点。就此，可言说的例子有很多，限于篇幅，这里仅选取两个比较有代表性的案例进行分析讨论。

（一）一则蒙汉文对照的挂图中文字内容的差异

医院里有蒙汉对照的宣传挂图，表面看上去似乎是翻译过来的，说的是同一个问题，但如果仔细考察会发现细微的差别，而这些差别也许就体现了传播者针对不同受众而采取了在医学文化上有差异的传播方式。

例如，通辽市蒙医医院的一张有关肾病疗养方面的挂图中，中文是这样写的：

肾病的疗养与饮食调理

疗养

1. 首先要预防和控制感冒，临床表现：肾病患者常因感冒致病情复发和加重，其主要原因就是没有注意顺应气候的变化，所以顺应一年四季如昼、夜、昏、晨的变化进行作息和宜避风寒与湿露非常重要。

2. 保持足够的睡眠，但不要"饮食而卧"和睡前服用刺激性的食物，同时要喜怒有节、排除烦恼。

3. 切勿过度劳累，机体的过度劳累会导致体内有关脏腑的气血损伤。

4. 有下列情况不宜锻炼，应绝对卧床休息，如：感染、高热、水电解质紊乱者，严重水肿、低蛋白血症者，有心脏病和其他并发症者。

饮食调理

1. 急慢性肾炎：患者出现水肿、高血压，要无盐饮食，待水肿消退和血压稳定后，可改为低盐饮食。

2. 肾病综合征

（1）给予正常量 [1g/（kg·d）] 优质蛋白饮食，保证充分热量，每天每公斤体重不少于 126kJ—147kJ（30kcal—35kcal）。

（2）低盐饮食（＜3g/d），应少进富含饱和脂肪酸的饮食，如动物油脂，多吃富含多聚饱和脂肪酸及富含溶性纤维的饮食，如植物油、燕麦片及豆类等。

（3）糖尿病肾病：除按糖尿病的要求控制饮食外，不宜食动物脂肪，应食用植物油。

3. 急性肾功能不全：给予高糖、低脂肪、低蛋白、低盐饮食。

4. 肾病患者不宜吃香蕉：若肾炎患者经常吃香蕉，就等于摄入大量的钠盐致使肾脏负担加重出现浮肿，高血压等症状随之加重。此外消化不良、腹泻病人吃后会病情加重。

不管哪种肾病，在哪个病程期间，其症状如何，都要禁食辛辣，不宜烟酒，注意避免劳累。

而与此中文相对照的蒙文译文，则是：

肾病患者的疗养

此类病主要是因为久住阴冷潮湿的居所、进冷水、被雨淋湿、受风等原因，导致巴达干、赫依增多，落入肾脏内；或因热症遗留体内影响肾脏，或因希拉乌苏使肾脏损伤，或因过度劳累，以及多生孩子身体受损、饮食不当、多盐饮食等导致。

1. 正常疗养：减轻心理压力，使身心愉快，针对病人的特征进行思想工作。严重的水肿、血压高并伴有心脏和肾脏功能不健全时必须卧床休息。平时避免激烈运动，但可以根据身体情况进行适当的运动。

2. 饮食调理：应吃易消化、营养丰富的食品。如果尿中含脂肪高，应注意补充鸡蛋和豆腐等高脂肪的食物；血液中非脂肪性多的话，应限制脂肪的摄入，根据病人的喜好增加食物。

3. 行为护理：日常生活要有规律，饮食有度，心身愉悦，适当参与体育活动，注意个人卫生。出院时买的药要在医生的指导下按时服用，不能随意中断。禁止性生活，不能过度劳累。定期就医。

上面的蒙汉两种语言的肾病护理知识在饮食和疗养方面的内容虽然不是完全一样，但大致意思基本差不多，二者主要的区别在于蒙文的部分开头加了一些有关导致肾病原因的解释。而且这种解释明显是从蒙医的角度进行的，如，因为外部的阴冷潮湿或风等原因致使人体内的巴达干、赫依或希拉乌苏增多，影响肾脏。这里运用了典型的蒙医概念巴达干、赫依、希拉乌苏等来解释肾病的原因，与西医和中医的解释完全不同。这表明，对同一个问题，蒙汉文的展板虽基本相似，但在细节上蒙文的展板还是保持了自己的特色，在向大家传播着一定的蒙医概念和蒙医知识。

（二）翁旗中蒙医院的医普

虽然只是一家旗县级的中蒙医院，但此医院的宣传挂图不但数量很多，而且很有特色。下面可以试举几例。

1. 医普宣传的文化性

在此医院医普挂图的内容不仅仅有针对患者普及医学文化和医学知识的，也有针对医务人员本身进行医德教育和宣传的。例如，这里贴的很多名言中就有好几条是关于如何做一名合格医生，或是作为一名医生应该如何对待病人等。下面可列举几张：

> 一个医生的真正幸福是用自己的才智辛劳换来了病人的康复。心不如佛者，不可为医；术不如仙者，不可为医。即一个医生心地要像菩萨一样善良，对待病人应该温暖如春；医术要像神仙一样高超，对待患者应该妙手回春。
>
> ——中国科学院院士　裘法祖

> 看病只看病情，不看背景。高干、平民，有钱、无钱，城市、农村，一样的热情耐心，一样的无微不至，一样的负责到底。作为医生，我们必须一切从病人出发，这是不能改变的信念。医生最重要的任务就是帮助患者解决疾病带来的问题，给患者的健康与生命提供保障，这才是医学本身的目的。
>
> ——中国工程院院士　钟南山

除此之外，甚至在两处地方非常醒目地贴着蒙汉两种语言的南丁格尔誓言：

> 余谨以至诚、于上帝及公众面前宣：终身纯洁，忠于职守，尽力提高护理专业标准，勿为有损之事，勿取服或故用有害之药，慎守病人及家属之秘密，竭诚协助医师诊治，勿谋病者之福利。
>
> ——南丁格尔誓言

2. 图文并重

在此医院的医普挂图中，蒙医医学家图像的下方有较为详细的生平和主要思想及所做贡献介绍。可以比较的是，在呼和浩特和通辽的10家医院中虽然有有关蒙医学家的图像，但却只有人物的名字、行医年代这样的简单说明，而翁旗中蒙医院里的这些图像则都配有详细的人物介绍和说明，并且都有蒙语和汉语两种语言的挂图（中医学家除外）。例如，在著名蒙医学家伊希巴拉珠尔的图像下就有如下的说明。

> 伊希巴拉珠尔（又译作也协班觉）（1704—1788），青海籍蒙古族，自四岁学藏文后在青海查干哈达庙、佑宁寺等地学佛学，20岁赴拉萨深造，25岁获"林思日丞伯卓"学位后又拜尼玛圣赞阿格旺扎木苏为师潜心研究蒙藏医药学、天文等学科，28岁返佑宁寺任堪布职务。因精通大小五明学而获"班智达"学位。从此以额尔德尼班智达堪布闻名于世，后被乾隆皇帝封为扎那格堪布。伊希巴拉珠尔一生学术造诣深厚，著有全集八大卷五十八部约四百多万字，囊括医学、天文学、佛学等。其中《甘露之泉》《甘露医法从新》《甘露点滴》《甘露汇集》《认药白晶鉴》堪称蒙医学经典著作。他汲取印度医、藏医、中医之精华，融汇于古代蒙医，创造性地提出了蒙医六基症等理论，为近代蒙医学奠定了基础。他是一位在国内外享有盛誉、为子孙后代造福的蒙医圣人，同时又是杰出的天文学家、哲学家、史学家和文学艺术家。

这样详细的介绍使来医院就医的患者和家属能够较为清楚地了解蒙医学家的生平，从而对整个蒙医历史和文化都有所了解。显然，无论在所普及的内容和深度上，还是在普及的效果上，这都比那些只有图像的简单传播要好很多。

3. 蒙医经典普及中的问题

此医院较注重用蒙文宣传和普及医学知识，相对其他医院有较多蒙汉对照的内容（蒙汉对照共 6 张挂图，占全部挂图的 11%）。但与此同时，也还存在有一些缺憾，因为这些蒙汉对照的挂图除一张蒙医学家的介绍之外，其余的都不是蒙医方面的内容，其中有节选自中医经典《黄帝内经·素问》中的四个片段以及南丁格尔的誓言等。而实际上，蒙医并不是没有自己的经典著作，并不是没有自己的经典语录，只是，不论在医普做得较好的翁旗中蒙医院还是本次调查的其他医院，还没看到一家医院将蒙医经典直接用在挂图中。这似乎也表明此医院虽然较注重使用蒙文的宣传，但在真正用蒙文宣传和普及蒙医知识和文化方面，仍有值得改进之处。

四、总结与讨论

（一）现状与特点

基于我们的调查，以及从调查中所获得的数据的分析，我们可以初步总结出内蒙古地区和蒙医相关的医院医普的一些现实特征。

1. 蒙医知识宣传非常薄弱

从整体分布来看，在呼和浩特和通辽的这 10 家医院中，除内蒙古自治区中蒙医院和通辽市蒙医医院之外，其余的在宣传挂图中蒙医内容占的比例非常小，有些医院甚至根本就没有蒙医方面知识的宣传普及。而在这两家从图表上看蒙医内容较多、较突出的医院的挂图中，如果仔细分析其内容分类就会发现，这些蒙医宣传内容中占的比例最高的是医学家图像。其实这也是一个较有普遍性的现象。我们在调研中还发现，同样的人物图像重复出现的非常多。以内蒙古自治区中蒙医院为例，在总共 84 张挂图中，蒙医方面的有 32 张，占 38.1%，似乎这个比例还算合适，但是，在这 32 张蒙医相关的挂图中，有 24 张是蒙医学家的图像，而且这 24 张人物图像还是重复的，有 6 位古代蒙医学家的图像每张重复贴了 4 次。实际蒙医知识方面的挂图有 8 张，占全部蒙医宣传挂图的 25%，并且这 8 张展板中的具体内容，如前所述也并不完全都是蒙医内容，也有一些和西医内容相混合的。

通辽市蒙医医院的情况也类似，在 8 张蒙医类图片中 4 张是医学家图像，其余的才是医学知识类的。而呼和浩特市白嘎力克蒙医院更是没有一张蒙医类展板。我们在调查中选择的都是一些专业的蒙医医院、中蒙医院或与蒙医相关的医院，这些医院的情况尚且如此，那其他的医院更是不大可能向公众去普及蒙医文化和知识了。由此可见，医院，尤其是这些专业的中蒙医院和蒙医医院向公众普及的传统医学知识显然过少，重视程度也远远不够，远远未能体现出国家和政府对民族医学的重视和传承发扬民族医学的倡导，不足以满足蒙古族公众对蒙医的需求。

2. 西医知识宣传普及力度大

从前面的统计中我们还可以看到，无论是在专业的蒙医医院还是在综合医院的蒙医科，家家都有对西医知识的宣传，而且在有些医院里西医知识挂图所占的比例还很大。仍以内蒙古自治区中蒙医院为例，在单纯宣传普及医学知识的挂图中，有关西医的达到 22 张，有关蒙医和中医的分别只有 8 张和 2 张，可见西医知识占的比例之大。如果在 10 家医院中，就医学知识普及方面西中蒙三种医学知识的总数进行对比，更能看出这一问题：西医知识类 37 张、中医知识类 5 张、蒙医知识类 14 张，其中普及西医知识挂图的数量占压倒性的优势。

在这些数字的基础上，如果再考虑我们所选择的医院的性质，即我们的样本医院都是以蒙医为主的医院和其他医院的蒙医科室，那么这一特征也就更说明了问题。

3. 中医文化宣传力度大

在本次选择的两个城市的 10 家医院中有 3 家是中蒙医院，从这些医院的宣传挂图中我们可以明显地看出医院对待这两种医学宣传上的不同。由于内蒙古医学院附属中蒙医院里没有有关中医蒙医的医学文化方面的内容，这里暂且不论，下面主要看内蒙古自治区中蒙医院和呼和浩特市中蒙医院的情况。从总数上来看，蒙医文化内容共 35 张，中医文化内容共 39 张，似乎中医文化显不出太大的优势，但从两者的具体分类上看，还是能看出些问题来。在医学文化一类中，两家医院加起来蒙医学家的图像共 27 张，占此类的 77%；中医学家的图像共 13 张，占此类的 33%。但如上所述，其中蒙医学家图像重复得非常多，有 6 张人物图像被重复张贴 4 到 5 次，也就是说这 27 张人物图像最多只是 6 个人物的图像；而中医的情况则不然，一家医院没有重复两次挂一个人图像的。可见，蒙医文化一栏中的 35 张之数字并不能说明蒙医文化的宣传力度有多大。而在医学文化之名言名句一栏中，中医共有 25 张的内容，而蒙医一张也没有。我们可以看出，此处中医文化之宣传力度相比之下非常大，而蒙医文化除了反复出现的几个医学家图像之外几乎没有更实质的内容。

4. 汉语的使用在宣传挂图中占绝对优势

根据前面的统计，使用汉语的宣传挂图共 131 张，占总数的 75%；其次是蒙汉对照的，共 38 张，占总数的 22%；蒙文的共 5 张，占总数的 3%。很显然，纯蒙文的宣传挂图数量非常少，从总比例上看几乎可以忽略不计。虽然蒙汉对照部分的数量还算不少，但从对具体内容的分析仍可以看出，其中除 1 张医院科室简介和 6 张医院医师简介之外，其余的 31 张全部都是古代蒙医学家图像的部分，并且都是重复多次的同样的内容，而且通常只有医学家的名字与生活的年代等非常简单的文字。由于蒙语使用得过少，这也会带来针对蒙古族公众的传播上的问题。当然，在像呼和浩特这样的城市，许多蒙古族公众不再熟悉蒙文的使用，也应该是一个影响因素。

（二）存在的问题

基于前面的统计结果以及对现状特征的概括，特别是考虑到此地区的民族特殊性，因而针对内蒙古地区蒙医普及，我们可以将存在的问题做一小结。

1. 传播观念上，忽略了蒙医知识传播的重要性

蒙古族医学是蒙古民族在千百年的生活实践中积累起来的智慧结晶，是蒙古族传统文化的重要组成部分，它以其长期以来的诊疗实践证明了自己神奇的疗效，从而受到了广大蒙古民众的认可，为蒙古族乃至其他民族的繁衍生息做出了重大的贡献。但今天由于科学主义的泛滥，包括蒙医在内的很多传统医学的理论很难用现代西方科学和西方医学进行解释，从而遭到了前所未有的非议和危机。在这种情形之下，作为专门的蒙医医院或蒙医科室有义务让更多的人了解蒙医，认识到蒙医蒙药的独特功能和疗效。但是通过本次调查我们发现，很多医院并没有认识到这一点，在医院医普宣传挂图中，有关蒙医普及的内容无论在数量上还是质量上都存在问题，远远没达到很好地宣传和普及蒙医的目的，也表现出在强势的西医面前的不够自信。

2. 传播方式上，忽略了用蒙语传播的重要性

目前由于人们的生活水平的提高和健康保健意识的加强，以及道

路交通的便利，很多农村牧区的农牧民也会经常来大城市的医院看大大小小的疾病。因此，城市的医院里不仅是城里人看病，还有众多农牧民来看病；看病选择蒙医的患者大部分是蒙古族群众，而现在虽说大部分蒙古族群众都懂汉语，但也有很多人，尤其从农村牧区来的患者只懂蒙文不懂汉文。现实的情况是医院中蒙文的医学医普挂图非常少，很多医院更是一张也没有。这就失去了向一大批重要的传播对象传播蒙医的机会。

3. 传播内容上，对于蒙医这样的民族医学，缺乏恰当的选择

目前所看到的医院医普挂图中，有关蒙医方面的内容，最常见的是古代蒙医学家的肖像，但这些画像除了医学家的名字和出生年代之外，通常没有任何其他信息。事实上，如果想要达到更好的传播目的，若是能够再把这个医学家主要思想以及对蒙医学发展的贡献等简要介绍一下，就会使公众不但知道了有这么一位伟大的医学家，还可以了解到一些蒙医历史或理论方面的知识，一举两得。而目前的这种单个简单画像的挂图，给人们传播的信息非常少，很难达到理想传播的目的。除此之外，对蒙医理论知识的宣传总是半遮半掩的，似乎不敢大胆直接地进行传播。很多地方只是提到一点半点的蒙医概念或相关知识，而更多更细的内容却并不进行解释，同时又将其和大量的西医知识混在一起，让人很难明确、系统地获得基本的蒙医知识。这里的原因可能复杂些，但这样的结果是人们对蒙医理论的神秘性印象更加被加强，甚至由于没头绪地引入几个蒙医概念，只会让人们觉得难以理解，从而无法认同和接受蒙医。

在前面对蒙医普及的现状及存在的问题进行总结和分析的基础上，应对造成这种现状和问题的原因进行更深入的分析，并针对问题的解决提出相应的对策建议，这些工作，笔者将另文专作讨论。

（作者：包红梅、刘兵）

参考文献

［1］ 十一部门发布切实加强民族医药事业发展指导意见［EB/OL］.https://www.gov.cn/gzdt/2007-12/24/content_841751.htm.

［2］ 内蒙古自治区蒙医药中医药条例 ［EB/OL］.http://www.mzlnews.com.cn/cms/web/mzlpaper/2022-09/01/content_95214.html.

［3］ 内蒙古民族大学附属医院 ［EB/OL］. http://www.nmgmzdxfsyy.com/.

地方性知识视野下的民族医学研究

蒙古族公众理解中的"赫依"
——一项有关蒙医的公众理解科学定性研究 *

一、问题的提出

医学是密切联系公众日常生活的领域，公众对医学的理解直接影响着他们日常生活的方方面面，如饮食、行为、生活习惯甚至是日常语言等。但由于公众未接受过专业的训练以及其认知水平所限等原因，他们对医学的理解与医学理论本身和医学专业人士的理解不一定完全相同，甚至有时可能会有很大差异。但不管怎么样，那是公众生活的真实状态，也是他们医学文化的重要部分。

以蒙古族传统医学为例，对于蒙医的某些知识或概念，蒙医学理论体系内部有自己专业的解释，而蒙古族公众在长期的生活实践和就医过程中同样形成了自己的一套理解。本文，就是一项与对蒙医的公众理解有关的公众理解科学领域的具体研究。当然，由于研究对象的特殊性，本研究也与非主流医学文化、少数民族医学普及（这本来也应是公众理解科学的一个子领域）等领域相关，而且在研究中，也部分地借鉴了人类学的研究方法与观念。由于水平、条件和研究主要目标的限制，对这些来自人类学的方法与观念的使用并不十分严格，因此本文基本上是一项定性的研究。

* 原刊于《广西民族大学学报（哲学社会科学版）》2011 年第 4 期。

公众理解科学是一个近些年来在国内外受到重视而且发展迅速的研究领域，已有诸多的研究工作，尽管还远未形成统一的研究范式，研究工作大多与其他相关学科领域有较强的交叉性，而且，在如何看待"科学"的立场上，也还存在着诸多的分歧与争议。[1]本文，就是在比较宽泛的立场上来理解"公众理解科学"中的"科学"概念，因而，蒙医的普及就自然地被包括在公众理解科学的范围内。与此相对应的是国内过去常用的少数民族科普和少数民族医学科普的说法。关于少数民族科普，任福君和张晓梅的《我国少数民族地区科普状况调查研究初探》[2]一文，基于2006年的全国少数民族科普状况调查，对全国少数民族地区的基层科普组织建设情况、基层科普队伍建设情况、科普投入和科普基础设施建设情况等进行了全面的考察和分析，并指出了存在的问题和进一步工作的建议。但总体来说，针对少数民族地区科普的研究大多比较笼统而显得不够深入，少数民族医学科普类研究也是类似的情况，而在涉及本文所关注的以医学的公众理解为对象的少数民族公众理解科学方面的研究文献则近乎于空白。

但与此相关的，还有另外两类研究也构成了本工作的间接相关背景：第一类是对蒙医的社会文化角度的研究。在已有的少量文献中，值得一提的有来自蒙古国的学者博得·夏日阿瓦（Bold Sharav）的《蒙古传统医学的历史与基础》[3]和《洞悉蒙古族健康生活方式的奥秘》[4]两部著作，前者从发展历史和基础理论等方面对传统蒙医进行了历史文化研究，后者更多的是从蒙古族日常生活中去挖掘他们健康生活的秘诀。国内的，有斯·参普拉敖力布的《蒙古族养生文化》[5]，其中作者系统介绍了蒙古人日常生活当中的各类养生保健的文化传统。《蒙医志略》[6]则将蒙医的历史和文化巧妙地糅合在一起，为读者提供了较为系统而全面的蒙医历史文化画卷。第二类是对传统蒙医的人类学研究。具代表性的有乌仁其其格的博士论文《蒙古族萨满医疗的医学人类学阐释——以科尔沁博的医疗活动为个案》[7]，从医学人类学的视角考察了萨满医疗实践。

基于这样的背景，本文从公众理解科学的角度，以蒙古族医学理论体系中的重要概念"赫依"为例，系统考察了蒙古族公众理解中的"赫依"，比较了蒙医理论中的赫依和公众理解中的赫依之异同，在此基础上，通过针对这一特殊案例的对资深蒙医的深入访谈进一步总结出公众理解中的正确与错误之处，以及这种理解的整体特征和对医生行医实践的提示和借鉴。

有关本文这种以蒙古族（或其他少数民族）公众对民族医学的理解的研究，我们尚未看到直接相关的文献。我们认为，这种公众理解科学的特殊的案例研究不但可以为我们了解蒙古族公众医学文化甚至是蒙古族医学文化的整体提供有效的一手资料，还可以帮助我们了解目前的公众理解科学工作中的某些现状和存在的问题等，更进一步，也对于我们理解某一特定文化群体中的地方性知识及其价值提供某些新的视角。

二、蒙医理论中关于赫依的知识

蒙古族医学是蒙古族人民在长期的实践活动中积累起来的一套独特的诊疗实践和医学理论体系。千百年来它在蒙古族人民的生存和发展中发挥了不可替代的作用。到目前为止，它仍在广大蒙古族公众的生活中有着广泛的认可度和信任度。

蒙医理论在蒙古族自身实践经验的积累基础上，还不同程度地借鉴和吸收了藏医学、印度医学和中医学理论等，从而形成了以阴阳、五元学说为哲学基础，以寒热理论、三根、七素、脏腑理论和六因说为主要内容的对疾病的诊断、治疗、解释等具有自身特色的一整套的医学理论体系。其中三根学说是整个理论体系中的核心内容之一，也是其理论特色所在。所谓的三根指的是赫依、希拉、巴达干三者。蒙医认为这三者是构成人体的主要物质基础，也是人体生命活动的重要能量和动力。三根之间相互依存，相互制约，保持平衡，但当三根中的任何一方出现偏盛或偏衰的状态，三者失去平衡，人体将会产生疾病，原本维持生命活动的三根变成"三邪"，成为疾病的根源。

在三根中，赫依被认为是"一切疾病的起因与帮凶"，因此，这一概念"在蒙医学理论当中占的比重很大，蒙医临床治疗中很重视赫依的变化"[8]22。"赫依"是从蒙古语中音译过来的词，其在蒙语中的意思类似于汉语中的"气"一词，但蒙医理论中"赫依"概念跟一般汉语中的"气"和中医理论中的"气"又不完全一样。在众多蒙医书籍中对于赫依这一重要的概念也都没有太确切的界定，大都只是对其特性等的描述性解释或较为含混的比喻性说明。如《四部医典》中对赫依的描述如下："赫依属于寒热均性，与阳光相遇就会成为燃烧的条件；与月亮相遇则会变成冷却的条件，散布于胸下、臀部与体内外，因此，是一切疾病的起因与帮凶。"[9]《哲对宁诺尔》的说法更宏观而神秘："赫依是一切疾病的起因，它引导一切疾病，也是一切疾病的末尾。"[10]除了这些蒙医经典书籍中的上述描述，现代蒙医学家对赫依的解释更多是从其秉性和功能方面入手。如赫依是"人体三根之一，以轻、糙为主的六种秉性的要素"，"阴阳方面为中性，五元方面属气，正常情况下主要发挥着动力和支配生理的功能，对'协日'、'巴达干'起着调节作用"[11]。赫依"汉意为'气'，与中医学的气和风有些相似，但其内涵更广泛。它具有轻、糙、动、凉、微、坚六种特性，是人体呼吸运动、血液循环、新陈代谢机能和心理活动与肢体活动等一切生命运动的一种内在动力"[12]等。还有一些著作是从赫依的存在形式方面进行解释的，如"由于不是实体物质，所以再细小的孔道都能渗入、流通"[13]。"总的来说，赫依依赖于腰胯部而居于下半身，是以一种气化的形式存在于体内。"[8]31"赫依本是蒙语，直译是'气'，这是根据其性质而命名的，而不是指空气的气，因此它不同于气体式的扩散，其运行乃有通路，这样才能有序不乱地，有规律而有范围地发挥各种赫依的特有功能。""赫依是大脑支配人体生理活动和人体运动的传导介质，也是参与精神活动的物质。"[14]

关于蒙医对于赫依的解释和描述，我们可以通过简明的表1进行更清楚的说明总结：

表1　蒙医对于赫依的解释和描述

项目	内容
属性	寒热均性，五元属气元素
秉性	轻、糙、动、凉、微、坚
位置	依赖于腰胯部居于下半身
分类	上行赫依、司命赫依、普行赫依、调火赫依和下清赫依
形式	类似风或气，但和风、气又不完全一样
功能	维持生命活动，推进血液运行，调节呼吸，分解食物，运输精华与糟粕，增强体力，使五官功能正常，意识清晰，支配肢体活动功能反射等[8]30

三、蒙古族公众对"赫依"的认识

以上已简略介绍了"赫依"一词在专业蒙医里的意思，但是作为这一蒙医概念最广泛的接受者和应用者，广大的蒙古族公众是如何认知和理解的，以及这种认知又是如何影响他们的日常生活和行为习惯的呢？带着这样的问题，我们利用两个月的时间走访了内蒙古的多个地区，以深度访谈为主、参与观察为辅的形式收集了很多一手资料。

我们本次田野调查的对象是内蒙古赤峰市、通辽市和呼伦贝尔市的三个蒙古族聚集的村庄。之所以选择这几个地方作为田野调查点，首先，是因为这些地区都有很多蒙古族聚集的村落，而且相对来说蒙古族的比例较高。其次，是这三个地方基本代表了内蒙古地区蒙古族公众的三种不同的生活模式，即以农业为主的半农半牧生产模式、以牧业为主的半农半牧模式以及纯牧区。这三种不同的地区，目前在保留蒙古族传统文化方面是有差异的，其中以农业为主的半农半牧地区为最差，而以纯牧区为最好。

这样可以对生活在不同生产生活模式下并且对自身的传统文化具有不同程度和不同角度的继承和保留的人群进行分别的调查，避免了只选择一个地方而不具有代表性的缺陷。本次调查以以上三个点为基础，共走访了73户人家，总访谈人数为129人。其中赤峰25户，36人，年龄均在30岁以上，以40岁到60岁的人居多，大约占到总访谈人数的2/3，80岁以上的老人有3位，男女比例差距不明显。在呼伦贝尔组织了3次座谈会，参加人数为26人。第一次共有7人参加，全部是男性，最大年龄63岁，最小年龄37岁，平均年龄为48岁，有牧民，有现任和曾任的基层干部，也有呼伦贝尔广播电视台的退休干部。

第二次共参与 8 人，其中 2 位男性，6 位女性，最大年龄 68 岁，最小年龄 36 岁，平均年龄为 52 岁。除一位男性乡镇干部外其余全部为当地牧民。第三次座谈会参加人数为 11 人，全部是男性，人员组成主要是当地牧民和防疫站工作人员，二十几岁的有两人，30 多岁的一位，50 多岁的一位，其余均为 40 多岁。此外，在呼伦贝尔还走访了 24 户蒙古族牧民家，共访谈 34 人，年龄分布也主要集中在 40 岁到 60 岁的人群，最小年龄 34 岁，最大年龄 94 岁。男女比例无太大差距。通辽走访了 24 户，共 33 人，因赶上秋收季节，农活非常忙，家里的年轻人和男劳力均在地里干活，因此，访谈人群中 50 岁以上的女性居多，占总人数的 70% 以上。总体来说，此次调查，受访者以 40 岁到 60 岁的年长者为主，30 岁以下的年轻人少。这是由于年轻人比较普遍地忙于工作或其他劳动而无闲暇，而且随着教育和文化传播现代化的影响，对蒙医文化传统相对了解较少，甚至对此话题不感兴趣不愿谈论。

在调查中我们发现，作为蒙医理论中的重要概念，"赫依"在蒙古族公众中有很高的使用率。很多蒙古族公众在日常生活中都会用"赫依"来解释一些常见的身体不适或某些疾病。比如在访谈中我们经常会听到一些人描述自己头疼的时候，会自然而然地加一句："这是赫依的缘故。"这些蒙古族公众在日常生活中对一些疾病的不经意间的描述，使我们更加深刻地认识到"赫依"这个概念在蒙古族文化和公众生活中的普及程度和重要程度。

在讨论蒙古族公众对赫依的认知之前，还有必要先对"赫依"一词在蒙语中的意思进行简要的介绍。其实在蒙语中"赫依"一词并非蒙医的专有名词，它除蒙医理论里的特定概念之外，在日常生活中也有着自己独立的意思，即等于汉语日常语言中的"气"（并非中医所特指的气）。如空气、气体等中的气均可用蒙语中的赫依来表示。在我们的访谈中公众用"赫依"这一词的时候也是在这两个层面上来使用的。因此，在分析公众对赫依的表达时我们会特别注意通过其上下文的语境来判断出这两种层面的含义，即看他们究竟是在日常语言的意义上使用"赫依"一词的还是在医学术语的意义上使用的。在澄清了这些区分之后，以下我们将对调查所获得的有关"赫依"概念的资料作整理和分析，进一步展现公众理解的现状。

（一）关于赫依的本体

1. 赫依是什么

在访谈中我们和大部分被访者都会有或多或少有关赫依的对话，其中我们提得最多的一个问题就是"赫依是什么"，想了解在公众心目中所谓的赫依到底意味着什么。公众对于这个问题的回答可谓五花八门，而归纳起来，大致可分为以下几类：

（1）赫依就是气。关于这句话蒙古族公众有两种表述。一部分人会用蒙语说"赫依就是赫依"，当然，从当时的语境来分析，这样的表述并不是无意义的同语反复，在这句话中前一个"赫依"是指蒙医基础概念，而后一个"赫依"则是日常语言中的赫依，即汉语日常语言中的气。而另一部分人则会将后一个"赫依"一词直接用汉语的"气"这个词来表述，即会说"赫依就是气"。这两种表述的意思是一样的。这是很多人对于蒙医赫依概念的第一反应，也是有关赫依的理解中最多、最普遍的一种回答，在我们走访的三个地区情况均为如此。公众用来支撑此解释的例子大多是胀肚子，"赫依这个东西，就是有时候胀肚子了，不通气了，呼吸困难等都是赫依。"（某男，50多岁）"前几年总是肚子胀，咕咕叫，有东西上下流动那就是赫依，能感觉到肚子里有赫依。"（香玉，女，61岁）胀肚子就是肚子里面有气出不来导致的，这个气就是他们所指的赫依。

以上所指的气是在日常最普遍的意义上所用的气，即空气或气体的气。除此之外，也有和气有关的"元气"一词被蒙古族公众用来解释赫依概念。如在谈到做手术时蒙古族公众普遍有一种抵触情绪，究其原因他们认为人做手术、开刀会导致原本在人身体里的热赫依散到体外，从而影响身体的各项机能。有被访谈者指出"赫依其实也可以说是气，就是热'赫依'的那个气。所以一般做手术人家不是说嘛，肚子里的赫依跑了，说是不好"（香玉，女，61岁）。对这句话我们可以从两个方面来理解：一方面这里所指的赫依即通常的气；另一方面此处又提到做手术从肚子里出来的赫依，这个也可以理解成上面所说的元气。

这里需要说明的一点是，蒙古族公众中也有与"赫依是气"这一观点完全相反的看法。比如在访谈中有好几个人虽然说不出赫依到底是什么，但他们却很肯定地说赫依至少不是他们在日常生活中通常所说的那个气的意思。例如："心脏赫依的赫依，不可能是空气一样的气，心脏能有气吗？其他（器官）也不可能有啊，我就是觉得不可能是空气的气。"（宝山，男，50多岁）

（2）赫依是热。寒和热也是蒙医中经常使用的专业术语，蒙医通常将疾病分为寒、热两大类。除医学上的特指之外，蒙古族公众在日常生活中也常常会将某些疾病的产生与治疗等和冷、热等日常的概念联系起来。而在赫依的解释上也有人直接用上了"热"这个词，例如，呼伦贝尔的一位年轻人的说法很有代表性："按我的理解，赫依是热多了（热过剩），就是一个什么器官的热多了，比如，心脏不好，有心脏赫依，那就是热进了心脏（意思就是心脏的热多了）。头疼了就是热走到（进入到）头里了。比如正常情况下你的肝啊、心脏啊，应该是多少度（摄氏度），比这个高了，比正常温度高了，就会失去正常功能，我就是这么理解的，我也不是学医的，就是自己这么想的。"（色登扎布，男，37岁）当然"赫依是热"这一说法相对来说不具有普遍性，只有在呼伦贝尔有几位年轻男士如此表述过，但这至少表明了公众的一种理解视角。

可以看出，这里人们说的热，并不是蒙医理论里所特指的那类热的概念，而是日常生活中常用的和温度联系起来的那种热。这也是公众对赫依的一种理解。

（3）赫依是人体的基本要素之一。有些人认为赫依是组成人体的基本要素之一，正常的情况下人体中一定有赫依，没有赫依人基本上就丧失了生命活动的能力。而且人体中赫依有一定的量，和其他几个要素保持平衡，如果赫依多了或少了的话，各要素之间的平衡会被打破，人体就会产生疾病。

经笔者观察，给出这种回答的人基本都是一些和普通农牧民相比有点儿文化水平的或眼界稍显开阔的人，从地区分布来看，赤峰地区的人居多，呼伦贝尔次之，通辽只有一人。如乌力更，便是一位赤峰市的有中专文化水平，退了休的老干部，他认为"赫依是专业术语，像赫依、楚斯（血）之类的说的都是人体的基本要素，这个东西不能紊乱，人体里必须得有赫依，但是不能混乱，正常的话就好，赫依和楚斯（血）都是人体组成的要素。它们不正常人体就不舒服……那就是身体一部分不好。赫依是占一定的比重，调节你的身体功能的，你要是没有一定的赫依，多了少了，混乱了，就会引起疾病"（乌力更，男，60多岁）。据他描述，通常他会看一些养生保健方面的书或电视节目，因此对人体、疾病等的观念一定程度上受到了书本上的医学知识的影响。持此观点的另一个人则是曾在村里当过多年的村主任，任职期间相对来说和外界的接触多一些，听的和看的比普通村民要多一些。"其实说人的病根是赫依、希拉和楚斯（血）。就有这三种的原因。这三者之间平衡了就没什么事，不平衡就生病了。"（苏格德尔扎布，男，72岁）他介绍说在过去交往的朋友当中有几个喇嘛大夫，他的这些知识是从喇嘛大夫那里听到的。

2. 赫依的分类

赫依在蒙医当中有五种类型，每一种类型的赫依都有自己的主要依赖的场所和活动的范围以及自己独特的功能。而公众对赫依的分类更直观和简单化。根据不同的人提供的不同的说法，站在客位的立场上，我们可以将公众对赫依的分类大致归纳为以下三种：

（1）根据出现病症的器官来划分，赫依可分为心脏赫依、肾赫依、胃赫依等多种。有代表性的，像一位呼伦贝尔地区的长者就说："阑尾炎就不是赫依的原因，那个肺也不是赫依，赫依就是心脏、肾、胃等产生赫依（病），所以有心脏赫依、肾赫依、胃赫依等多种类型。"（陶克涛，男，60多岁）据他们的解释，什么脏器的赫依病就是什么脏器出了毛病，有了病变，功能衰退了。反过来说赫依落在什么脏器上，那个脏器就会出现不适或病变。

三个地区均有不少人持这一观点，其中呼伦贝尔公众比较明确地从分类的角度说明，通辽和赤峰的人相对来说没有明确的分类意识，只是在谈话中提到各类赫依。

（2）根据赫依的来源，可分为内部赫依和外部赫依两种。内部赫依通常说的是人体内与生俱来的赫依，就是上面所说的作为人体基本要素的、不可或缺的那种赫依，而外部赫依则是指那些因为某种外部原因，如饮食不当、行为不当等产生的体内多余的赫依。大部分公众通常不会有意识地给赫依分这么细的类别，但从他们只言片语的表述当中我们可以捕捉到这样的信息，如以下这段就是一种较为模糊的描述："实际直接的赫依就是放屁，因为饮食不当或肚子不舒服等导致的屁。这是最直接的赫依。再就是间接的话，我认为在人的血脉神经里头有一部分赫依，比如在血液里头，没有赫依不行，没有的话流动就不通畅，就不舒服。"（乌力更，男，60多岁）

所谓直接的赫依就可以理解为我们上面所说的外部赫依，而间接的赫依就是内部原来就有的、人体必需的内部赫依。当然也有个别人在与其进行深入的交流之后逐渐可以将这种思想明朗化地表达出来了："我觉得这个气应该是有两种，一个是你身体里原来就有的，一个是外来的。"（吉日嘎啦，男，30多岁）这里，就较清楚地表达了内部和外部赫依的意思。这一说法主要是在赤峰市的田野点中比较突出，而且能有意识地进行这么清楚的区分的人也都是一些相对来说在农村算是有文化的人，比如其中有两位是高中文化程度，有一位有中专学历。

（3）根据赫依的正常与否可分为正常赫依和非正常赫依两种。有些蒙古族公众认为正常情况下人体内部本来就是有赫依的，没有外部饮食和环境等因素的干扰，通常这些赫依是人体必需的，维持人体生命活动的要素，但是一旦身体受到某些不利影响之后，体内的正常赫依会开始紊乱，出现过多或过少的情况，这个时候的赫依就是公众所说的非正常赫依。这一划分和上面的内部赫依和外部赫依的划分有些相似之处。内部的赫依通常多数是正常的赫依，而外部赫依通常都是非正常的赫依。当然二者也不是完全对应的，有时候内部赫依紊乱之后也会变成不正常的赫依，所以这两类赫依的划分应该是一种相互交叉的状态。

除这几种较为明确的分类之外，在三个地区的访谈者中几乎80%

以上的人都会很自然地提到"辉腾赫依"这个词，"辉腾赫依"汉语的意思即冷赫依或凉赫依。其中大多数被访者描述这种赫依通常只用来形容女性的疾病，如女性的宫寒、尿频或其他一些妇科疾病大都和这个凉赫依有关系。但也有少数几个人反对这种说法，他们觉得赫依不分男女，所谓凉赫依男性也可以有，比如肾赫依就是凉赫依。

3. 赫依的来源

赫依的来源也是在公众当中分歧比较大的一个问题。其中相对集中的有两种说法：一是"赫依就是从冷来的。我们这里夏天住蒙古包下雨受潮，冬天受冷等都得赫依病"（额尔顿，男，51岁）。如长期的寒冷天气或寒冷环境会使人们得赫依病的概率大，偶尔的受冷受寒也会导致人体内的赫依不正常从而产生疾病。二是饮食不当也会引发赫依紊乱。如通常吃一些生冷的食物会导致赫依偏盛胀肚子。在蒙古族公众看来平常的饮食中也有赫依多的饮食，如荞面、黄豆等，如果在不适当的时候或身体本身有些不适，尤其胃有毛病的话吃这些食物也会导致体内赫依不正常。"比如，吃荞面，荞面本身就产生赫依，吃荞面的人好放屁嘛，这是外来的（赫依）。"（乌力更，男，60多岁）

除此之外关于赫依的来源问题，在蒙古族公众中也有很多不同的说法，这里不再一一列举。

（二）赫依之存在的表现

不管蒙古族公众对赫依的理解有多少种，也不管这些理解和解释有多么不一致，但总体来说，赫依在人体内的存在对他们来说是个不争的事实。既然存在一定有它存在的表现，而由于人们对于赫依本身的理解不尽相同，在不同的人那里对赫依影响之表现的体验和体会都会有所不同。这里举例说明如下：

1. 胀肚子

在访谈中几乎所有的被访者，无论他们是哪个地区、什么年龄段、什么性别的，提到赫依的表现形式最直接的反应都是胀肚子。比如"胀肚子，不通气，憋气都是赫依"（田晓，女，40多岁）。"那就是气的意思，胀肚子嘛，就是赫依。"（娜仁，女，30多岁）在他们看来，胀肚子等身体表现毋庸置疑、无需解释就是跟赫依有关。与此相关的打嗝和放屁当然也就顺理成章地成为赫依的体现："打嗝，着急生气之后有东西往上走，心脏跳，就是赫依上升了。"（呼伦贝尔一位妇女，60多岁）这些有关赫依的表述显然跟他们对赫依就是气的理解相吻合，也相互印证。他们之所以认为赫依就是通常意义上的气就是因为在胃胀或肚子胀的时候感受到里边流动的气，而通过排气更加深信肚里的和胃里的就是赫依，即气。

2. 发疯

蒙语中形容某人性格古怪，没有定性，疯疯癫癫，经常会用"赫依疯"来形容。这看上去风马牛不相及的"赫依"和"疯"两个词如此组合在一起，看来并非偶然。因为赫依除和胃、肠等消化器官有直接关联之外，也有不少人认为"赫依跟神经有关……心脏赫依严重了之后人会发疯"（凤兰，女，50多岁）。也就是说，他们认为赫依偏盛也会通过心脏影响到人的神经系统，严重者会发疯。这是在蒙古族公众中普遍流行的一种说法，无论是在赤峰、通辽等半农半牧地区还是在呼伦贝尔的纯牧区，大家都曾描述过类似的事情，可见在他们看来发疯是赫依出现问题的表现之一。

3. 高血压、脑血栓

西医中的高血压和脑血栓等疾病在一些蒙古族公众看来也都和赫依有直接的联系，都是人体中赫依不正常的表现。有人就很自信地说：

"其实，我们现在说的高血压并不都是什么血的问题，而是赫依盛的缘故。"（乌力更，男，60多岁）有些人对此的解释是："赫依通过胃，进入血管（血脉），进入血脉就会挡住血液流动。人的脉有血的脉，有赫依的脉。赫依的流动多了就会阻碍血的流动。"（来喜，男，64岁）也就是说人体内赫依偏盛之后影响和阻碍血液的流动，从而引起血压的升高。

4. 耳鸣、耳聋

有认为"耳朵听不见就是赫依大的原因"（正月玛，女，60多岁）。喝浓茶（红茶）会导致赫依大，而赫依大的一个突出表现就是耳鸣，长期饮浓茶（红茶）的人"严重者最终会导致耳聋"（香玉，女，61岁）。这一说法在日常生活中喝红茶居多的通辽地区更为普遍，其他两个地区没有人提过类似的说法，而在通辽地区这种说法的接受者和信奉者似乎又是以女性为主，在访谈中有一半以上的女性说到赫依的时候就会主动提到赫依与茶叶的关联以及由此导致的耳鸣或耳聋的问题，但男性却很少有人主动提到这一点，在我们的追问之下大部分男性也会表示同意这一说法，但在实际生活当中男性依然爱喝稍浓一些的红茶，女性，尤其是40岁以上的女性则很忌讳喝浓茶，甚至到了四五十岁之后很多妇女就基本不喝茶了，改为喝白开水。这也许和另一个有关赫依的说法相吻合，即有些人觉得女性得赫依病的居多，甚至有人曾说基本每一个女人都有凉赫依病。

5. 其他

除上述说法之外，还有其他一些个别人提到的赫依之不正常的身体表现有：头晕、眼花、腰腿疼、手脚抽筋、半身不遂、浑身乏力、四肢麻木、五官变形、手脚冰凉、发抖等等。更有甚者有人认为"赫依跟人的劲儿有关系，有力气的人赫依非常充足，有劲儿；没劲儿的人就是缺赫依"（乌力更，男，60多岁）。

（三）针对赫依的日常治疗

既然赫依（这里指的是病变的赫依）会导致人体的不适甚至是疾病，那么就应该采取相应的措施进行调整和治疗。而这种治疗除了使用药物之外，在日常生活中蒙古族公众也积累了很多自治的经验，如饮食调整和传统疗术等，他们觉得这些方法在没有医生和药物的情况下也能很有效地缓解由赫依不正常而导致的身体问题。

1. 赫依与饮食

在蒙古族公众看来赫依和饮食有着直接而紧密的联系，就如上面所提到的，饮食不当会直接导致体内的赫依增多，而一些特定的食物或饮品被一些地区的蒙古族公众定义为是赫依多的食品。在我们走访的三个地区中通辽和呼伦贝尔的公众持这一观点的人居多，而且这些人大部分是年龄50岁以上的长者。"吃的东西里就有赫依多的，荞面、黄豆都是赫依多的食品。"（图们昌，男，67岁）总体来说赫依多的饮食有"红茶，玉米面，荞面，黄豆，也就是这些"（玉兰，女，62岁）。在他们看来人们吃了这些赫依多的食品之后，正常情况下除了在消化过程中比平时多排气之外不会有其他特殊的反应，对人体也没有什么伤害，但如果是身体本身有些疾病的人，如肠胃不好的人，某些容易受赫依影响的脏器有毛病的人或是体内赫依不正常的人，吃了这些赫依多的食品之后很容易引起身体不适，出现一些与赫依有关的疾病或症状。

一旦出现赫依型的身体不适症状，蒙古族人也有一套自己的饮食疗法来缓解和治疗疾病。用来调整赫依的饮食通常被叫作"压"（镇）赫依的饮食，这些饮食包括羊肉、黄油、盐水等。如他们认为"赫依多了就会打嗝……喝羊肉汤，黄油能压（镇）赫依"（呼伦贝尔一妇女，60多岁）。盐水也被认为可用来压（镇）赫依。

羊肉除喝汤之外还可用黄油翻炒，"将黄油放在锅里加热化开以后，放入羊肉翻炒，这就能压（镇）赫依"（布德，男，37岁）。黄油加热之后单独食用也能达到调整赫依的目的。在蒙古族公众那里，这些在一般人看来是很平常的食品经过一些加工之后就会变成能够压制赫依上升的神奇"药品"。

2. 赫依与自治疗法

对付因赫依导致的身体不适，除饮食调理之外，蒙古族公众还有一套自治疗法。这些疗法当中热敷因它的简单方便和疗效显著而倍受推崇。因为在蒙古族人看来多数赫依型疾病都和受冷有关，热敷能够以热克寒，起到将上升的赫依压制住以及将过于聚集在某处的赫依驱散开来的作用。热敷的物品可以是热水、热毛巾、黄米、高粱米糠和粗盐等。热水和热毛巾一般情况下用来对付胃胀和肚子受凉等不太严重的情况。黄米疗法则是通常用于正要生孩子的妇女身上，"将黄米煮熟放点儿黄油，趁热让她们坐在上面，这样的话在生孩子的时候就能祛除凉赫依"（萨仁桃露玛，女，40多岁）。高粱米糠也能治疗胀肚子等现象，"把高粱米糠弄热之后敷上去，胀肚子就能缓解"（图们昌，男，67岁）。粗盐疗法主要是针对赫依型头疼病的。

除用这些热敷疗法来治疗赫依的问题之外，还有一些更为复杂的方法有时候也被蒙古族人用来对付他们认为的赫依型疾病，比如，火针疗法、瑟必素疗法等。瑟必素疗法主要是针对有凉赫依的人，尤其是妇女，"将刚刚宰杀的羊的瘤胃拿出来，趁热让人坐在上面或将脚伸进去"（萨仁桃露玛，女，40多岁）。据说这样可以将凉赫依祛除掉。但是像这些稍复杂些的疗法现在蒙古族公众自己使用得很少了，大多是由专业的蒙医大夫来操作。

这些都是蒙古族人民在长期的生活实践中总结出来的实践经验，这些经验在蒙古族公众中间至今为止世代相传，成为其文化的不可分割的一部分。当然，对于这样的文化，不同地区、不同年龄段的人传承和保留的程度是不一样的：在笔者的调查点中，对这些自治疗法呼伦贝尔的牧区保留最多，其次是通辽，最后是赤峰；按年龄段来说，年长者比年轻人更加信奉。

（四）赫依与"科学"

虽然在本次访谈中我们并没有特别提出有关赫依与科学之关系的问题，但在访谈中有些人无意中表达的一些相关看法，似乎很有代表性，能够从一个侧面表现出蒙古族人对于赫依、对于科学或二者之关系的一些思考，这对我们更深入了解他们的医学文化乃至整个民族文化都有一定的促进作用，同时也为我们了解公众对科学的理解等问题提供可借鉴的资料。

赫依和"科学"的话题主要集中在两个方面：一个是赫依与在牧民眼中代表科学的西医、仪器，即医学上用于诊断疾病的各类仪器之间的关系问题；另一个是蒙医中的赫依之提法有没有科学道理的问题。对于第一个问题，蒙古族公众存在得更多的是困惑，在他们眼中医疗检查仪代表着西医，同时代表着科学，当这种科学遭遇他们同样坚信确定存在的"赫依"时矛盾就出现了，因为作为科学的仪器竟然查不出实实在在存在的赫依，于是他们便开始有了疑惑，从其模糊的表达中可以看出一些对科学的失望，最起码过去认为的那种科学神圣而万能的想法似乎多少有些动摇了。

对于第二个问题，即赫依有没有科学道理这个问题，虽然大家没有给出太直接的有或没有的准确答案，但也没有人提出赫依的说法不对、没道理、不科学这样的观点，这表明多数人还是认可赫依之说法的。而当赫依的说法和西医、仪器等的判断不一致时，他们更信任的似乎是赫依，最起码两个都觉得有道理，而不会轻易地抛弃对赫依的信念。这也体现了他们对自身文化的支持、尊重和信任程度。

以上我们整理和分析了蒙古族公众对蒙医术语"赫依"的认识和理解。据统计：在我们所访谈的 129 人中明确表示在身体和疾病的问题上听说过赫依这一说法的有 108 人，占总访谈人数的 83.7%；明确表示没听过疾病用赫依来形容的有 16 人，占总访谈人数的 12.4%；有 5 人我们在访谈中没有向他们提出有关赫依的问题，他们也没有主动提出赫依这一概念，因此，知不知道蒙医的赫依概念还不确定，这类人占总访谈人数的 3.9%。这些数据充分地表明"赫依"一词在蒙古族公众中被广泛使用的程度。

但公众的理解和蒙医理论中的解释有很多的不同之处，公众当中每个个体的认识也都不完全相同。他们通过老一辈的传承、自身的体验和周围人的经历等总结出了关于赫依的概念、表现和治疗等方面的一整套的实践经验，形成了有关赫依的公众自身的独特的知识体系。这一知识体系来源于他们的生活，也在时刻指导着他们的生活实践，在蒙古族公众的日常生活中起着不可替代的作用。

由于本研究调查的局限以及定性的特点，对于以上问题的总结，只是表明了在公众对赫依的认识上，存在有上述这些有代表性的看法，但还无法以精确的抽样调查统计方式确定各种不同的看法在不同地区、不同年龄及文化背景的蒙古族公众中各自所占的精确比例。此外，在对看法的分类上，更倾向于一种客位的立场。对于这些欠缺，就只有等在以后以更进一步的深入研究来加以弥补了。

四、专业蒙医与公众对赫依理解的差异

在对"赫依"一词的公众理解情况做出了系统梳理的基础上，再和蒙医理论中的赫依概念相比较之后我们发现，公众的理解和蒙医理论中的赫依其实并不完全一致。为了更深入地比较二者之异同，解读公众理解形成的深层背景，我们又专门访谈了几位从事诊疗实践的蒙医大夫，请他们从作为医生的多年的经验出发，从专业的角度对我们关于公众理解赫依的访谈情况做一个评论，谈一谈他们对公众理解现状的看法。访谈共涉及 4 位蒙医大夫，其中两位年龄在 50 岁以上，有多年的蒙医从医经验；一位是 40 多岁，兼某医药杂志的编审工作；另一位则是刚走上医生工作岗位不久的 30 多岁的年轻蒙医大夫。访谈中这些蒙医大夫对于公众理解赫依概念的状况以及更宽泛的公众理解医学、医生和患者的互动以及蒙医的传播和普及等问题谈了各自的看法。有关这些看法和评论的具体内容归纳如下：

（一）关于具体内容的具体评论

几位医生都指出了不少公众理解中错误或不妥之处，同时也肯定了他们的部分经验。总体来讲否定的部分集中在有关赫依的理论层面的理解上，如赫依的本体和赫依之存在的表现两部分。而肯定的部分则主要集中在有关赫依的经验层面的总结上，如赫依失常的表现和赫依的日常治疗等方面。具体来说：

1. 赫依是气。对于这一点几乎所有被访的医生都表示此理解不够恰当。他们认为，实际上蒙医所说的赫依和另外两个要素希拉和巴达干合起来被称为构成人体的三个基本要素，即三根。它是一个抽象的

概念，很难用一个实体存在物去对应。这三要素来源于印度五元学说，印度医学中的五元分别指水、火、土、气、空。巴达干属水和土，希拉属火，赫依属气，空是另四个元素活动的空间。自然界的各种现象都用这五元素理论来解释，各种活动都归结为这五种元素，实际上是一种朴素的哲学概念。从这个角度来看，赫依是气这个说法太具体、太狭窄。

2. 赫依是热。这一看法受到医生们的一致否定，他们认为这一理解完全是错误的，三根中希拉是热性的，巴达干是寒性的，赫依则是中性的（或中性偏凉的）。赫依和希拉、巴达干的哪个相结合就会加强哪个的寒热属性。因此，直接说赫依是热是不恰当的。

当然，医生是站在专业的角度进行评论的，因此，当他们看到公众提到寒和热时想到的自然是蒙医术语里的寒热属性，从而认为赫依是热的说法不正确。但从前面的公众表述中我们可以推断公众所说的热，实际只是从日常生活中的温度的高低角度来说的。虽然这种说法同样不符合蒙医学理论，但从这个例子中我们也可以看出公众和专家之间的差异以及他们需要沟通的必要性。

3. 关于赫依的分类，医生们强调在医学上赫依分为上行赫依、司命赫依、普行赫依、调火赫依和下清赫依五种，这五种赫依各自有各自的不同功能。而公众在无意中给出的一些赫依的分类虽不够专业，但也有他们的某些道理。如将赫依分为心脏赫依、肾赫依和胃赫依等多种。而内赫依和外赫依以及正常赫依与非正常赫依的说法，虽然也有一些道理，但具体解释和理解还是不够准确。在正常情况下，赫依促进和指导人体的各项生理活动，但由于某些原因导致赫依的功能紊乱时赫依就会"变脸"，成为疾病的根源。"赫依有两种，正常的和变脸（非正常）的，正常的赫依参与人体正常生

理活动，变脸的赫依就是正常赫依变成了疾病。所以说正常赫依是变脸赫依或疾病赫依的来源。"（旺楚嘎，男，50多岁）

4. 在赫依的来源部分中，专业的医生们表示，应该把正常赫依的来源和引起赫依失调的因素区分开来，公众的说法中有把二者混淆起来的嫌疑。另外，有两位医生同时指出，公众所说的人生气之后赫依会增多的说法不对，实际上在医生看来生气会导致"希拉"增多，而不是赫依。

5. 在赫依失常的表现中医生们肯定了公众的部分观点，如胀肚子、高血压、耳聋、耳鸣以及头昏、眼花等。但同时有医生特别强调虽然这些症状是赫依失常的表现，但这些表现并不专属于赫依病，其他疾病也可以出现这些症状。

6. 赫依的日常治疗部分中大部分内容也得到了医生们的肯定。

（二）关于整体情况的评论

除对公众理解赫依的具体内容和细节上的评论之外，医生们还对公众理解蒙医这一大的背景和现状谈了自己的看法。

1. 总体来讲，公众关于赫依的认识有正确的地方，也有错误的地方。正确的地方集中在公众经验内容部分，即对赫依的自治疗法。错误的理解集中在对赫依的本性、分类等理论内容部分；公众的理解比较直观、具体，是一些零碎的、片面的、不完整也不系统的知识；公众当中对同一个问题的理解也有很大的区别。

2. 公众之所以会出现对蒙医的这种认知状态，是因为：首先，公众不是专业的医生，也没看过多少蒙医方面的书，甚至对于很多蒙古族农牧民来说从来没有接触过蒙医方面的专业书籍，因此对理论有很多误解是难免的。其次，公众虽然没有系统地学习蒙医，但在日常生活中经常会听到一些相关概念和看到一些相关的治疗等。让医生看病的时候，医生给他们说一些蒙医的概念他们在旁边听，脑子里形成自己的理解，久而久之形成了他们目前的这种知道一些但又不够准确和全面的认知状态。再次，蒙医自古以来和公众紧密相连，最早的疾病和治疗的知识也都是从民间来的。"蒙医最初就是从公众生活中的实践经验积累起来变成系统知识的。在一个民族几千年的实践中积累形成，最终系统化、理论化为现在的知识。所以民间的经验可以说是我们蒙医的最初来源。"（包照和斯图，男，60多岁）因此，公众的有些经验有合理之处是理所当然的。最后，"蒙医是实践医学，理论方面相对来说还是比较欠缺，对于很多疾病的原因、诊断、治疗等方面还没有形成太多的共识，对于同样的病10个医生也许有10种解释和治疗的方法，因此老百姓有很多不同的理解那也是可以理解的"（海燕，男，31岁）。

3.面对公众认知的这种状态，作为专业的医生应该如何去应对，对此他们也纷纷表达了自己的观点。首先，他们认为，公众的理解当中也有很多古老的经验内容，有时候对医生也有借鉴的作用，"医生也得在公众中收集有用的经验资料，取其精华去其糟粕。不能觉得老百姓什么都是不对的、不专业的而不理睬"（包照和斯图，男，60多岁）。其次，知道了公众理解的现状之后，医生也了解到公众在哪些方面对蒙医有曲解。这也可以很好地指导他们的行医实践，知道在给患者看病的过程中，应该如何和他们进行沟通，在哪些方面应该进行更多的解释和引导等，为医生和患者之间的相互沟通和理解架起有效的桥梁。

4.由公众理解蒙医的现状想到的关于蒙医普及的问题。几位医生都认为蒙医的传播和普及工作做得不够好，公众对蒙医理解的误区也有这方面的原因。但是这种传播单靠医生在看病过程中的解释是远远不够的，如果能把蒙医以通俗易懂的方法有效地向公众进行传播和普及，等到医生再给他们用蒙医理论解释病情病因时公众会更容易明白和理解医生讲的东西。对于普及的形式主要还是以书籍为主，也可以考虑普及性讲座的形式。

五、结果与讨论

虽然由于受各种条件的限制我们的此次调查中存在着一些缺陷和不足，但总体来讲，通过有关蒙古族公众理解蒙医概念"赫依"的调查，我们还是了解到了蒙古族公众医学文化的诸多方面，以及他们的这种医学文化与主流医学文化之间的冲突和交融状态，从而也对公众理解科学的理论和实践有了更深层的认识。

（一）不同地区、不同年龄及不同文化背景的蒙古族公众在认识上的差异

虽然我们的初衷是要寻找和体现蒙古族公众这一集体对赫依概念理解的共性和多样性，但调查过程中我们也深深地感受到，公众并不是一个无差异的整体，不同的地区、不同的人群对同一个问题的理解是很不一样的，甚至是在同一个地区不同的人的理解也会有所不同。这些差异主要表现在如下几个方面：

1. 对于地区差异而言，呼伦贝尔地区公众对赫依概念的了解和认同较之另两个地区更多一些，对镇赫依的自治疗法的使用也更加普遍，与之相应的对于整个蒙医的热情和认同情况也是如此。这一现象也许和这些地区对本民族传统文化及生活方式的保留程度有直接的关系。

2. 对于年龄差异而言，情况更加明显，年青一代的蒙古族公众对赫依的了解较少，甚至有些人完全没有听说过赫依在医学上的说法，年龄越大的人对赫依的了解越多，听说得越多，也更相信蒙医关于赫依的理论解释，生活当中也经常以此理论（当然是他们所理解的赫依理论）为指导。这应该和年轻人受全球化、现代化影响较大，容易接受新鲜事物，以及在传承自身传统文化方面较弱等因素有很大关系。

3. 对于性别差异而言，女性更多的是将赫依与自己身体的某一状况联系起来说明，而男性则更多是将它和自己所理解的身体的整体结构和运行等结合起来说明。

4. 对于文化水平和文化背景而言，文化水平高一点儿的人对赫依的理解更加接近蒙医理论本身的解释，文化水平低的人们的理解更加直观和形象，其理解更贴近他们身体的真实感受。究其原因，应该是文化水平高一点儿的人，接触蒙医或其他相关书籍的机会多，受到书本上的正规理论影响的机会多，而文化水平低的人很少看书，甚至看不懂书，因此，受到专业书籍的影响少，更多的是根据自己的切身体会来说明问题。

（二）蒙古族公众的医学文化和专业的蒙医之间的差异

很显然，蒙古族公众对赫依的理解和专业蒙医的理解是有差异的，如前所述，这种差异主要体现在对赫依理论层面的理解上，即公众理解的最大的特点是对抽象概念的直观化、具体化和形象化。普通公众听到某个抽象的科学概念或医学概念时，他们的第一个反应就是将它和自身所处环境中的某一物质实体相对应或往往和自己的直接身体体验联系起来。因此，公众的医学文化是在专业医学的某些概念和说法的基础上加上自己的体验和想象形成的，所以它通常表现为既有专业医学的影子，又不完全吻合专业医学，是有浓厚的个人理解的色彩、变了形的甚至是被歪曲的专业医学。如果不了解此状况，医生和公众之间会产生很大的误解。医生在用赫依的说法解释病情的时候公众会表示赞同，双方彼此都认为相互理解了，但实际上听者说的和说者想的根本不是一回事。针对这一情况，医生应该多了解公众对医学的理解，只有了解了公众对医学的理解，才能更好地进行医生和患者、公众之间的沟通，增进彼此的了解，为医学更好地普及提供有利的保障，同时也可以根据公众的实际情况进行更有针对性的医学普及和传播。

因此，公众理解科学并非只是让公众理解科学，而还应该理解公众理解的科学、公众理解科学的方式和模式。只有了解了公众对科学的理解和需求，科学才能为公众提供更好的产品和服务，进而也能促进科技的进一步发展。

（三）公众理解过程中本土医学文化和主流医学文化的相遇和互动以及由此出现的冲突与交融的状态

在本次有关蒙医概念"赫依"的蒙古族公众访谈中，笔者还明显地感受到了公众理解蒙医中存在的另一个现象，即几种医学在公众对疾病的理解中的冲突和融合状态以及此种状态对公众日常生活习惯和行为方式的影响。在公众的很多表述中我们看到的不仅是蒙医对他们的影响，还有西医和中医的影响，经常体现出一种三者互动混杂的结果。如，赫依即元气和妇女宫寒的说法以及经常随口冒出的上火等字眼，显然是受到了中医的影响。而很多蒙古族公众对"血"一词的使用则表现出了在他们的理解中蒙西医学混合交融的状态。蒙医中的"血"一词用蒙语的"楚斯"来表示，虽然所指的物体在某种意义上和西医的血是一致的，但两种医学体系对其解释的理论系统是很不一样的。蒙医是从三根学说、寒热理论和五元素理论等来解释血的相关内容，而西医则是从现代医学的角度对其进行解释。同时，蒙医中的"楚斯"和赫依的概念一样，有时也表示一种抽象的概念。在蒙古族公众有关血的表述中，我们能感受到这二者相混合的状态。例如，当他们说脑血栓是因为赫依和血（楚斯）不合（相互碰撞）的结果时，其中的血带有明显的蒙医学的意味，而并不和它们直译过来的汉语词"气"和"血"的内涵完全一致。反过来，有时候公众所使用的血（楚斯）就是指西医意义上的血。如当他们说到血脉、血液的流动以及放血等时所指的那个血则具有更多西医学的味道。显然，在蒙古族公众那里这几种医学知识和医学文化已经混合在一起，没办法截然分开。

（四）公众的"外行知识"和专家的专业知识之关系

通过医生的评论我们也发觉公众并非完全是医学知识的外行，他们也有很多经验是值得专业的医生们去学习和借鉴的。就像有医生所说蒙医最初就是来自民间的经验，而理论化、系统化后的医学同样不能忽视来自民间的、普通公众的最真实的经验和感知。医学和人的身体直接相连，一种医学理论或医学技术最终都是通过人的身体来实施，而其效果如何也只有患者的身体才能告诉你答案。因此来自普通老百姓的各种疾病体验和治病经验绝不是没有任何价值的外行知识。来自公众经验的"地方性知识"有它自身的价值，这种价值是那些"普遍性的"科学知识往往无法代替和比拟的。作为地方性知识的主体，公众不应该只是"普遍的"科学知识的被动的接受者，他们也应该是主动的补充者和改造者。在科学传播活动中，当科学知识遭遇地方性知识的时候不应该一味肯定已有的科学知识，而全盘否定地方性知识，在医学领域，尤其是传统医学领域更是如此，掌握专业知识的专家也应该不断地吸收和借鉴来自公众的身体体验和实践经验。科学知识和地方性知识是相互补充甚至是可以相互竞争的。

（作者：包红梅、刘兵）

参考文献

［1］刘华杰.科学传播读本［M］.上海：上海交通大学出版社.2007.

［2］任福君，张晓梅.我国少数民族地区科普状况调查研究初探[J].科普研究，2008（1）：36-43.

［3］Sharav Bold，Miegombo Ambaga. History and fundamentals of Mongolian traditional medicine［M］.Ulaanbaatar: Sodpress Kompanid Khevlv, 2002.

［4］Sharav Bold，Liam Anthony Power. Insight into the secrets of a Mongolian healthy lifestyle［M］.Ulaanbaatar: Munkhiin Useg Printing Company, 2007.

［5］斯·参普拉敖力布.蒙古族养生文化［M］.赤峰：内蒙古科学技术出版社，2000.

［6］胡斯力，郑泽民.蒙医志略［M］.呼和浩特：远方出版社，2007.

［7］乌仁其其格.蒙古族萨满医疗的医学人类学阐释：以科尔沁博的医疗活动为个案［D］.北京：中央民族大学，2006.

［8］色·哈斯巴根，张淑兰.生命的长调：蒙医［M］.桂林：广西师范大学出版社，2008.

［9］宇妥·元旦贡布，等.四部医典［M］.赤峰：内蒙古科学技术出版社，1987：72.

［10］罗布桑却因丕勒.哲对宁诺尔［M］.呼和浩特：内蒙古人民出版社，1974：1.

地方性知识视野下的民族医学研究

［11］崔箭，唐丽.中国少数民族传统医学概论［M］.北京：中央民族大学出版社，2007：77.

［12］安官布，金玉.蒙医学概述［M］.赤峰：内蒙古科学技术出版社，1995：11.

［13］宝音图，赵百岁.医学（上）：基础理论与治则治法研究［M］.呼和浩特：内蒙古教育出版社，2003：85.

［14］胡日查.关于蒙医"三根"之一"赫依"的探讨［J］.蒙医药（汉文版），1993（C00）：7-9.

第二编　民族医学与传播

蒙文医学科普图书调查研究 *

一、导言

医学科普图书是现代健康教育的主要形式之一，担负着传播医学知识，提高公众医学素养的重要任务。医学科普图书的内容和质量会直接影响到公众对疾病和健康的认知，也影响到公众的日常生活和行为习惯。

目前在各类报纸杂志上，有关医学科普的研究已不在少数，涉及面也比较广。归纳起来其研究的主要内容包括：对医学科普特征和意义的探讨，如《21世纪医学科普的三个新特征》[1]、《医学科普教育功能论》[2]、《医学科普与医学未来》[3]以及《论医学科普和卫生宣传的现实意义》[4]等；对医学科普图书出版现状的分析及反思[5]、对科普图书作家队伍的分析[6]和对医学科普刊物读者消费心理的探析[7]等；对医学科普作品具体内容的分析，如对其内容的科学性和非科学性等问题的探讨[8]。但是，从目前笔者收集到的文献来看，无论是国内还是国外还没有对少数民族的医学科普读物进行深入的研究，更没有针对某一特定少数民族语言的医学科普读物的研究。而实际上，与目前市场上大量存在的汉语医学科普图书相比，少数民族语言的医学科普图书有其特殊性。传播对象上，它是专门针对少数民族这

地
方
性
知
识
视
野
下
的
民
族
医
学
研
究

＊　原刊于《自然辩证法通讯》2011年第6期。

一特殊的文化群体；传播内容上，除中医和西医的内容之外，还会涉及他们本民族的传统医学内容。对于少数民族医学科普和少数民族语言的医学科普的研究能够为整个少数民族地区的科普研究提供新的内容、新的视角和新的方向，推动少数民族地区的科普工作实践和科普理论研究。

本文就是在这样的背景之下，选择了蒙文的医学科普图书作为案例，进行了相关调查。希望通过这样的调查研究能够在深入了解蒙文医学科普图书的现状、特征和问题等的基础上，进一步探究民族地区的医学科普乃至整个科普的现状和问题，为少数民族科普工作的有效开展提供可借鉴的材料和依据。

二、蒙文医学科普图书调查概况

本次调查以北京和呼和浩特地区几大藏有蒙文医学图书的图书馆——国家图书馆、中央民族大学图书馆、内蒙古大学图书馆和内蒙古医学院图书馆为基础，搜集和统计了所能查到的所有用蒙文编写的医学科普图书。限定这样的调查范围出于如下考虑：其一，通过出版社收集较为全面的蒙文医学科普图书信息存在较大的困难，而图书馆作为收藏和借阅有史以来的各类书籍的重要机构和场所，集中收藏了较为全面的各类图书。其二，作为蒙文图书且又是医学类的专业图书，全国范围内的馆藏非常有限，国家图书馆和中央民族大学图书馆是北京地区藏有少数民族文字图书最多、最全的两个图书馆；内蒙古大学图书馆是内蒙古地区高校中规模最大，馆藏最多的图书馆；内蒙古医学院（2012 年更名为内蒙古医科大学）是内蒙古地区规模最大的医学高等院校，有着自己的蒙医学院、蒙医博物馆和附属中蒙医院，其图书馆中有专门的蒙医特藏阅览室，藏有较为齐全的蒙医专业类图书和蒙文医学科普类图书。这四大图书馆虽然不能完全涵盖所有蒙文医学科普图书，但四者的结合，相比之下较为全面、具有代表性，能够大致展现蒙文医学科普类图书的整体状况。另外，本次对几大图书馆的调查统计时间截至 2010 年 6 月，对此后新收入的馆藏并未进行跟踪统计。

经过仔细地搜索和统计，我们共收集到蒙文医学科普图书 130 本。其中国家图书馆 61 本，内蒙古医学院图书馆 49 本，内蒙古大学图书馆 39 本，中央民族大学图书馆 35 本，在四个图书馆合计的 184 本中重复的图书有 54 本。在我们的统计过程中大部分医学科普类图书比较好辨认，而涉及蒙医类图书时，有部分图书普及类和非普及类的界限并不明确，区分起来比较困难。鉴于此类图书并不多，且蒙医类普及读物本身很稀缺等原因，对这种情况笔者采取了就低不就高的原则，将一些似是而非的蒙医类图书也纳入到普及类的行列中，但在分类上特别注明此类为准普及类读物。此外，需要特别说明的是，本文中，笔者采取了较为宽泛的立场来理解"科学"一词，从而将蒙医和中医的普及类图书也纳入到"科普"类图书的行列。

为了便于进一步地分析，我们对收集到的图书进行了不同视角的分类：

1. 根据图书定位将所有图书分为普及类和准普及类两大类别。其中普及类是指那些读者对象是非医学专业的普通公众，且作者的普及立场很明确的图书。此类图书共有 123 本，以西医类为主，也有少部分中医和蒙医类医学图书。准普及类则是指介于普及类和专业类图书的中间地带，读者对象和作者的立场等均不是太明确的一些图书。这类图书共有 7 本，基本都是蒙医类图书。

2. 根据图书的具体内容将其分为西医类（111 本）、中医类（3本）、蒙医类（10 本）和混合类（6 本）四种。其中混合类图书包括西医和中医混合类、蒙医和西医混合类以及中蒙藏医混合类三种。每一种类别在全部图书中的所占比例如图 1 所示。

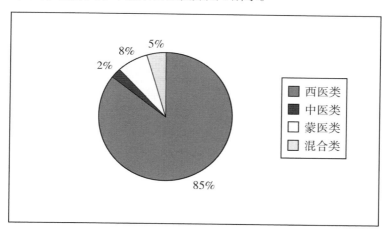

图 1 各类蒙文医学科普图书在收集到的全部蒙文医学科普图书中所占的比例

3. 根据图书的翻译和编著情况将其分为编译类和编著类。其中编译类 66 本，编著类 64 本，二者基本各占一半。

4. 根据图书的出版时间进行分类，出版时间在 1949 年至 1979 年的共有 27 本，在 1980 年至 2009 年的共有 103 本。此分类进一步细化可见表 1。

表 1 笔者收集到的蒙文医学科普图书在不同年代的数量分布

时间 / 年	1949	1950—1959	1960—1969	1970—1979	1980—1989	1990—1999	2000—2009
数量 / 本	4	12	2	9	20	33	50

三、蒙文医学科普图书的现状与特征

通过以上对蒙文医学科普图书整体概况的分析和分类统计，我们可以将其现状和特征归纳为如下几点：

1. 西医类占绝大多数，中蒙医类所占比例非常小。我们的统计表明，这四个图书馆共 130 本图书中，西医 111 本，约占全部图书的 85%，中医 3 本，约占 2%，蒙医 10 本，约占 8%，混合类图书 6 本，约占 5%。近几年来蒙文医学科普图书也逐渐走向系统化和规模化，出版了很多系列丛书，如，2009 年出版的一套蒙文三农丛书——"新农村新农民健康问答"，包括《新生儿护理问答》《中风防治问答》《头痛防治问答》《脑血管防治问答》《腰椎间盘突出症防治问答》《骨质增生防治问答》《乙肝防治问答》《月子期保健问答》等。除此之外还有其他一些类似的丛书，这里不一一列举。有趣的是这些出版的针对蒙古族公众的医学科普丛书，全部都是属于西医类科普，没有一本蒙医立场的科普读物。蒙医是蒙古族的传统医学，有着自身悠久的历史，在蒙古族公众中一直都有着广泛的市场和信任度，指导着他们的日常生活和行为实践。而专门针对蒙古族公众的蒙文医学科普图书却几乎忽略了蒙医方面的知识传播。

另外，这里还可以提及的是，在蒙古国，也有学者出版了英文的关于蒙古人生活方式与保健的普及读物[9]。按照其在引言中所说，此书的主要内容是传统蒙古医学的健康生活概念和预防方法。但实际上，其主体内容，是根据蒙古人的生活和文化传统，去讨论有关健康养生方面的内容。在对于疾病的预防和治疗的部分，虽然也涉及一些民族生活经验和蒙医相关的疗法，但基本没有讲述蒙医的理论内容，而且有时同样也掺杂了一些西医和科学的解释。

2. 蒙医科普类图书出版尚处于初级阶段，几乎找不到比较理想的书。如前所述，蒙医科普类图书非常稀缺，即便是采取了最宽容的态度，我们在四个图书馆也才收集到了 10 本。而这 10 本书最大的特点是自身定位不明确。这也许和蒙医学科的发展有关系，研究型学术著作和非研究型的普及著作之间没有形成鲜明的评价标准，而作者的目标又很不明确。这种"四不像"的蒙医著作成了蒙文医学科普的一大特点。此外，这少数的 10 本蒙医科普类图书中，2000 年之后出版的只有 1 本，20 世纪 90 年代出版的有 2 本，其余都是 20 世纪 80 年代的出版物。蒙医科普图书的稀缺由此可见一斑。

3. 有少部分混合类图书，体现蒙文医学科普的特色。在这些图书中有一小部分是混合类医学科普图书，即书中包含不止一种医学知识内容。有西医类科普书中带有少量中医内容的，有西医类科普中带有部分蒙医知识内容的，有蒙医类科普书中夹杂着西医知识的，也有将藏医、蒙医和中医知识混杂在一起的科普图书。那些蒙古族的编著或编译者，在编书时或许是受到其来自蒙医专业背景的影响，或许是受其蒙古族文化背景的影响，自然而然地将一些蒙医类知识，如蒙医理论的解释、蒙药治病的例子等穿插到西医类的科普书当中，使几种医学在普及书中相遇和交融。这也许是只有在少数民族医学科普中才会出现的特殊情况。

4. 译著多，非译著类中原创性的少，编著多。综观这些蒙文医学科普图书，有直接翻译自汉文的，有在翻译基础上进行编辑的编译类，有直接用蒙文编著的，也有蒙文原创性的著作。但其中翻译和编译类的作品加起来占了近一半的数量，而真正原创性著作却只有很少的一部分。这一方面表明蒙文医学科普图书的来源，即多数来源于汉文医学科普图书，另一方面也解释了为什么蒙文医学科普图书中西医类内容占绝对优势的一种可能的原因。

5.20世纪80年代之后出版的图书明显增多，之前的较少。这也许与中国出版业的整体发展相关，并反映了蒙文医学科普图书出版的状态，表明20世纪80年代之后公众对自身身心健康的更多关注和对相应医学知识的需求增多，而相关部门和相关人士也开始注重和公众的交流和互动，注意到公众理解医学的重要性。

6. 注重实际知识的传播，忽略医学思想和精神的传播。这些医普图书基本上只告诉公众吃什么、怎么吃、怎么做，什么病怎么防治、怎么治疗等以指南、答疑、问答的形式出现的实际实用的医学知识，而没有告诉读者更为深层的对医学、对身体、对疾病的认识和看法，对待疾病和治疗的正确态度，对待养生和保健的正确态度等。而这些都是和实际医学知识一样是公众医学素养的重要组成部分，甚至是更为重要的一部分，但目前的蒙文医学科普图书基本没有达到这一层面，仍然停留在灌输医学知识的传统的科普模式上。

四、蒙文医学科普图书个案分析

以上我们从整体上对蒙文医学科普图书的现状和特征等做了介绍，为了能够更加清晰地说明蒙文医学科普图书的某些特征，使读者对此有更深刻的体验，我们选择了几种有代表性的图书作为典型案例具体分析，从细节上体现蒙文医学科普图书的具体内容和特征。

1. 尧苏图：《蒙医儿科知识》，内蒙古人民出版社，1983。在初步的翻阅中，很难断定此书是普及类还是专业类图书。从书名上看，它似乎应该是一本普及类的书，一般而言，一本专业的、研究性的著作很少用"……知识"这样的标题，一些普及性的读物才会用"知识"这一字眼来起名。当然这也只是通常而言，也不排除个别不一样的现象，所以这也不能完全作为判断一本书是普及类还是非普及类的标准，关键还要看其具体内容。

全书共有两大部分。第一部分是总论，共四章，主要从蒙医学的角度介绍了孩子在母体中的发育过程、出生之后的生长、生病和治疗等内容。第二部分是专论，共四章，介绍了各种儿童疾病的发生原因和条件、特征、治则、用药等内容。由于书中没有前言和介绍，无法从作者或他人的论述中得到关于本书的其他信息，而从目录中也很难判断此书是一本专业类的书还是面向公众的普及类的读物。在进一步翻看具体内容之后，笔者初步认定这是一本科普读物，因为在总论的通篇中对从胚胎形成的最初开始一步一步的成长过程中的总体特征、注意事项等介绍得很详细，且通俗易懂，较适合普通公众作为常识来阅读。以下我们可以摘录几段供大家参考。在"儿童疾病治疗方法"一节中有这样一些内容：

在行为和护理方面，要注意清洁处理刚出生婴儿的衣服和尿布，形成讲卫生的好习惯的同时，还要注意以下几点：（1）在给婴儿更换衣物和尿布时周围环境不能过冷或过热，否则环境的过度刺激会使婴儿体内的三根产生变化而影响健康……婴儿的尿布最好选择质地轻软，吸水性强的薄布……应经常为孩子更换尿布，每日用开水烫一次，祛除异味，使其柔软干净。根据季节和早晚的情况适当调整衣物。小孩直到七岁或最起码到三岁要用小肚兜盖住肚脐眼为好。（2）养成良好的卫生习惯……[10]92

但在"观察和诊断婴幼儿疾病的几种方法"一节中很多内容似乎

又是针对医生提出的。如用耳脉观察疾病的几种简单方法、用手指纹路观察疾病的方法和用脉象观察疾病的方法和询问家长来了解病情等几个部分都属这一类。以询问家长来了解婴儿疾病这一部分为例，其中作者提到：

> 要向家长问清楚孩子生病前的详细情况和生病后的具体症状。
>
> 1. 孩子生病前的饮食情况、精神状态、穿戴以及孩子平时的习惯等各种情况尽量问全。
>
> 2. 孩子生病之后是否发冷、小便的量和颜色如何、大便的颜色和软硬程度如何以及何时开始消瘦、何时开始肿胀等情况要问清楚。
>
> 3. 病了之后不发烧不出汗的话是以外部原因为主的疾病。白天发热晚间好转的话是热过剩的症状。喜冷厌热是脏器疾病的症状，反之则是六腑疾病的症状。
>
> ⋯⋯⋯⋯⋯ [10] 77-78

作者在书中虽然并没有提到是谁向家长询问孩子的病情，但常识告诉我们那一定是医生，如果这些方法是针对公众提出的，首先用耳脉和脉象等诊断疾病对普通公众来说没有多大的实际操作性，其次更不需要专门列出询问家长来了解病情这一段了。由此我们可以判断出，这里作者显然是在向医生传授给婴幼儿诊断疾病的几种简便的方法。

此外，在专论部分中对每一种疾病所进行的原因症状的描述，尤其是治则和药物应用的介绍也同样更像是供医生参考的。如：

> 凉性肝病的治则：此病的治疗应注意冷热均衡，总是用热剂治疗的话会导致肝血粘（黏）稠腐化。

凉性肝病的用药：在巴日布－3汤上加红花和朱岗凉服或温服。还要给山奈、肉豆蔻和豆蔻的煎汤。将香奈子、红花和牛黄与糖一起制剂结合……如果并发肺病，在上述药物上再加摩勒香；并发胃病加土木香；并发胆病加山奈。如还不见好转在煎的藜芦、大黄、香加皮上加决明子……[10]112-113

肾热的治则：杀粘（黏），祛热，结合实际情况提高肾功能。

肾热的用药：用阿如日－10、古日古木－7，如疼痛严重，带血的话将古日古木－13和玛日布－3汤用白糖送服。或者将阿拉坦·额勒斯－8用玛日布－3汤送服。经常服用阿如日－4更好。热消退，疾病开始好转时根据具体情况和症状及时进行护理。[10]125

从以上段落中我们可以看出作者在书中所针对的读者对象并不明确，而笔者收集到的很多蒙医类的书基本都属这一类。因此，本文中我们将其称为准普及类读物。而综观整个蒙医科普类图书的出版，普遍存在定位不明确、学术和非学术研究没有明确的评价标准、普及意识不强等问题，而即便是这种模棱两可的准普及类读物也依然是非常稀缺的。因此我们认为蒙医科普图书的发展尚处于极不规范的初级阶段，无论是其数量还是质量都有待进一步提高。

2. 乌·扎木苏：《酸马奶疗法》，内蒙古人民出版社，1986。

酸马奶疗法是蒙医特有的一种传统疗法，在历史上，是蒙医饮食疗法中传播最广、名声最大的一项保健、治疗方法。到目前为止，很多蒙古族牧区依然保留着用酸马奶来进行日常保健或治疗疾病的传统习惯。因此，当第一眼看到《酸马奶疗法》一书时最直观的感觉是这一定是本蒙医类的书，但阅读之后却发现这一判断完全是错误的。

此书在介绍完酸马奶的制作过程之后，紧接着从现代科学的角度对其化学成分、对人体产生的作用进行了非常细致的描述。剩下的部分则是阐述了用酸马奶治疗各种疾病的现代科学和医学原理、各种实际的治疗案例和科学实验获得的结论等。从以下简单列举的段落中我们可以看出这一点：

> 从马奶的化学成分观察结果来看，100 克马奶里包括蛋白质 2.2 克，脂肪 1.6 克，乳糖 6.8 克，碳 0.3 克，水 88.7 克。100 克马奶中含 130 个国际单位的维生素 A，0.095 毫克的维生素 B_1，0.061 毫克的维生素 B_2，11.5 毫克的维生素 C……除此之外还含有铬、钴、碘和钾等微量元素。[11]169

> ……因此人们非常重视研究微量元素的作用。由于酸马奶中含有众多的微量元素，在这里特别介绍一下酸马奶中的微量元素对人体产生的作用。

> （1）钙（Ca）和磷（P）

> 钙和磷具有广泛的生理作用。它们不仅是人体骨骼和牙齿的主要成分，磷脂也是各类细胞膜结构的主要组成部分。……如，血液凝固过程中必须有钙的参与，在脂肪、糖和蛋白质等物质交换过程中的诸多化学反应里都有磷的参与。除此之外，钙也直接参与心肌和骨骼肌的收缩、神经递质产生等过程。

> 血液中的钙含量下降会出现手脚抽筋、晕厥、说胡话等病症。[11]183

像这样一些段落表明，此书虽然有着蒙医疗法的外壳，但没有蒙医的实质内容，也没有涉及蒙医文化。酸马奶疗法是在蒙医的语境中，在蒙医的理论系统之下才被称为是一种治疗疾病的方法。而本书则是完全站在现代医学的角度来解读和阐释酸马奶疗法这一蒙医传统疗法，这和用现代科学解释中医是类似的。本来是两种不同的理论背景和解释系统，却要完全用一个去代替另一个，难免有很多解释不清和误导的情况。这也是目前很多民族医学的发展所面临的问题，在向公众普及的领域依然采取这种策略，问题也许更严重。

3. 敖奇、哈斯、郝淑兰：《幼儿常见病诊治》，内蒙古少年儿童出版社，1993。

第三个案例是有关蒙文医学科普中的混合类科普图书的。如前所述，这里所说的混合类科普图书是指在一本医学科普书中包含一类以上的医学知识。一般医学科普书中找到中西混合类较容易，在蒙文医学科普图书中，蒙医科普类的图书里面包含很多西医内容也是常有的事，但在蒙文的西医科普书中掺杂蒙医内容的应该算是一种特殊现象，它也许能够反映出蒙文医学科普图书的一些独特的方面。

《幼儿常见病诊治》一书是一本明显站在西医立场的医学科普书，其中对于幼儿各类疾病的解释，基本都是基于西医的知识，但在个别疾病的治疗，尤其用药部分中又涉及很多蒙医的内容，介绍了不少如何用蒙药治疗某种疾病的常识。如，对于小儿过敏性紫癜的治疗书中有如下阐述：

> 早中两次煎巴日布 –3 汤（1—1.5 克）。晚用玛日布 –3 汤送服古日古木（9—13 粒）。如果肾脏受到损害，身体不适，将晚上的药换为色日冲（3—5 粒），用色玛 –4 汤下服……[12] 67-68

除这种介绍用蒙药治疗疾病的知识之外，书中提到的有些疾病则更直接是基于蒙医理论而认定的疾病。如希拉乌苏性心脏病。希拉乌苏是蒙医中的重要概念，汉语的意思为黄水，在蒙医理论系统中很多疾病都和人体内的希拉乌苏有关。该书中专门列出的一种希拉乌苏性心脏病，显然不是西医立场下的内容：

希拉乌苏性心脏病（黄水性心脏病）：

此病是由于急性中耳炎或身体某个部位的发炎转变成黄水热落于心脏所导致的。

治疗：（1）早晚将5—7粒的苏日各申朱静和1—2克的阿嘎日－8合起来服用。晚上服5—7粒匝迪－5……（3）如果热过度，出现晕厥现象可用赞丹－3汤送服5—7粒嘎布日－25……[12] 53-55

这些例子表明，一些蒙文医学科普图书虽然以西医为主，向蒙古族公众普及西医知识，但毕竟由于其编者是蒙古族人，并且有很多人又是学蒙医出身，所以在编写过程中有意无意地也会受到蒙医知识的影响，很自然地将一些蒙医知识掺杂进去，这样就形成了现代医学和民族传统医学在普及读物中混合交融，无法截然分开的局面。这是少数民族医学科普读物中经常存在的问题，也形成了少数民族医学科普图书的一大特色。

五、分析与评论

通过以上总结我们看到，在蒙文医学科普图书中有关蒙古族传统医学的普及非常不理想，甚至可以说还没达到一般科普的最低标准。据笔者的另一项有关公众理解蒙医的调查[13]，蒙医在蒙古族公众生活中有很重要的地位，无论是他们的日常生活习惯还是对疾病的认识和理解都深深受到蒙古族传统医学的影响。但实际上蒙古族公众对蒙医概念和理论的理解却并不理想，甚至有很多歪曲和曲解之处。笔者认为导致这种蒙医科普不理想状况的原因有多种：其一，蒙医理论比较抽象，很难具体化，而很多经验内容目前也无法用现代科学进行解释。

因此，在现代科学占统治地位的当下，作者的确不太好把握写作的内容和方向。其二，传统蒙医不仅是一门医学，还是一种文化，它的内容涉及哲学、宗教、文化等多方面的内容，所以就像一位蒙医所说：
"做蒙医普及不能仅从纯自然科学的角度去解释，应该结合文化、历史、哲学的知识慢慢进行引导和宣传。"① 因此，要写一本好的蒙医普及书的确不是一件太容易的事，这也给写作者提出了更高的要求。其三，许多蒙医工作者没有意识到蒙医普及的必要性和重要性。

最后可以提及，与蒙文蒙医科普书相对应，20 世纪 90 年代也出现了一批汉语的蒙医科普书，如安官布和金玉主编的《蒙医学概述》[14] 以及内蒙古人民出版社 1998 年出版的"蒙古医学经典丛书"（共 10 个分册）等，而 2008 年出版的色·哈斯巴跟和张淑兰的《生命的长调：蒙医》[15] 为最有代表性。这些图书的主要特征是以通俗易懂的方法向蒙古族以外的广大公众介绍和宣传蒙古族传统医学，让更多的人去了解蒙古族的医学和文化。和蒙文的蒙医科普书相比，这些汉语的图书其读者对象和写作目的更为明确，内容也较为通俗、精练、重点突出，让一般的非医学专业的，甚至是非蒙古族公众看了也都能理解。这种反差是非常耐人寻味的。

现存的蒙文医学科普图书中存在很多问题和不足，那么理想的蒙文医学科普图书应该是什么样的？笔者认为至少应包括以下几点：第一，了解公众目前治病就医的现状，了解他们真正需要的是什么样的医学知识，了解公众对医学的理解当中存在的问题等，从而进行有的放矢的普及。第二，除普及公众现实需要的实用知识之外，还应普及对医学的正确认识，对疾病和健康的正确态度，普及医学理念和精神，

----

① 2010 年 12 月 21 日，在内蒙古医学院附属医院，对旺楚嘎教授的访谈。

通过这些科普类读物提高公众的整体健康素养和医学素养。第三，由于是针对少数民族这一特殊的群体，医学科普图书中既要有现代医学的内容，也要有本民族传统医学的内容，让少数民族公众正确认识和看待二者的关系，在日常生活中能够理性地选择各种医疗手段。第四，像其他医学科普书一样，蒙文医学普及图书也应该注重知识的相对可靠性、准确性和趣味性。

我们期待着有这样的蒙文蒙医普及读物的出现。

（作者：包红梅、刘兵）

参考文献

［1］邱心镜，王春．21世纪医学科普的三个新特征[J]．医学与社会，2003（4）：42-43+46.

［2］张田勘．医学科普教育功能论［J］．山东医科大学学报（社会科学版），1992（2）：15-17.

［3］洪昭光．医学科普与医学未来[J]．中华老年多器官疾病杂志，2003（1）：74-75.

［4］康明村．论医学科普和卫生宣传的现实意义［J］．石河子医学院学报，1986（1）：50+49.

［5］韩绍伟．医学科普书籍的现状与反思［N］．科学时报，2007-08-23（B03）．

［6］张娟，秦潮．我国医学科普作家队伍的现状与思考［J］．中国健康教育，1993（3）：18-21.

［7］关丽华．医学科普刊物读者的消费心理分析［J］．中国健康教育，1992（11）：24-25.

［8］ 胡文彬 . 论医学科普作品中表现的伪科学与其产生的副作用［J］. 中国健康教育，1993（6）：41−43.

［9］ Sharav Bold, Liam Anthony Power. Insight into the secrets of a Mongolian healthy lifestyle［M］, Ulaanbaatar：Munkhiin Useg Printing Company, 2007.

［10］ 尧苏图 . 蒙医儿科知识［M］. 呼和浩特：内蒙古人民出版社，1983.

［11］ 乌·扎木苏 . 酸马奶疗法［M］. 呼和浩特：内蒙古人民出版社，1986.

［12］ 敖奇，哈斯，郝淑兰 . 幼儿常见病诊治［M］. 通辽：内蒙古少年儿童出版社，1993.

［13］ 包红梅，刘兵 . 蒙古族公众理解中的"赫依"：一项有关蒙医的公众理解科学定性研究［J］. 广西民族大学学报（哲学社会科学版），2011（4）：37−45.

［14］ 安官布，金玉 . 蒙医学概述［M］. 赤峰：内蒙古科学技术出版社，1995.

［15］ 色·哈斯巴跟，张淑兰 . 生命的长调：蒙医［M］. 桂林：广西师范大学出版社，2008.

公众对"上火"的理解及其与凉茶商业化的互动[*]

中国传统医学至今仍然存在于中国人的日常生活中并发挥着巨大的影响力。公众与传统医学相遇，一方面公众形成了对传统医学的独特理解，另一方面这种理解也是中医学较于主流的现代医学作为地方性知识的一个具体体现。公众关注的健康、养生等医学相关话题，很多都涉及中医学的内容。其中，"上火"是一个极为典型的例子。

一、"上火"

（一）"上火"的一般性界定

对于绝大多数中国人而言，"上火"并不是一个陌生的词语和概念。"上火"被用来形容口舌生疮、牙龈咽喉肿痛、疖子粉刺、便秘等症状或疾病，也被用于形容发脾气、焦虑烦躁等情绪状态。

这些疾患一般具有"火"的特点。公众对于"火"的特点的认同度较高的有灼热、疼痛、干燥、出血、与呼吸系统密切相关等。公众按照自身对具体疾患的理解和对"火"的理解，规定了自身认可的"上火"。因而"上火"具备个体化、主观性的特点，与认知主体的年龄、性别、地域等身份因素相关，因而具体所指具有差异性。从属性上看，

---

* 原刊于《科普研究》2014 年第 1 期。

公众对"上火"的所指也并不一致，可以是单个或系列的症状、症状的特征、病机或者疾病。

尽管"上火"跟医学尤其是中医学密切相关，但是事实上"上火"并不是一个真正意义上的中医学术语。中医学中并不使用"上火"一词来对相关疾患进行命名[①]。上火是一个民间流传并通用的概念，应该定位为"民间的医学文化用语"。

（二）"上火"的特殊性

"上火"作为一种沿用至今并广为接受的传统民间词语[②] 和常见疾患，沟通了医学和日常、医疗和保健、医生和公众、传统和现代、知识和文化、不同的地域等，在中国人的日常生活中存在并发挥着一定的影响力。

更重要的是，"上火"是一个中国特有的概念；在西方传统医学和现代医学体系内未有类似的概念。

① （1）查阅以下常见的中医学工具书，未见"上火"词条。河南中医学院编：《中医字典》，河南科学技术出版社，1988；李经纬，邓铁涛等主编：《中医大辞典》，人民卫生出版社，1995；谢观：《中国医学大辞典》，合记图书出版社，2011。（2）查阅常见的中医翻译工具书，仅有一部对"上火"这一词条给出了翻译，即"excessive internal heat"，意即"过剩的内热"。见李照国主编：《汉英中医药大词典》，世界图书出版社，1997，第33页。以及另一部后来出版的由同一位作者主编的类似的也给出了相同词条的工具书，见李照国主编：《简明汉英中医词典》，上海科学技术出版社，2002。以下工具书未见相关内容。湖北中医学院汉英中医药分类词典编写组：《汉英中医药分类词典》，科学出版社，1994；谢竹藩：《新编汉英中医药分类词典》，外文出版社，2002；方廷珏，陈锋，王梦琼：《新汉英中医学词典》，中国医药科技出版社，2003；左言富主编：《新世纪汉英中医辞典》，人民军医出版社，2004。（3）翻译工具书收录而医学工具书不收录，也可看出"上火"一词的专业属性之弱。
② "上火"为民间称谓，并不成文，其起源和历史难以考证。但是可以确定的是，"上火"并不是一个现代概念，其源自中国古代社会并一直沿用至今，存在时间至少数百年，或可与中医的历史相提并论。

二、凉茶

（一）从"上火"到"凉茶"

在中国人主要是岭南人[①]的潜意识中，有一个跟"上火"密切相关的事物——凉茶。

在传统语境中，凉茶主要存在中国的岭南等地区。在这些地区，由于气候炎热、潮湿等缘故，人们将苦寒特性的植物（草药）煎煮成饮品服用，用以治疗相关的疾病、日常预防和保健，是为最初的凉茶。这种凉茶沿用至今，我们可以强调称之为"传统凉茶"，最具代表性的是广东凉茶。

由于凉茶的主要功用是应对"上火"，人们应对"上火"的主要方法也是喝凉茶，因此"上火"和凉茶就被联系起来，成为一对密切相关的事物。

而在北方等很多地区，尽管人们知晓"上火"，却未见类似凉茶地位和效用的饮品。

（二）凉茶的多样性及其特点

前面所说的传统凉茶本质上与中药汤剂无异，但是又具有一些特殊性：非正式性——不经过医生批准和协助即可制作；日常性——出现小的疾患，甚至轻微不适即可使用，而不需要真正的疾病发生；随

---

① 在传统语境下，部分地区因气候及习俗等原因有凉茶或类似凉茶的饮料食品流传民间并部分沿用至今。对这些地区的描述包括"两广""岭南""浙南"等，这里以"岭南"作为典型代表和代称。

意性和灵活性——每个人可以根据具体情况（对自身体质和健康状态的认知、医学和药材相关知识、已有的材料等）自主制作。

这些特征决定了传统凉茶暧昧不清的身份，基本上是介于保健饮品和药物之间。

显然，"凉茶"并不是一般意义上的"茶"，在"茶"和"药"之间，其更接近"药"。重视健康的广东人忌讳疾病，也因此忌讳说"药"，传统将"看医生抓药"讳称"执茶"；这很可能是"凉茶"名称的来源，或与之具有一致性。因此，"茶"在岭南的语境中也具有了"药"的含义，但是感觉上被弱化了。因此，人们往往会忽视凉茶的药物属性；而其他地区的人们则很可能对此一无所知。

凉茶起源于民间，流传至今，其起源难以考察。有人将东晋医家葛洪看作是凉茶的最初总结者或集大成者。广东鹤山人王泽邦在 1828 年创立的凉茶"王老吉"广为人知，虽然其与今日的王老吉差异很大，但是这一品牌延续至今。

直至今日，凉茶的商业化形态演进为凉茶饮料等。当下以王老吉凉茶为代表的凉茶饮料口感偏甜、药味清淡，更接近普通饮料，不能算药物甚至保健品了。

不同地区气候和文化的不同决定了其传统凉茶的差异，很多并不如广东传统凉茶那样接近药物。当下，"凉茶"更是逐渐成为具有类似特性的植物性饮料的代称，如菊花茶、金银花露、仙草等都可以被看作是广义的凉茶。此外，亦有与"凉茶"同名而实异的事物，与此无关。

"凉茶"作为一种应对相关身体疾患的具体事物，比"上火"这一抽象概念更加形象，更能以其自身的方式引发人们对相关内容的关注，作为相关内容的代称。在"上火"相关的内容中，凉茶有着重要的地位。

（三）凉茶的商业化

如前，王泽邦创立的王老吉是一种确定形态的品牌凉茶，可以将这一事件看作是凉茶商业化的开始。王泽邦的王老吉只是一家凉茶铺。20 世纪 50 年代以来，王老吉品牌被持有、分享和转让[1]，凉茶进入现代商业化进程，并产生了巨大的影响。

凉茶饮料创造了巨大的经济利益，红罐王老吉 2008 年销量近 120亿元[2]，各种品牌凉茶开始出现。凉茶饮料开始走入公众的日常生活，饮用凉茶更加便捷和随意，传统语境下并不使用凉茶的地区开始引入凉茶饮料。关于凉茶的广告等讯息开始广为传播。而 2012 年告一段落的王老吉的"红绿之争"更是成为一个文化事件。

凉茶饮料客观上使得人们更加关注"上火"，"上火"作为日常词语更加频繁地被提及，并有从潜意识走入意识的趋势。人们对"上火"和凉茶相关知识的理解也受到了影响，相关的文化同时被形塑。

三、公众对"上火"的理解及对凉茶的认知

如前，"上火"是一个民间词语，公众对"上火"等的认知是一种基于口头传承和日常经验的地方性知识，并不需要通过文字进行表达，甚至不完全需要用语言表述，因此，要获取公众对"上火"等相关内容的理解，必须要进行调研访谈。

相关调研访谈工作的时间为 2012 年冬季，地点为广州市（若干医院门诊和街访），访谈对象为就诊的病患和市民。受访者以广东人为主，包括部分其他地区的南方人和北方人，因此主要体现广东人的

特点。一方面，广东人对"上火""凉茶"更加重视，可以获得更多的相关信息；另一方面，这些信息是中国人普遍适用的还是具有广东地方性的，部分可以从非广东人的受访者那里获得验证。

（一）公众认知与凉茶身份

可以想象，凉茶作为地方的文化传统，今日在广东人的日常生活中应该还有着一定的地位：不同类型的本地受访者大都表示通过家庭自制、购买传统凉茶、购买冲剂、购买凉茶饮料等方式使用凉茶。本地受访者认同本地人经常喝凉茶的事实，外地移民受访者眼中也是如此；外地移民喝凉茶较本地人明显偏少。

【06- 女老广】老人告诉我们，每个星期就要煲一次。小孩子都喝凉茶，身体好。大家都好，小孩子更好，（因为他们）自己会买东西吃，零食，容易上火。①

对于外地移民，不论是广东之外的南方人还是北方人，在他们的日常生活中凉茶更是明显不重要的，他们甚至会有排斥凉茶的情绪。因此，喝凉茶已经成为广东人的一种形象，"凉茶"成为鲜明的地方文化特征。

年轻受访者对凉茶的认可度较中老年人为低，显示出凉茶的传统的身份特征及其受众差异。需要注意的是，年轻人对凉茶认可有单纯通过文化传承、日常经验实现的可能，也有主动的反思参与确信，这显示出传统在当下被审视和怀疑的现状。

① "【 】"内是受访者访谈记录的编号，其中"-"之前是流水号，之后的文字标注了受访者的基本信息。其中：男、女代表性别；少、青、中、老代表年龄，分别为16岁以下、16岁至35岁以下、35岁至60岁以下、60岁及以上；广、南、北代表地域，分别为广东省、广东省之外的南方地区、北方地区。

（二）凉茶对"上火"的依赖和局限

凉茶的使用更多是需要一些以"上火"为代表典型的情境，传统的不分情境地将喝凉茶作为日常习惯的情况并不多见。对一部分人而言，凉茶并不是那么常见和重要，有若干本地受访者表示从不喝凉茶甚至反对喝凉茶。

公众对凉茶应对"上火"的效果的认同度一般，既认可凉茶的价值，又怀疑其作用被夸大。很多情况下，受访者对凉茶效果的认可并不强烈。

公众更信赖传统凉茶。当将"凉茶"限定于传统凉茶的时候，这种信赖尤其明显。这种信赖的来源既有文化传承，也有个人经验，还有理性反思：

> 【40- 男青广】几千年下来，不谈科学，经验而已；几代人都没有提出反驳意见，应该是正确的；（如果是错误的传承怎么办？）但是喝过凉茶就会好的（实践可以证明的）。

四、凉茶商业化背景下公众对"上火"的理解

"上火"是凉茶诞生的原因，也是当代凉茶饮料所仰赖的主要对象，凉茶企业的广告宣传中自然少不了对"上火"的利用甚至依赖。凉茶企业需要宣传"上火"的存在、普遍性、危害性，并强调自身产品与之的关联和产生的效果。

（一）凉茶饮料的产品定位及其后果

凉茶饮料最著名的宣传语莫过"怕上火，喝王老吉"。王老吉在"凉茶"和"饮料"之间打了一个擦边球。广告词里不提"凉茶"，

这一方面可以避免被本地人误会成传统凉茶，而传统凉茶既不是凉茶饮料的定位，又不可能用以占有饮料市场。另一方面，这则广告语又通过"怕上火"告诉外地受众本产品的效果，不至于因为外地人不懂凉茶为何物而错过本产品；使用"怕上火"一词使得凉茶饮料相比较普通饮料凸显了自身定位优势。此外，"怕上火"相比较"治疗上火"更能体现预防的重要内涵，且更大程度拓展了市场。

在访谈中，大多数受访者对所谓的"凉茶"为何种类型并不明确说明，或者明确认为凉茶有诸多类型。部分受访者将传统凉茶默认为凉茶。少数受访者将凉茶饮料默认为凉茶。可见，公众对于凉茶的定位是不同的，人们对"凉茶"一词的使用是模糊的、自我的。同时，凉茶饮料已经改变了本地人对于"凉茶"这个词语所指内容的理解。凉茶饮料具备了一定的影响力，只是还没有到达、短期内也似乎不可能成为绝对主导性的内容。

而原来没有传统凉茶的地区的公众借着对"上火"的理解开始接触并了解"凉茶"，其所认识到的凉茶很可能就是凉茶饮料，这是一个"凉茶"新词义的建构过程。

凉茶饮料的产品形象的另一个特点是凸显其"植物饮料"的属性，从而树立"天然的"形象。"上火"所关联的中医学刚好也有类似的理念。二者借此加强了联系。受访者对凉茶的天然属性表示认可，对天然属性本身（的价值）也表示认可。

（二）公众对凉茶效用的认可

在访谈中，对凉茶持有较高评价（有用）的、一般评价（有点儿用处或用处不大）的、较差评价（没用或不具备特殊效用或强调副作用等）的数量没有明显差别。其中将凉茶默认为凉茶饮料的，大多数对凉茶即凉茶饮料的评价明显偏低。而默认凉茶为传统凉茶的，对凉茶也就是传统凉茶的评价则明显要高。

因此，凉茶的商业化宣传对于凉茶本身的知名度等的提升，并不能必然带来公众对凉茶饮料的效果的认可，公众更加认可传统凉茶。凉茶饮料，在传统惯性和商业运作的双重动力下，并不能改变人们的怀疑态度；受访者给出了不同的解释，有的认为是效果无法被彰显（证实），而有的则强调是（传统观念和商业广告）夸大了有效性：

> 【68-男中南】那些饮料公司最喜欢把上火炒起来了，凉茶就好卖了。

（三）凉茶广告场景的渲染及其后果

这里用凉茶饮料广告常见的场景举例。

吃辣等餐饮场景：体现"可以解决现代人饮食造成的上火"，而且"可以在您就餐的同时饮用"。饮食是当代人上火的一大原因，这种宣传是准确的。同时，由于本地人吃辣并不多，凉茶饮料渲染吃辣场景明显意指外地市场。

熬夜场景：中医学认为，熬夜耗损阴津，导致阴虚火旺。有研究表明，熬夜跟"上火"关系密切。[3] 而公众在这一点上的意识原本并不强烈，很多人没有意识到熬夜跟上火的关联，但是在得到提醒后认可这一点。这是广告对公众进行的关于"上火"的"科普"。

运动场景：运动场所是饮料消耗的一大领域。但是运动带来的出汗、口渴、发热等状态要求补充的饮品应为普通饮用水或运动饮料，而不必然是凉茶饮料。凉茶饮料在争夺这一市场的时候，除了作为普通饮料的身份出现，还造成了一个"上火"和"运动后状态"相关联的后果。这无形之中促进了其产品销售，也会误导公众将"上火"和"出汗、口渴、发热"等原本与"上火"无关的内容联系起来，而这些或多或少会影响公众对"上火"的理解。

干燥场景：干燥的环境与上火的关联同样意指北方市场。广东地区气候以湿热为主，传统凉茶的配方以清热祛湿为功效。尽管凉茶饮料的效力较传统凉茶大为减弱，其主要功效并没有大的分别，仍然是以清热祛湿为主。而为了推向北方市场，却将其与干燥联系起来，渲染干燥导致的上火依然可以通过凉茶饮料得以顺利解决，这不得不说是一种误导。

五、结论

公众普遍认可"上火"及相关内容，但是传统语境下，仅有部分地区存在凉茶；因此，当凉茶广为人知的时候，凉茶就成了广东地区的代表性文化特征。而凉茶作为一种自古沿用至今的饮品，更是代表着传统的身份。凉茶具备了地域和时代的双重身份标识。

凉茶因"上火"而生，对"上火"具有依赖性。凉茶是"上火"的身份延伸，而"上火"是凉茶的内在属性。

凉茶商业化充分继承了凉茶和"上火"的关联，将传统凉茶的身份移植入凉茶饮料中。凉茶饮料继续仰赖"上火"的影响力而发展。

在凉茶商业化之后，人们对于"凉茶"的认识发生了变化。凉茶饮料部分获得了身份认可。在传统语境下没有凉茶的地区，人们不熟悉传统凉茶，凉茶饮料就获得了"凉茶"一词的主体性身份认同。尽管如此，人们对凉茶饮料的效用认可仍然较低。人们普遍更信赖传统凉茶的效用。

凉茶饮料的商业宣传也在一定程度上影响了人们对"上火"的认识。"上火"更多地被公众关注，部分关于"上火"的知识得到了宣传，部分关于"上火"的偏误信息也同时被传播。

（作者：刘可、刘兵）

参考文献

［1］朱俊．红色罐装王老吉品牌定位分析：基于水平营销视角［J］．商品与质量，2011（S6）：9-11.

［2］林德成．王老吉：从1亿到120亿［J］．中国检验检疫，2009（4）：52-53.

［3］林富祥，陈玮莹．1051例大学生"上火"的调查研究［J］．世界科学技术——中医药现代化，2012，14（1）：1306-1309.

地方性知识视野下的民族医学研究

地方性知识与关于"毒"的科学传播：民族医学和西医在理论和实践的差异之一例[*]

一、引言

虽然我不是学医的，更不是学中医的，但是我自己做的是关于科学哲学和科学传播的研究。在我指导的学生里，有一些是以地方性医学作为论文选题与研究方向的，所以我觉得，我的研究也与医学有一些相关性。我今天选择的这个题目，是作为行外的一个观察者来思考，或者从哲学的角度来思考。

近年来，由于食品安全、药品安全等问题层出不穷，"毒"这个问题越来越被大家关心。我们观察到一个有意思的现象，在微信等社交平台上大家非常关心一件事情——食品与药品"有毒没毒"。仅仅以这些话题做一些一般性的网络检索，就可以看出相关的数据量是非常大的。比如说在百度上检索的"毒副作用"的截图，就已经非常多了，这还不是像中国知网一样的学术网站。又比如说 2017 年 11 月的一个关于"马兜铃酸"的帖子，其传播范围非常广，包括我朋友圈里也有很多人在转发、传播。在中文学术网络上，以"毒"作为关键词进行检索，也有相当多的文章。这从另一个角度表明其实学界也在重视"毒"。

---

*　此文为作者 2019 年在山东中医药大学"海右讲坛"的演讲稿，原刊于《中医典籍与文化》2020 年第 1 期。

我把这个主题定为科学传播角度，因为这些不管是正面的还是负面的、专业的还是非专业的，甚至谣传的过程，它都应该是科学传播关注的对象。我今天以科学传播角度来探寻面对"马兜铃酸"事件，我们应该做些什么。一方面涉及知识，另一方面涉及一些哲学立场或一些更深层领域。究竟"毒"是什么？对这个问题的认定，是非常基本的，同时导致了其他一些相关的问题。一是不同的医学理论体系是如何看待"毒"的，它们有什么方式上的差别。另外，是否有一种标准来鉴定什么是"毒"。原来他们传播的那些帖子，其实隐含了一些自己的立场，以及非西方当代医学的其他医学或传统医学中对于"毒"的认知，是否也有它的合理性？什么是"毒"？如果说用一个医学系统中对"毒"的理解去解释和评价另一个医学系统中的"毒"的概念，是不是合理的？因为很多前沿的、典型的现象，是用西医的毒理学的观点去说中药里含有的什么成分有毒。而在这背后，还涉及且回归到一个哲学所说的更基本的立场，即医学是一元论还是多元论。那么对于这些问题的不同的认知，我觉得会决定传播者应该怎么面对、怎么理解、怎么看待"毒"这件事。

与之相关的，我和学生一起做了一些以蒙医学为案例的工作，也曾经发表过两篇文章。2017年我们专门考察了在蒙古族医学视野中的"毒"，此外还涉及地方性民族医学发展的一些问题。前期我们还有一些预备性的工作，比如一个学生曾写过这样的博士学位论文，对蒙古族地区中真正传统的，甚至连汉语都不会讲的那些蒙古族进行专门研究，而不是像以往那样只从单一的医生、西医或蒙医的视角去探寻他们理解中的蒙古族医学是什么。另外则是2018年我们在科学传播里一个比较重要的范畴，即科普研究中，专门又针对诸如"马兜铃酸"等类似帖子，再次写了一篇文章。我准备结合这些背景来讲讲这个主题。

二、从科学哲学的角度看什么是"毒"

这里其实是我前面讲的，分歧和争议在什么地方？从医与药中对"毒"的概念的理解切入，我们会发现，西方现代医学对"毒"的认识，与中医、蒙医等这些传统医学比较，其背后有一个直接的问题，即"究竟什么是'毒'？"双方理解是不一样的，故而在怎么使用"毒"、利用"毒"、解决"毒"的理念方法上也有很大差异。也就是说，表面上都是要用"毒"这个字，但实际上，背后的理解并非如此。这里的关键问题在于不同医学中的"毒"是不是同一个概念，明晰这一点很重要。其实回答"什么是'毒'"的问题，从哲学上说，我们可以有这样一种解释，即有没有这样一种不依赖于具体的理论系统的抽象的"毒"存在。在现代的观念里，人们往往有这样一种看法，就是觉得关于"毒"，或者关于其他很多事情，第一，只有一个真相，第二，这个真相就是科学的真相。而在医学里，随着教育和社会主流意识形态的影响，人们习惯于认为西医所认定的那种"更科学"的方式就是真相。但实际上，如果从哲学上说，其实很多具体的概念是有一种理论依赖的。抽去背后的理论依赖，那个孤立的、中性的、纯粹的东西，究竟是否存在？这种观点也是可以质疑的。但又是否存在着一种普遍意义上的、大家都可以有共识的理解呢？而且用一个系统解释另一个系统，不一样的回答决定了我们怎么来看待、理解事物本质的立场亦不一致。回归到我们关于"毒"的命题，"毒"本身就是一个很复杂的概念，既存在于医学中，也存在于日常生活中，我们认为它不仅是一个理论依赖的概念，也是一个文化依赖的概念。当讲什么是"毒"

时，我们无法回避说话的这个人背后所支撑的医学、身体或文化理论，抑或是在其他研究中关于"毒"的较多类似叙述。

人们对于"毒"在医学、药学、日常语言等不同语言中的理解，看似说的是一件事，但实际上并不是。故而争议的产生，其实是由于背后理论的假定不一样，即争论的并不是同一个对象，或同一种理解并没有在一个统一的框架里去争论。正如中医的"毒"，常指致病因素、药物之毒。药物之毒，过去说"是药三分毒""所有药都可以称为毒"，又有药物的偏性也可以指毒，另外毒副作用也可以指毒。而从哲学出发去思考西方毒理学，一般认为其有检验作用，或为一个相对实践，它和物质本身的毒性有关，同时也与剂量有关。药物则更为典型，其药量足够大，疗程足够长，都不可避免地具有毒性作用。那么从这一观点来看前述例子，其实很多传播都是在表面上依据西方药学和药物毒理学的，根据一些中药的药物成分含有"毒性物质"，从而断定中药"不科学"，不能使用，否则就是害人，并要废之的说法，就是刚才提到的"用一套理论系统的立场观点去评价分析另外一套理论"的典型做法。其实这里也有一个小的悖论，即在用药与"毒"的关系的基本理念上，一些理论实际上在讲，任何药物一旦剂量足够大或是疗程足够长，都会有毒，并不符合其所声称依据的学科的标准看法。时下对于西药尚有一些辩护，认为说明书里讲的各种副作用亦是其自身的一种毒，可往往明知其理论毒性大（比如癌症后的化疗），仍旧要以身试毒来治病。在传播过程中，大家对于中西药迥然不同的态度，其实是有问题的。

三、案例：蒙医中的"毒"

在这里就以之前我们对蒙医进行过的专题调研、访谈及整理内容，来举一个不被众人所熟悉的案例，将其作为关于不同医学系统对"毒"的不同认识的一个案例补充，也即蒙古族医学在理论上和在现在的行医事件里是如何看待"毒"的。蒙医理论中的"毒"，涉及病因、病症和药物这三个方面。首先讲作为致病因素的"毒"。蒙医作为地方性医学有其独立的体系，中医对于身体讲五脏六腑，那么蒙医基本就讲三根七素，与之类似的当然还可举很多例子。总而言之，各地方医学对身体的建构和认知及疾病机理、致病原因等，都有不同的、独立的认识。那么，蒙医学把所有能够导致疾病的根源都称为致病因素。将致病因素总体归结为远因和近因，近因如赫依、希拉、巴达干、楚斯、希拉乌苏、浩日亥等。赫依直接意义上就相当于中医里的气，希拉、巴达干是蒙医独有的概念，类似于体液的身体组织。在蒙医的概念里，"毒"既指毒物的本质，又指从外部危害人体的物质，或进入人体聚集到一定程度后危害机体的物质。这种说法，可以作为蒙医中对于"毒"的抽象定义，除了这种抽象定义，其实还有一些更具体的说法。

（一）作为致病因素的"毒"

蒙医学将"毒"分成实物毒、配合毒和转化毒。实物毒，是指这些物质本身所具有的实际毒性，比如说草乌毒、铅毒、蛇毒、虫毒、蜂毒等。配合毒是指两种及以上原本没有毒的物质混合之后形成的毒。转化毒，是指性质相反的或变质的食物进入人体之后转变成的毒。对于药物来说，药物本身没有问题，但是未能对症，或者由于病人本身的特殊状况而产生的有害物质，即被称为转化毒。它在这里是针对一个具体情况，而不是把"毒"孤立地作为与对象且与使用者、与服用者无关的概念来说的。

（二）作为疾病类型的"毒"

作为致病因素的毒对机体产生作用之后，就会直接引发与"毒"有关的各种病症，即毒症。

（三）蒙药中的"毒"

除了以上两方面，蒙医学中涉及的"毒"的内容还有很大一部分与蒙药有关。蒙药也有其独特性，当然和中药也有很大的交叠，其种类繁多，有植物药、动物药及矿物药三类，以植物药为主。由于制作蒙药的蒙药材中有部分是常规意义上的有毒药材，所以按照这个标准分类，部分蒙药会被标注为有毒的，如《中华本草·蒙药卷》收录的蒙药中标注为有毒的蒙药有58味，其中矿物药17味，植物药35味，动物药6味。但是，我认为编者在编著《中华本草》时已受到了另外一种观念影响。这种标注和蒙药的实际使用是存在一些矛盾的。我们曾经采访的一位蒙医，他有一个非常有意思的观点。他说："蒙药，如果用得好应该没有毒，只有用得不好（的时候）才会有毒。"如果医生的判断准确，对疾病的特征和发病的机理清楚，能够对症下药，那么他所使用的药物就被认为没毒；反之，如果药物被认定有毒，那么就可以认为医生的使用方法出了问题。比如，如果用这种药，疾病的力量是向下的，药物的力量是向上的，如果两种力量相抵消了，那么药物就不存在所谓偏性和副作用。如果两种力量的力度不相称，那么药物就具有毒性了。蒙医用这种模式来解释蒙药，按照这种立场观点来说，药物有无毒性或者是否出现副作用，要看具体使用情境。使用的方式对了，有毒也可以变成无毒，使用的方式不对，无毒也可能变成有毒。当然，这个观点与《中华本草·蒙药卷》相比较，有不一致之处，但是不一致之处亦是可以设想的。现在正式出版的药物规范《中华人民共和国药典》（简称《中国药典》）也会自觉地受到另外一种规范影响。按照那种说法，所有的药物都不标准，或认为全部药物都写着没有毒性，这个好像大家也无法接受。

　　蒙药本身还有一些更有意思的事情，这与我们对不同的医药系统的管理、认知和评价方式有很大的关系。换句话说，在不同于上述语境的另一层意义上，即在更接近"毒"这种口头的、日常语言表述理解中，蒙医在长期的实践里逐渐形成了一整套消除或降低药物毒性的方法，一个是炮制，另一个是配伍减毒。炮制显然更具经验性，由于药物的复杂性，人们无法制定一个严格的针对这种化学反应机理设置的判断标准，更多地基于经验，但又确实可以检测其效果。配伍减毒与药物的搭配组合、医生的用药方式实际上是相关的。标准的著作里对蒙药有另外一种理解，这里还有一个具体的案例（人类学现场的田野的访谈）。比如蒙医中经常用到的"解毒"一词，与配伍减毒有关，像孟和毕力格这位蒙古族医生曾说："有些药物吃过一段时间之后，就需要用其他药物来'解毒'。比如，治肝硬化，需要长期服用含绿松石、寒水石等的药物，但在吃了一段时间后，要用'汤钦二十五'及'扎木撒四味汤'这两种药来'解毒'。"在蒙医的理念里，实际上服用药物是对身体内部状态的一个调整，"汤钦二十五"是通过调整阴阳的方式以调整身体平衡来解毒，而"扎木撒四味汤"则针对平常饮食中的毒性和药物的毒性，通过对消化系统的调整来解毒。

举这些简单的例子，是想从科学哲学的角度对"毒"进行分析。不同的医学理论中，"毒"的概念是多元性的。中医中的"毒"、蒙医中的"毒"、不同语境中的"毒"、西方药理学中的"毒"，是有很多差别的。虽然它们有相似之处，但是差异还是很大，归根结底是理论的差异，即在讨论什么是"毒"、何为有毒、如何对待"毒"和处理"毒"等问题时，不同医学系统所依据的理论是不同的。所以虽然表面相似，其实从哲学范围上来说，并没有一种超越于不同医学理论之上的实体性的唯一指称对象。在多元的、不同的理论中，对于"毒"的认识和理解是多元的。

只归纳出一个看法还不够，我们还有一个习惯性的思维方式。我的一位研究哲学和传播的朋友说，"我们这个教育模式是从小学、中学到大学、社会，相信以西方科学作为主要脉络和框架，让我们形成了一种缺省配置的教育"，也就是说，一个结论，真相只有一个。当我们说"真相只有一个"的时候，是如何知道这个结论的？其实对于这个结论，我们是主动接受的，但是并没有对其展开论证，如果论证的话，是否真相一定只有一个？这需要一个哲学论证，这是一个所谓存在性的问题。如果不讲医学，讲绝对的西方科学的话，我们在其他领域里也会发现很多与常识不一样的结论。比如说，在微观物理学、量子力学，在宏观积累的经验认识中，一个东西，不是粒子就是波，不可能二者兼是。但是，20世纪量子力学的建立，恰恰颠覆了这种非此即彼的经验认识：一个事物它可以既是此又是彼。所以类似这种立场、观点，需要辩护和论证。

我们继续来看不同医学系统对于"毒"的态度，西医更倾向于回避，而蒙医则相对平和，以控制中间的过程为主，很多被认为有毒的药材，通过炮制、配伍减毒等方法进行处理，降低或消除毒性，照样将其用于治疗，调整身体，解决疾病问题。总结到这里，是为了说明不同的医学系统、不同的理论，对于同一个问题具有不同的看法。

四、如何评价不同体系中的"毒"

接下来的一个问题是如何评价。这个评价可以分成两种可能：其中一种是按照一元论标准的说法，即"是谁对"。如果只有一个真理、一种真相，那么，可能你找到了那个对的，你就自然认为或相信这个是对的。另一种可能是退一步，认为彼此之间都有一定的道理。怎么评价，哪一个更好，或者哪一个在什么时候更好，这是评价的问题。研究这些事情，人类学其实提供了非常好的例子。通常，"我们根深蒂固地认为自己的知识体系反映了自然的秩序，认为它是个经由实验积累得以不断进步的体系，认为我们自己的生命学范畴是自然的、描述性的，并非根本上是文化的和'类别性的'"。也因此，我们很轻易地用自己的体系去评价甚至否定与自己不同的体系，不仅是"毒"，中西医之争也是如此。今天我们看来，也都是在用一个体系的立场去评价另一个体系。西医强势，中医弱势，但是反过来，很多中医去反对西医的时候，在思维模式上也是一样的，是用中医的理论立场去评价"你跟我不一样"。其实可以借用来自科学哲学领域的概念，20世纪60年代，科学哲学家托马斯·库恩的学说非常有影响力，其中最典型的学说出自1962年出版的《科学革命的结构》。这是一本论述科学史和科学哲学的书，现已成为一种标准。这本书里有一个最核心的概念，就是"范式"。书中谈及诸多科学革命，其本质上是论述科学知识不同的理论系统，西方科学在不同历史阶段亦有差异性，差异的存在实际上是"范式"的不同，他认为"范式"大致包含了一些哲学的、形而上的假定，对这个理论的被认为最基本的原理、定理、规则的认定，甚至亦把这些原理、定理和经验联系起来，借以验证它或否定它。比如，按照中医的方法治好了某一个病，按西医的观点不能算是中医治好了，因为没做双盲实验，没有设置对照组，不符合科学的规律。这已经涉及对两个经验系统的结果和理论做对比的时候，对其验证的方式程序是否认同。这种方式也包括在"范式"里。比如，中医可以这么辩护，在特定的时间点、空间点和人体上，每一个人都是彼此不同的个体。也可以这么反驳，设立这个对照组的时候，是假定了分在对照组的这些人和实际对象是相同的。这里面又有另外一些假定，我们在做这些时，经常忽略了背后的这样一些假定。也就是说，不同理论的变化，实际上是"范式"的不同。

五、地方性知识

另外还有一个理论储备，就是"地方性知识"，这是近年来在科学史界，在文化研究、科技与社会等领域，尤其是科学人类学、医学人类学中非常核心的概念，甚至西方也在研究。联合国教科文组织的网页上，对于地方性知识是这么定义的："关于自然界的精致的知识并不只限于科学（当然这个科学是特指狭义的西方科学）。来自世界各地的各种社会都有丰富的经验、理解和解释体系。地方性知识和本土知识（所谓地方性知识就是 local knowledge）指那些具有与其自然环境长期打交道的社会所发展出来的理解、技能和哲学。对于那些乡村和本土的人们，地方性知识告诉他们有关日常生活各基本方面的决策。这种知识被整合成包括了语言、分类系统、资源利用、社会交往、仪式和精神生活在内的文化复合体。这种独特的认识方式是世界文化多样性的重要方面，为与当地相适的可持续发展提供了基础。"联合国教科文组织把地方性知识作为一个可持续发展、生态环境保护的理论资源，但这个理论其实并不只限于此，而是一个更泛化的、一般的理解概念，包括科学和地方性科学。

在很多的研究中开始利用地方性科学这样一种概念，最早是人类学家吉尔兹的一本文集里，就命名为"地方性知识"。但吉尔兹原来从法律、社会、人类学角度做不同的比较，而后来使这个概念有了一个派生。我们说一些结论，说地方性知识所谓普遍性和普适性的差别，甚至有极端的，像科学实践哲学流派，他们通过对西方科学最典型的科学实验研究，甚至案例研究，提出普遍的、非地方的西方科学（基于实验室），其实也是一种地方性知识。为什么它散布得特别广，这里就存在一个争议，该争议就是把普适性和普遍化区分开来。有一种默认的观念，以为那些被普遍化的、传播很广的东西自然有普适性，放之四海都适用，而那些没有能够成功地散布到世界各地的东西就不具备这种普适性，而只是在地方有限使用。这两者其实是一个误解。恰恰在科学的传播上，我们说今天西方科学成为一种主流的、主导的、社会强势的知识，也与此有关，甚至有一些理论，包括像后西方、后殖民主义等，恰恰也是在研究这样一个问题。

我们关注地方性知识有一个深层次的意义，就是提醒人们那些非西方科学提出的知识也是重要的、有效的，甚至在所有的知识应用的时候都是有必要的语境约束的，也可以是普遍的。因为针对人体，同为地方性知识的不同医学，都会有疗效。这又回到哲学的立场问题。人们也争议什么叫疗效，疗效是一个对于实践下的检验性的评价，检验性的评价也是范式的一个组成。从广义上讲，这样多元的地方性科学知识的成立和道理就与另一个科学人类学的概念联系起来了，即科学的"文化相对主义"。这些不同的地方性知识彼此之间，就像库恩的"范式"一样，不一定都是可通约的，意思就是说不可能用这套理论的概念系统完整地去解释描述另外一套理论。但毕竟都有相同或不同的一些效应。而这种"文化相对主义"，又是一个更加根本性的立场。

其实这些年来做有关研究，我对人类学这门学问越来越感兴趣，觉得人类学为我们认识科学或者是自然知识提供了一个非常有力的、有用的理论资源。在传统层面，在人类学学术圈，他们过去是研究土著民族，今天已经没有那么多研究。人类学也在研究各种主流的，甚至科学的实验室。它作为一个局外者来观察这件事，在学术圈，一些被认为是普遍接受的东西，在圈子之外，对我们社会的人来说，往往是不一样的。其中之一我觉得重要的是"文化相对主义"。人类学过去有这样一个发展阶段，研究土著，研究某个岛的、国家的人，或者研究某个民族。当时的人类学家（主要是西方学者）将西方文化奉为主流，以一种高高在上的姿态关注其他有别于西方的文化，他们还认为那些文化是处于低级阶段的文化，认为文化存在一个由低级逐渐进化到高级的过程。后来人类学家慢慢地、逐渐地抛弃这个观点，他们认为，不可用自己认可或熟悉的文化体系去解释评价另外一套文化体系，这与范式相像。在文化之间，不可轻易地说哪一个更高级、更优越。"文化相对主义"，在人类学里，其实是一个很常识性的立场认识。借助"文化相对主义"，用阐释人类学的方法解释这种新的倾向，我引用了叶舒宪的话。叶舒宪虽是研究文化人类学、神话的人文学者，但他对地方性知识的理解非常到位，他说："这种新的倾向在人类学的内外都产生了相当可观的反响"，"越来越多的人类学者借助于对文化他者的认识反过来观照西方自己的文化社会，终于意识到过去被奉为圭臬的西方知识系统原来也是人为'建构'出来的，从价值上看与形形色色的'地方性知识'同样，没有高下优劣之分，只不过被传统认可（误认）成了唯一标准的和普遍性的"。用地方性知识创始人吉尔兹的话来说，知识形态从一元化走向多元化，是人类学给现代社会科学带来的进步。与所谓的普遍性知识并论，地方性知识不但完全有道理，而且对于人类认识的潜力而言，自有其不可替代的优势。这里最终的自然推论是，地方性知识的确对于传统的一元化的知识观和科学观具有潜在的解构与颠覆作用。

我开始以"毒"作为切入点，"毒"是一个对象，不同的医学系统对"毒"有不同的认识，这种认识是多样性的，那么这种多样性就涉及怎么评价。我们传统的评价是一元论，但是如果参照类似于科学哲学的这种范式理论、人类学，联系"文化相对主义"，我们会发现这种简单的一元论的范式是矛盾的。过去人们认为这种一元论是绝对的。在科学哲学理论的范式中，依赖于不同的范式的不同理论系统之间，并不一定具有可通约性。回到话题，无论中药还是蒙药，一方面可以说是长期经验积累的产物，另一方面，又与其他相关的医学理论不可分割。有人坚定地反对中医，但是提出应"废医验药"，认为中医这套理论完全不科学，该废除，但是药可以使用，需要去验证。这里有一个问题，验证这个药用什么方式和理论？我们还可以思考另一件事，所谓中医有中药，中药是什么？其实对于某种物质、植物、动物或矿物等，西医也会用，中医也会用。但是一个药物，只有在中医的框架下去认知、去使用的时候才是中药，否则它就只是一种物质而已。反之，用西医的方式去提炼它的成分，按照西医的认识来应用，它就成为西药。药并没有一个先在的中药或西药的分类。脱离了中医理论系统来使用的中药就不是传统中药，脱离了蒙医理论系统来使用的蒙药也不是传统意义上的蒙药。

还有一个实例，我们采访蒙医时，蒙医用冰片解决发热的问题，蒙医认为冰片是寒性的，能够克制热，但是除了这个药性，冰片还有其他的特性。比如说，这些特性除了寒性能够降热以外，还会对身体带来不利的影响。除了治病，它还会带来毒副作用。为了解决副作用，蒙医就会在用冰片的同时，配以等量的石膏。石膏的作用不是为了治病，而是为了消除冰片所带来的毒副作用。所以像这样一种用药和处理"毒"的方式，与特定的医学理论系统的认知是不可分割的。蒙医虽然是官方认可的医学，但是与中医相比，截至目前还没有饮片标准。这是因为在《中国药典》的管理规定中，只有一些合法的成药。其实这是一个管理和认知评价的缺失。蒙医只能把成药作为一个基本单元，吃药的时候再搭配各种成药进行二次组合。而不可以到药店里去配饮片，只能使用各种配好的成药。蒙医也在争取饮片的权利。那么为什么不能有这个权利？作为一个医疗系统，饮片是最基础的东西，只有这样才能有更大的灵活应用空间。我们也在思考这件事，对于管理者而言，可能是出于对医学系统的某种不信任。如果给予充分的饮片权，医生开方的权利和自主性增加，需要投入的监管力量也要随之增大。我曾经想带领学生做一些研究，内容涉及蒙医所理解的身体和时间的问题。蒙医对于身体和时间的理解是非常特别的，我曾经去做了调研，让他们给我吃过一些药，自己尝试着去体验。蒙医在某种意义上很精致，表现在对时间的要求上。哪怕只是在二次辩证的前提下，有成药A、B、C、D、E、F几种，蒙医会将不同成药的服用时间分成早饭前、早饭后、午饭前、午饭后、晚饭前、晚饭后、睡前或者夜间，每个时间点吃的都是这"二次辩证"的不同组合，并不是说简单的一天三次，一次两片。用这种方式说明人在不同的时间点身体状况是不一样的，不一样的时间应该有不一样的处理方式。饮片标准的制定其实与医学理论中"毒"、安全性的理解是相关的。对于未来传统医学的发展而言，最基础也最为重要的，不是理论之间的相互辩驳，而是需要一种哲学立场的改变，尤其需要改变这种科学主义的一元论的医学观、药物观和毒性观。民族医学和现代医学关注的焦点就在于用现代西方医学无法解释或解释不符合理论的对"毒"的理解是否就是错的，是否就该被放弃。如果按照多元论的立场，"毒"就像疾病和药物一样，有理论依赖，只不过在被解读和翻译的过程中，概念之间有些交叠，就给人带来一元论的、抽象的、普遍的一个"毒"的假象。实际上，对于"毒"的理解，并没有超越不同医学理论体系之上的唯一标准，不能简单地用西医中的理论概念去处理其他医学中的问题。当然反过来，中医、西医实际上是各自在讲各自的理论，自然也不能因为从西医理论出发认为中药、蒙药含有西医认为的有毒成分就要被禁用。对于许多中药有毒的指责归根结底是在西方现代医学的立场上想用西医的理论评价和处理其他医学理论的问题。在这样的立场上，蒙医、中医这些传统医学就永远不可能被恰当地对待，也不可能得到理解和发展。所以迫切需要改变的是一个立场问题，即一个哲学立场。

六、总结

最后又回到科学传播上。首先，我们对现有的包括默认的认识往往以西方的一元论立场为标准，这里存在问题。其次，我们面对大众的科学传播，中医也一样，不只是一个具体知识的传播，换句话说，你想不想做或者是不是在做，其实都带有背后的哲学观点，而对这种哲学观点是否有一个反思意识，决定了你要传播的内容。其实现代社会上不只是面对中医，面对"毒"、面对西医，还面对各种各样的日常生活，如减肥、瘦身……我们传播时往往也都是站在各自的立场上。而对于"地方性知识""马兜铃酸"这些东西的重要性一开始是没有明确认识的，传播者也是这样的，所以这些话题需要被关注。聚焦"毒"，我们怎么面对，更要注意到在不同的文化语境下进行科学的传播。这个语境就是英文的"context"。"context"有不同的译法，例如背景、脉络。后来我们采用了另一个词，在历史意义与文化意义上，用"参与"这个词，不全是一个单线度的时间，还包括一个上下的、周边的空间范围。

（作者：刘兵）

蒙医视野中的"毒"：兼论民族医学的发展问题 *

一、问题的提出

随着现代西方医学的强大和普及，以现代西方科学范式为核心的科学观念的深入人心，以及在与科学密切相关的对现代化的追求中，不同于现代西方医学的其他医学系统都面临着衰落甚至生存的危机。在中国的语境中，关于中医和中药的长期争论，几乎从来没有停止过。在这些争论中，尤其在面向公众的争论中，一种常见的说法是，中医没有科学的、实验的依据，中药的有效性不确定，副作用不明确。而"近代随着西药毒理学研究的深入，学术界一度把药物的毒性认为是'药物对机体的伤害性能，是引起的病理现象，一般与治疗作用无关'。由此导致……人们对有毒中药退避三舍，甚至夸大中药毒性的现象"[1]189。

和中医药的处境类似，蒙医等其他民族医学及其药物也面临同样的质疑。这些质疑不仅反映在一些面向公众的传播中，也在社会上颇有一些影响，甚至于会影响到医学政策的制定。

关于西医与中医及其他民族医学的争论，其实涉及许多方面的问题。从医与药中对"毒"的概念的理解，可以作为讨论的切入点之一。如果我们深入研究现代医学对"毒"的认识和中医、蒙医等传统医

---

* 原刊于《广西民族大学学报（哲学社会科学版）》2017 年第 5 期。

学中"毒"的概念，会发现几种医学体系对"毒"的理解并不一样，进而使用毒、利用毒和解决毒的理念和方法也有很大差异。

这里的关键问题在于：不同的医学体系中的"毒"是不是同一个概念？有没有一种不依赖具体的理论系统的抽象的"毒"的存在？是否存在具有普遍意义的对"毒"的理解？用一个医学系统中对"毒"的理解去解释和评价另一个医学系统中的"毒"的概念是否合理？对这些问题的不同回答决定了对不同医学理论和实践的不同态度。

以往，对中医、西医中涉及的有关"毒"的认识，其实已有不少专门的研究。本文将首先对此进行总结并作为讨论的背景，以很少被研究者单独关注、分析和讨论的蒙医关于"毒"的独特理论和实践作为案例，具体探讨"毒"之概念的多元性以及评价，并在此基础上讨论民族医学发展道路的选择等问题。笔者试图以某种更倾向于人类学的立场进行分析讨论，为了能够更加深入地了解蒙医对这些问题的看法，在查阅蒙医文献的基础上，还走访了多位蒙医药学专家，听取了他们的观点。

二、"毒"之概述

"毒"，本是一个非常复杂的概念，既存在于医学中，也存在于日常生活中，除在医学中作为一种理论依赖的概念之外，也同样是一个文化依赖的概念。正像有学者指出的那样："毒质作为一种典型代表，象征了地球上生物所具有的令人匪夷所思的复杂适应能力。在所有时期出现的各种文化中，它们都是一种值得崇拜甚至敬畏的力量。"[2] 而这种察觉毒物避免死亡和分辨毒物进而利用毒物的能力显然是人类得以存续的基本技能之一，也是各类医学的重要内容之一。

但有意味的是，恰恰是由于理论依赖和文化依赖，人们对"毒"这样一个在不同的语言中（包括在医学、药学的表述中和在日常语言中）表面上似乎有某种相近的指称对象的概念的认识，从来也都是多样的，彼此不同的。

在中国，"关于'毒'的涵义，早期的相关记载可以追溯到《周易》。《周易·噬嗑》记载：'六三，噬腊肉，遇毒。'孔颖达注释说：'毒者，苦恶之物。'徐灏《说文解字笺》：'毒之本意为毒草'。可见毒的基本意思是对人体有较强刺激作用和毒害作用物质的总称，而以毒草为主"[1]46。中医药学对"毒"的认识，经历了一个漫长的历史过程，经过历代医家的经验和体会而逐步形成。毒的概念也从最初的"害人之草"、有毒物质的统称，发展到包含致病因素、药物特性等更为广泛而多重的含义。

近年来，专门对中医之"毒"的含义进行的研究也逐渐多起来。总体来看，中医对毒的含义虽然还没有达到一个共识，但人们对其理解有大致趋同的倾向。这里我们将各种对毒的不同认识归结为以下几类：一指致病因素，即能够对人体产生毒害作用，引起某些疾病的因素。如热毒、湿毒、火毒或者饮食之毒、蛇兽之毒等。二指病症，包括传染性疾病和感染性疾病，如疔毒、丹毒等。三是病理产物，如：六淫化毒，即风、寒、暑、湿、燥、火等六淫邪盛，危害身体；内生之毒，即"由于机体阴阳失和，气血运行不畅及脏腑功能失调导致机体生理代谢产物不能及时排出或病理产物蕴积体内而化生"[3]。四是药物之毒。这里又可分为几种不同的方面。其一，药物的统称。古代有很长时间，药毒不分，凡是能治病的药物都可称为毒。其二，药物的偏性。中医认为，药物之所以能治病是因为其偏胜之性，它能纠正疾病的偏性，从而达到治病的效果。其三，药物的毒副作用。

有些药物会因为多服或久服等不当应用而引起不良反应或有害作用。同时"经过不断探索实践，古代医家积累了丰富的预防毒性中药中毒的经验，认为只要用药对证（症），剂量合理，炮制配伍正确，毒药可为良药；若用之不当，即使是一般药物也可害人"[4]。

就西方医学的发展而言，"在古希腊，中毒已经是相当普遍的现象，因此，治疗中毒和解毒剂的使用就变得十分重要。第一个对中毒者采取合理治疗的人是希波格拉底，大约在公元前400年，他已经知道，在治疗或减轻中毒症状方面，最重要的是要减少胃肠道对有毒物质的吸收"[5]。文艺复兴时期的帕拉塞尔苏斯（Paracelsus）还认识到了剂量和效应之间的关系，明确指出毒与非毒的界限只在于剂量。如今，现代科学中已有专门对毒物进行研究的学科，也即毒理学，和现代医学关系更为紧密的药物毒理学便是其中一个分支。通常药物毒理学认为，毒是药物对机体产生的有害作用，这与药物对疾病的治疗作用没有关系。"有毒（toxic）指具有产生一种未预料到或（并）有害于健康作用的特征。毒性（toxicity）指物质对机体产生的任何有毒（有害）作用。"[6]2

同时，和帕拉塞尔苏斯对"毒"的解释类似，现代毒理学的认识中，有毒无毒同样是一个相对事件。首先，它和物质本身的毒性有关，即有些物质本身确有毒性作用。而某种物质毒性发挥不发挥作用又和如何应用它有很大的关联。例如，有些蘑菇本身具有毒性，但处理得当也可以当作美味食用。其次，它和剂量有极大的关联。"毒物是一个定量概念，几乎所有的物质在一定剂量下都是有害的，而同时在更低的剂量下却没有毒性。"[7]药物则是更加典型的例子，"任何药物在剂量足够大或疗程足够长时，都不可避免地具有毒性作用。一方面由于药物本身固有的药理作用往往不可能是单一的，体现在常用量短期给药时出现的副作用及长期治疗过程中，药物在体内蓄积后，对靶器官的毒性作用；另一方面由于用药个体的遗传学差异、特殊生理状态（年龄、性别、妊娠等）和病理状态的易感性所决定"[6]6。这里还引出了毒性和个体差异之间的关联性。如前所述，个体的年龄、性别、健康状态和遗传背景等的不同导致对有毒物质的反应有所不同。例如，"糖尿病患者可能会觉得糖具有毒性，转而去享用人工甜味剂，然而一些不能代谢苯丙氨酸（人体必需氨基酸之一，合成阿斯巴甜的主要原料）的人会觉得碳酸饮料中的人工甜味剂具有毒性"[8]。

从这些观点来看，那种表面上依据西方药学和药物毒理学，根据一些中药的药物成分含有"毒性物质"，从而就断言中药"不科学"，不能使用，否则就是害人，并要废之的说法，其实在用药与毒的关系的基本理念上，也是并不符合其所声称依据的学科的标准看法的。

三、蒙医和蒙药认识中的"毒"

和中医、西医一样，蒙医学作为一门独立的医学体系，也有自身对"毒"的独特认识以及在这一认识之下对待和处理毒性作用的特殊方法。只是还没有像西医和中医那样，关于蒙医对"毒"的认识，没有较多对之进行的专题研究。这里，笔者根据文献和一些访谈，对蒙医对"毒"的认识进行归纳和梳理，将其作为关于不同医学系统对"毒"的不同认识的一个案例补充。

在蒙医理论中，涉及"毒"的内容主要集中在病因、病症和药物三个方面。

（一）作为致病因素的"毒"

在医学的基础理论体系方面，蒙医是有其不同于其他医学理论的独特性的。蒙医学将所有能够导致疾病的根源都称为致病因素，"根据蒙医学诊疗特征，将致病因素总体上归结为远因，贪、嗔、痴三者；近因，赫依、希拉、巴达干、楚斯、希拉乌苏、浩日亥六者；特殊因素，毒、力两者。共三大类十一个具体因素。这些因素或直接或间接成为疾病的本质，成为疾病发生和发展的关键因素"[9]386。当然，对致病因素的分类也可以有其他不同的情况，但不论哪种分类方法，"毒"始终作为一个重要因素而存在。"实际上毒既指毒物的本质，又指从外部危害人体或进入体内聚积到一定程度后，危害机体的物质。"[9]405 这种说法，或许可以作为在蒙医中对于"毒"的抽象定义。

更具体地，蒙医学将"毒"分为实物毒（实毒）、配合毒（配制毒）和转化毒（变毒）三大类。实物毒是指物质本身所具有的实质性的毒，如草乌之毒、一氧化碳、铅、水银以及蛇毒、虫毒、蜂毒等；配合毒是指两个或两个以上的物质混合之后形成的毒，即物质本身没有毒（实毒），但几种东西，尤其是药物合在一块儿之后就产生了毒；转化毒主要是指性质相反的食物或变质的食物进入人体之后转变成的毒。对于药物来说，药物本身没有问题，但是未能对症，或者由于病人本身的特殊状况而产生的有害物质，即被称为转化毒。

（二）作为疾病类型的"毒"

作为致病因素的"毒"对机体产生作用之后就会直接引发与"毒"有关的各种病症，即毒症。因此，蒙医学中的"毒"同时也会被视为一种病症。这里"毒物的毒是外因，机体的受损则是内因。即各种有毒物质通过皮肤、呼吸道、消化道等进入体内，随着精华散布或直接通过淋巴或血液散布于体内，进而损害脏腑、器官和组织，使人面色黯淡、身体虚弱"[10]。毒症根据其具体特征或损害的部位等还可以分为多种不同的类型。其中最典型的一类毒症叫作毒热，是热证之一种。"毒热症是指某种有毒物质和毒性刺激作用于人体引起的热性疾病。"[11]具体来讲食用被毒药或毒物污染的饮食以及性质相克的食物，吸入毒烟、毒气、毒尘等物质，错误或不当食用药物，被毒蜂、蛇等叮咬，在强烈的阳光下暴晒时间过长等都会成为导致毒热的条件。毒症除了毒热之外还可以有多种类型，如不消化毒症、肝中毒症、中毒性水臌等。

从以上两点可以看出，蒙医中对"毒"的某些理解，与中医是有相似之处的。

（三）蒙药中的"毒"

除以上两方面对"毒"的讨论之外，蒙医学中涉及"毒"的内容还有很大一部分是和蒙药有关。对此问题的讨论也更能直接回应本文开头部分提出的问题。

蒙药种类繁多，有植物药、动物药和矿物药三类，尤其以植物药为主。由于制作蒙药的蒙药材中有部分是常规意义上的有毒药材，进而部分蒙药也被认为是有毒蒙药，如《中华本草·蒙药卷》共收录蒙药 422 味，明确标示有毒的蒙药就有 58 味，其中矿物药 17 味，植物药 35 味，动物药 6 味。[12]

但实际上，有非常权威的蒙药专家认为："蒙药毒性是相对的而不是绝对的，如果医生对疾病诊断正确，对疾病的特征和发病机理非常清楚并且能够对症下药，蒙药是从来没有毒性的！用一个通俗的比喻来说，如果疾病的那个力是向下的方向，而药物的力是向上的，而且两种力在量上相等，那么就可以互相消解，不存在毒的问题，但如果两种力方向没能对准或力度不相称，那么就变成毒了。"① 这也就是说，就药物的使用来说，药物有无毒性或毒性是否发挥作用依然是要看具体情境的，使用的方式对了，有毒的也可变成无毒，用得不好，无毒的也可能变成有毒的。

在不同于上述语境的另一层意义上，即在更接近于对"毒"的日常语言表述理解中，蒙医学也可以说是同样在长期的临床实践中，对一些有毒药物积累了丰富的经验，进而形成了一整套消除或降低药物毒性的方法，我们通过对这些方法的考察可以进一步了解蒙医对"毒"的认识。蒙药常用的减毒方法主要有两类，即炮制减毒和配伍减毒。

炮制，是对药材进行特殊的加工处理，以保障用药的安全和有效的一种方法。虽然减毒不是炮制的唯一目的，但的确是其非常重要的目的之一。举一个具体的例子："有种药材叫草乌，这个草的毒性西医专家是非常害怕的，觉得它毒性特别大，但蒙医用得比较多。它的毒，在蒙医里边其实准确地说不叫毒性，在它进入人体以后，有强烈地抑制心脏的作用，严重者心脏骤停而死亡，但除此之外，它也有很好的镇痛、消肿等其他作用。经过蒙医的炮制以后，它被认为毒性的作用都变成了这些消肿、止痛的作用。所以如果它是实毒的话，经过炮制以后就变成有用的东西。"②

配伍减毒，主要是利用药物间的相互制约作用，消除或降低药物的毒性，提高药物使用安全性。"中医和其他传统医学都是组方嘛，

① 被访人：那生桑，内蒙古医科大学教授。访谈时间：2015 年 9 月 11 日。
② 被访人：那生桑，内蒙古医科大学教授。访谈时间：2015 年 9 月 11 日。

里边很多药，最起码是两个以上，就是我们所说的配伍的问题。通过配伍之后有些药是针对疾病的，有些药是要解决毒性作用或者叫跟病不相称的作用的。后者对疾病是没有作用的，它只是起到调和的作用。"① 例如，"诃子是蒙药中经常使用的一味药，蒙医认为诃子性平，通过调节'三素（协日、赫依、巴达干）'，具有调和药性和解毒的作用，因此蒙医药常将诃子与草乌配伍以制约草乌之毒性"[13]。此外，蒙医中经常用到的一个词"解毒"，也和配伍减毒有关。对此，有蒙医告诉我们："有些药物吃过一段时间之后，就需要用其他药物来'解毒'。比如，治肝硬化，需要长期服用含绿松石、寒水石等的药物。但在吃了一段时间后，要用'汤钦二十五'及'扎木撒四味汤'这两种药来'解毒'。这里的'解毒'，在蒙医的看法中，实际上是对寒热紊乱的副作用的调整。'汤钦二十五'是通过调整阴阳的方式，以调节身体平衡来解毒。'扎木撒四味汤'针对平常饮食中的毒性和药物的毒性，通过对消化系统的调整来解毒。"②

除以上两种减毒方法之外，蒙医还可以从剂型、用量和服用方法等环节进一步保障用药的安全性。

四、不同医学理论体系中"毒"的概念的多元性

（一）不同医学理论中对"毒"的认识之异同

综观几类医学中的"毒"，我们发现，首先，它们在某些方面有明显的相似之处。这主要体现在它们对"毒"的相对性问题的认识上。

211

第二编 民族医学与传播

① 被访人：陈英松，内蒙古医科大学教授。访谈时间：2015年10月20日。
② 被访人：孟和毕力格，内蒙古乌丹镇中蒙医院医生。访谈时间：2015年10月24日。

即不管它们对"毒"的界定和处理方式如何不同，但一致认为，"毒"是个相对概念，有毒无毒或毒发挥不发挥作用最终是由其剂量、使用时间的长短，以及个体的生理和病理状态等决定，使用得当，毒也可不害人，使用不当，非毒也可害人。当然，虽然它们在对"毒"的问题上有这种基本认知上的相通性，但具体到操作层面上，如对"毒"的进一步的具体界定，以及对待的态度和解决的方法等方面，却依然有着明显的差异。但相比之下，蒙医和中医这两种传统医学，由于历史上的各种渊源，其理论体系有很多相似之处，进而它们对"毒"的认识和解决方法也有很多共同点，差异主要体现在更具体的细节上。比较起来，蒙医和西医之间差异的体现则更加明显。

首先，在对"毒"的界定上，现代医学中的"毒"更多是等同于某种物质，是可检测得到的，能够分析成分和含量的物质，因此西医对毒的研究也主要是实证研究。而蒙医所说的"毒"之范围显然比西医要宽泛得多，分类系统也不相同，其中既有和西医类似的实毒，也有配毒、变毒等不同类型，既可作为某种致病因素，也可作为某类病症。

其次，对待"毒"的态度上，西医更倾向于谈"毒"色变，尤其在药物领域，对被认为有毒性的物质或元素能弃则弃，能躲就躲，尽量不直接使用。蒙医看待毒的态度相对平和，很多被认为有毒的药材，照样将其用在治疗上，而不会完全抛弃。换句话说，在西医那里，虽然它们总体上也认可毒的相对性，但实际上更倾向于有毒即有害论，进而试图尽量拒绝使用有毒物质。蒙医虽然也有部分对毒的理解和西医有相通之处，但在它们这里，有毒并不等同于有害，即便是实毒也是可以通过适当的手段去消除、调整或降低到无害范围之内的。

最后，基于以上对"毒"的不同认识和不同态度，二者在处理"毒"的方法上也有差异。西医要解决"毒"的问题，是在制药过程中尽量避免直接使用有毒成分，不得已要用时会将其有害的影响作为副作用标注出来。而蒙医则是以控制中间的过程为主，即照样用有毒药材入药，但会通过炮制、配伍或剂型选择等不同途径对毒性进行各种处理，降低或消除毒副作用，充分利用其有利于身体和疾病的方面。

以上对"毒"的认识的相同和不同之处表明，人们对"毒"的认知上的差异，归根结底是因为其理论的差异。即对何为"毒"、何为有毒、如何对待"毒"和处理"毒"等问题的回答是要依赖于其医学理论的，其理论假定不同，答案也就不同。在语言中存在的具有某种表面相似性的"毒"的概念，其实并无一种超越于不同医学理论之上的实体性的唯一指称对象。在多元的不同医学理论体系中，人们对"毒"的认识和理解也是多元的！

（二）如何评价不同体系中的"毒"

从人类学的立场来看，通常，"我们根深蒂固地认为我们自己的知识体系反映了自然秩序，认为它是个经由实验积累得以不断进步的体系，认为我们自己的生物学范畴是自然的、描述性的，而并非根本上是文化的和'类别性的'"[14]。也因此，我们会很轻易地用自己的体系去评价甚至否定和自己不同的体系，长期以来的中西医之争便是如此。我们所访谈的某位蒙药学专家的分析，则很好地说明了关于有毒药物争论的实质。

> 外行或者国内其他专家认为蒙药藏药毒性大，主要是，一个是因为毒性药材用得多一点，第二个是矿物药用得多一点，是针对这个来说的。但是如果让我们蒙医、藏医医生自己来说的话，我们认为，一是我们的药中毒性药很少，其实就那么几味。二是对这几味毒性药材我们不是不做处理地直接

使用，实际上我们有非常有效的减毒增效的方法……比如说矿物药，大部分矿物药的炮制是经过净化的，净化以后比如氧化钙，那都是有用的东西吧，寒水石啊，石膏这些经过净化以后氧化钙都能达到 90% 以上，这样其他杂质就少了。再比如，雄黄经过蒙医炮制后三氧化二砷的含量就非常低了，三氧化二砷是雄黄的成分之一，就是西医认为的有毒成分，通过炮制以后别的成分保持，这个含量就降低了。还有就是硫黄，蒙医用羊油去煮，煮完了以后里边的那个毒性成分就降低了，作毒理实验以后真的有显著差别，都不超标。这个不是我硬说呢，是通过我们的实验，通过分析化学成分得来的。所以真正看到我们这个实验结果的西医，他也是承认我们的这个确实降低了毒性，但更多的西医或老百姓，他是不了解这个情况的，所以他不承认也不接受我们蒙药。[①]

在现实中，一些人之所以对经过炮制等处理过的蒙药、中药依然不信任，除对炮制过程及其效果不了解之外，应该还有其他一些方面的原因。例如，一些对中药、蒙药的滥用和误用等不符合其理论和实践要求的用法而导致的不良后果被强加在蒙医或中医理论及药物身上，当作这些传统医学有问题的证据。但显然，违背蒙医、中医理论和用药原则，不合理用药所导致的不良后果或毒性反应是不应该被当作蒙药和中药在处理药物毒性方面的固有问题来看待的。更重要的是，由于西药毒理学已经较为成熟，对毒性发生和作用的机理在其理论逻辑系统中比较清楚，而蒙药和中药等传统医药则没有西医意义上的毒理学所支撑。一些在医药毒理学的意义上被认为有毒的药物，尽管有其

① 被访人：那生桑，内蒙古医科大学教授。访谈时间：2015 年 9 月 11 日。

疗效（不同医学体系对疗效的不同认定方式又是另一个重要的问题，但在这里暂不展开讨论），但其作用机理至今仍无法用现代科学或现代医学的理论解释清楚。而基于那种认为与西方现代科学相一致的西医的理论和标准才是唯一正确的科学主义的立场，便会认为无法用西医理论来解释的其他医学理论是有问题甚至错误的。

但在科学哲学的范式理论中，依赖于不同范式的不同理论系统之间并不一定具有可通约性。实际上，无论中药还是蒙药，一方面可以说是长期经验积累的产物，另一方面，又与其相关医学理论体系不可分割。脱离了中医学理论体系指导来使用的中药，便不再是传统意义上的中药，脱离了蒙医学理论体系指导来使用的蒙药，也不再是传统意义上的蒙药。在我们的访谈中，曾有一位受访者谈及了一个有代表性的实例。"比如，蒙医用冰片来解决发热的问题，因为蒙医认为冰片是寒性的，它能够克制热，但同时，冰片还有其他特性，比如锐，这些特性，会导致它除能够降热之外，还会带来其他对身体不利的影响，这其实就是我们所说的毒性或者副作用了，而为了解决这个后期的副作用，我们就会在用冰片的同时配以等量的石膏，这个石膏不是为了解决别的病，而是为了后期避免冰片的毒性副作用，这样就既可以达到降热的目的，又避免了毒副作用的产生。"[1] 这个实例，恰恰有代表性地表明了蒙医如何在其基于不同范式的医学理论中，以不同于西医理论的方式来使用药物和避免"毒性"。

总之，民族医学和现代医学之间对于药物毒性的争论，一个重要的基础性的分歧焦点在于，用现代医学理论无法解释或不符合现代医学理论的民族医学是否就是错误的，是否就该被抛弃。通过以上分析，

① 被访人：那生桑，内蒙古医科大学教授。访谈时间：2015 年 9 月 11 日。

基于医学多元性的立场，我们认为，"毒"就像疾病和药物一样是一个理论依赖的概念。只不过其在被解读和翻译的过程中，因概念之间的某些交叠，给一些人带来了一元论的，认为有一种抽象的、普遍的"毒"的假象。实际上，对"毒"的理解并没有超越于不同医学理论体系之上的唯一标准。不能简单地用西医理论中的概念去评价和处理其他医学理论中的问题。自然，更不能因为从西医理论出发认为某中药或蒙药含有毒成分，就该禁止中药或蒙药，甚至连带地将其理论体系一同废除。

五、延伸的话题：民族医学的发展

从以上对"毒"的不同认识作为切入点，与不同医学体系之间的关系等问题相关联的另一个有意义的延伸话题，就是关于民族医学的未来发展问题，这也是目前所有民族医学实际面临的也是必须面对的问题。

当下，蒙医现代化、中医现代化的说法等基本成了形容蒙医、中医等传统医学在现代社会中的发展主流代名词。但实际上，这里的现代化并非单指时间维度上的进一步发展，它更多地含有用现代西医的模式对传统医学进行新的改造的意味。就药物来说，这种现代化主要体现在用现代科学的方法和标准来研究蒙药、中药的化学成分和与之对应的疗效等。本文中讨论的"毒"的研究，同样存在类似的问题。与此相关的是，这种认识上、立场上和发展模式上的偏差，甚至会影响到国家政策的制定，并在现实当中用西医的标准来指导传统医学的发展。这无异于对传统医学的扼杀。

虽然同样基于多元化的立场，我们也可以认为，这种以西医的范式来尝试研究传统医学也有其意义，但如果我们在整体上把传统医学的现代化直接等同于西医化，认为这是传统医学发展的必需之路，可能就会有很大的问题。"在国内许多年的实践中，人们可以看到，这种结合最为可能的结果，是西医'改造'了中医，使得许多中医医院中的中医实践不再按照地道的中医方式进行，成了在西医的理论框架和诊断治疗系统中的一种地位尴尬而又与之存在有矛盾冲突的另类补充。"[15]在我们的访谈中，一位蒙医专家也表达了他的担忧：

> 目前的有些政策极大地限制了蒙医药的发展，比如在用药问题上，由于各种限制我们很多非常有效的传统药物或配方，现在没办法使用了。同样的诃子，同样的莲子，西医把它分开，单独包起来就可以随便用，我们的蒙药弄成成药以后不能用，这个我们很有意见。我们蒙药配伍原则也是辨证的。蒙医认为人体本身是自然的产物，人是整体，所以要辨证施治，比如说西医理论的同一种疾病我们用不同的手段、不同的药物治疗。西医诊断的不同的疾病可以用同一种药物来治疗。这是我们的特色，也是我们的强项。所以这种情况下，有时候他们不让我们的配伍按辨证配伍来施治、用药，灵活运用这块我们是受限制的。这个我们也是提过很多意见。……医和药是不分家的，离开了蒙医理论的蒙药不再是蒙药。如果用西医的化学分析和提纯的方法研究和改造蒙药，那么蒙药就变成了化学药品、西药，也就等于没有了蒙药。①

这段访谈中涉及的一个现实就是，由于没有蒙药的饮片标准，实际上就等于取消了蒙医传统中重要的基本用药方式，只能在有合法标

① 被访人：乌仁图雅，内蒙古医科大学教授。访谈时间：2015 年 9 月 11 日。

准和成药的基础上"二次辨证"来进行治疗。而关于饮片标准的制定，与对于医药理论、毒等诸多问题的理解和认识，显然又是密切相关的。

"期望用单一理论、单一范式去面对多样化的世界，解决所有的问题，这种想法本身是值得怀疑的。中西医学属于不同的范式，各有所长，各有所短；故二者应当相互补充，而不宜合二为一。"[16] 如果强行将现代医学和民族医学相结合甚至用现代西医理论去指导传统医学的实践，其结果，会影响和限制传统医学自身的发展和应用，甚至会使其走向灭亡。

基于以上观点，如果我们再回头去看文章开头提到的对于有毒中药的指责，就会发现其实它们归根结底是因为站在现代西方医学的立场上，想用西医的理论评价和处理其他医学体系中的问题。而在这样的立场下，蒙医、中医等传统医学永远不可能被恰当地对待，也不可能得到理想的发展。"因而，迫切需要改变的，实际上首先是一个立场的问题。"[15] 因此，作为结论，我们认为，对于未来传统医学的理想发展来说，最具有基础重要性的，是在哲学立场上的观念的改变。尤其是需要改变那种科学主义的、一元论的医学观、药物观、毒性观。

（作者：包红梅、刘兵）

参考文献

［1］于智敏.中医药之"毒"［M］.北京：科学技术文献出版社，2007.

［2］理查德·贝利沃，丹尼斯·金格拉斯.活着有多久：关于死亡的科学和

哲学［M］.白紫阳，译.北京：生活·读书·新知三联书店，2015：148.

［3］李丛丛，薛一涛.识"毒"浅析［J］.吉林中医药，2008（1）：1-2.

［4］石一杰，高三德.小议毒性中药［J］.国医论坛，2004，19（6）：17-18.

［5］史志诚.毒物简史［M］.北京：科学出版社，2012：410.

［6］楼宜嘉.药物毒理学［M］.3版.北京：人民卫生出版社，2011.

［7］E.霍奇森，等.现代毒理学［M］.3版.江桂斌，汪海林，戴家银，等译.北京：科学出版社，2011：3.

［8］史蒂芬·吉尔伯特.生活中的毒理学［M］.周志俊，顾新生，刘江红，等译.上海：上海科学技术出版社，2013：36.

［9］宝音图，赵百岁.医学（上）：基础理论与治则治法研究［M］.呼和浩特：内蒙古教育出版社，2003.

［10］蒙古学百科全书编辑委员会《医学卷》编辑委员会.蒙古学百科全书·医学卷［M］.呼和浩特：内蒙古人民出版社，2002：434.

［11］阿古拉.蒙医药学［M］.呼和浩特：内蒙古教育出版社，2010：174.

［12］国家中医药管理局《中华本草》编委会.中华本草·蒙药卷［M］.上海：上海科学技术出版社，2004.

［13］王璞，王亚旭，王聿成，等.有毒蒙药常用减毒方法研究探讨［J］.云南中医学院学报，2013，36（5）：68-70.

［14］拜伦·古德.医学、理性与经验：一个人类学的视角［M］.吕文江，余晓燕，余成普，译.北京：北京大学出版社，2010：4.

［15］刘兵.几个有关中医问题的非系统性思考［J］.科学对社会的影响，2006（2）：46-48.

［16］田松.科学的技术与经验的技术：兼论中西医学的差异［J］.哲学研究，2011（2）：100-106+129.

第三编

问题研究

女性主义医学史研究的意义

——对两个相关科学史研究案例的比较研究[*]

一、引言

女性主义或曰女权主义（feminism）^①作为一种理论与实践，包括男女平等的信念及一种社会变革的意识形态，旨在消除对妇女及其他受压迫的社会群体在经济、社会及政治上的歧视。自 20 世纪 60 至 70 年代的第二次妇女运动浪潮以来，西方女性主义更为全面地追求和推动妇女在政治、经济、文化等方面获得与男性平等的地位。与此同时，从这种政治运动中，也派生出了女性主义的学术研究，它运用女性主义特有的观点和立场，将关注的焦点对准了范围广泛的各门学科。女性主义学术研究最初主要集中在文学、艺术批评、历史学之类的人文领域，后逐渐扩展到科学哲学、科学史、科学技术与社会等研究领域。

从主要观点和立场来看，女性主义学术研究大致包括了自由主义的女性主义、激进女性主义、马克思主义和社会主义的女性主义、精神分析和社会性别女性主义、存在主义的女性主义、后现代女性主义、生态女性主义和多元文化与全球女性主义等多个流派，这些流派对

---

*　原刊于《中国科技史杂志》2005 年第 2 期。

①　"女权主义"与"女性主义"在英文原文中对应的都是 feminism，在此采用目前国内妇女研究界较为流行的"女性主义"译法，旨在强调女性主义理论之于学术研究的性别分析视角。

很多问题的看法存在激烈的内部冲突，但作为学术研究，它们共享一个基本的概念范畴，即社会性别（gender）①；从研究思路的发展来看，女性主义学术研究大致经历了从最初的发掘和强调女性在各个领域做出的贡献，到对各个领域的制度、规范本身进行社会性别的分析与批判；从强调作为女性的统一立场，到逐渐认识到女性内部的差异性，以至强调女性身份的多重性与变动性。其中，对于不同文化中女性身份多样性与差异性问题的认识，使得西方女性主义研究开始越来越关注第三世界国家妇女的处境和地位。

女性主义科学史研究也始于 20 世纪 60 至 70 年代，它首先致力于寻找科学史中被忽略的重要女性科学家，恢复她们在科学史上的席位，认为科学史可以通过加入女性的成就而得到完善。实际上，这种研究没有解释男性主导科学的根源，默认了女性在科学领域的屈从地位，本质上是按"男性标准"进行的"补偿式"研究。直到 80 年代之后，相关研究开始引入批判性的分析维度，一大批女性主义学者如麦茜特（Carolyn Merchant）、凯勒（Evelyn Fox Keller）、哈丁（Sandra Harding）等都从不同的角度出发，寻找并批判科学的"父权制"（patriarchy）根源，揭示西方近代科学从其历史起源开始，便具有性别建构的性质。[1-3] 也正是这种批判性的分析视角使得女性主义科学编史学在西方科学史研究领域占据了较为重要的位置。

近年来，西方女性主义开始日益关注女性身份的差异性问题，女

---

① 这一概念指的是社会文化建构起来的一套强加于男女的不同看法和标准，以及男女必须遵循的不同的生活方式和行为准则等。它区别于传统的生理性别（sex），是社会建构的产物，随社会的发展而不断变化。其意义在于，既然性别本身就是社会建构的产物，我们通过多重途径改变这种建构，则实现两性平等便成为可能。这一概念是女性主义学术研究的基本分析范畴，在史学、科学批判等领域已被广泛运用，取得了很多成果。这里提到的性别分析视角，正是从社会性别这一概念意义上来说的。

性主义科学史研究在以社会性别为主要分析范畴的同时，也开始注意将女性主体置于具体历史语境中进行考察，将关注的视角转向了一些非欧美国家和地区的科学史研究，并在研究过程中强调这些国家与地区的文化特殊性和具体的历史情境。在这些研究中，较具代表性的工作有白馥兰（Francesca Bray）和费侠莉（Charlotte Furth）关于中国古代技术与性别以及妇科史的相关研究，[4-5] 其中，费侠莉的工作还获得了 2001 年的国际妇女科学史奖（The History of Women in Science Prize）①。目前，女性主义科学史研究在西方已经引起了越来越多的关注，大大拓展了科学史研究的领域，发现并揭示了很多新的问题和现象，同时也将关注的视角转向了中国古代，类似于白馥兰与费侠莉的这些研究，在国内尚未引起学界的足够重视。如果能将其所做的相关中国古代科学史研究与国内学者所做的传统中国古代科学史研究做深入的比较分析，对于中国古代科学史的研究来说，将会有很大的启发和借鉴意义。

二、对两个研究案例的比较分析

笔者在关于东亚科学史研究的一本国际会议论文集中，[6] 发现了集中在该论文集的"医学实践者"部分的两篇研究女医②的论文，一篇

---

① 该奖始于 1987 年，每年评奖一次，用以奖励在研究科学中的妇女历史方面做出贡献的学者。他们的相关杰出著作或论文可以采取传记等多种方式来讨论科学中的妇女活动，或者分析与社会性别直接相关的科学实践，或者考察女科学家的科学研究活动，其涉及的学科范围包括医学、技术、社会科学和自然科学等领域。参与评奖的著作或论文必须在颁奖之前的 4 年内发表，费侠莉的著作出版于 1999 年。

② 女医：从现代意义上而言指的是女医生，在本文中，泛指在中国古代提供各种医疗服务的女性医疗者，她们既包括来自上层社会儒医世家的女医生，也包括在民间为普通家庭提供实际医疗服务的"医婆""药婆""稳婆"等。

是国内学者郑金生的概要式的研究（以下简称"郑文"）[7]，另一篇是国外学者费侠莉关于明代女医一般情况的研究（以下简称"费文"）[8]。这两篇论文在研究对象上具有共同性，都关注女医问题，但在研究框架、研究目的和研究侧重等方面却存在很大差异，前者属于传统科学史研究的范畴，后者是女性主义科学史研究的代表作品，揭示出二者的差异，可以凸显女性主义科学史研究之于传统科学史研究的差异及其价值和意义所在。当然，这两位研究者关于女医问题还有其他的研究论文或著作，这里主要以上述两篇论文为主要分析对象，并在涉及相关观点时，适当援引其他论文或著作做进一步讨论。通过比较分析，主要从研究框架与分析视角、研究目的与研究侧重、研究文本与研究结论等方面揭示二者的不同之处。

（一）研究框架与分析视角

研究框架主要指的是研究者的研究思路及支撑在其后的理论基础，也即研究者对科学和科学史的基本看法，涉及的是基本的科学观与科学史观问题。所持的科学史观不同，研究者的研究思路与分析过程就会不同，直至研究的结论也不同。

西方女性主义学术在经历过各个领域里的"填补式"研究之后，进而对近代西方科学的客观性、中立性进行了批判，揭示了科学的父权制根源及其建构过程，并与后殖民主义（postcolonialism）等思潮相互影响，形成了一种多元文化的科学观。在哈丁等女性主义学者看来，"科学"将被用来指称任何旨在系统地生产有关物质世界知识的活动。[9]基于这种宽泛的科学定义，所有的科学知识，都是"地方性知识"或者"本土知识体系"，包括在近代西方确立起来的科学，也只不过是其中的一种而已。因而，早期欧洲和非欧洲文化中的秘术、巫术、地方性信仰体系中的"民间解释"、技艺成就等，都不能因与现代科学相异而在价值评判上被一律斥为迷信而遭完全抛弃。为此，中医作为一种与现代西医完全不同的"地方性知识体系"进入西方女性主义学者的研究视野，也就不是什么奇怪的事情了。

与此同时，女性主义对科学史研究产生的更为直接的影响，在于其揭示并批判了近代西方科学的父权制根源，将科学与性别的关系作为研究的焦点。科学的历史不再是与性别毫不相干的历史，女性在科学史上的地位、历史上的科学话语背后隐藏的性别权力关系等成为女性主义科学史研究的主要内容。可见，由对近代西方科学客观性、中立性的消解所带来的科学的建构观念、科学的多元文化观以及科学与性别之间的紧密联系，构成了女性主义科学史研究的基本框架。在这样的框架下，建构的、多元的科学观以及性别的视角成为费侠莉的中医史研究的基本思路，中医也是建构性的、多元的、渗透性别关系的地方性知识体系。

第一，费侠莉基于医学多元观，对于中医内部的各种实践、技艺做了进一步平权式的分析和评价，为女医实践在古代中医体系中提供了合法的地位。正如其在论文的开篇就明确指出，医疗系统是多元化的，它包括秘术式的（ritual approaches）、民间的（folk approaches）和被视为经典的等多种实践方法，古代中医更多的是作为一种家庭技艺在使用，很多专业医生都是从与家庭内从医者的合作中学得医术的，或者是通过自学和实践习得的，医生的资格是个人可信度与荣誉的事情，而不是由医学院或行会授予的。仔细分析，可以看到这里包含了以下几层含义：首先，费侠莉指明中医体系的多元化，将秘术式的医术和民间医术都包含在内，实际就是将女医的医学技艺包含在古代中医的定义范围之内。因为女医更多地采用针灸以及秘术式的医技，这些技艺不同于儒医的切脉诊断及其阴阳五行理论，在古代中医体系中处于边缘地位，宋明时期尤受后者排斥。这体现出性别关系与医学话语之间的相互建构和强化，导致女医及其医技、实践一起被贬低化。其次，费侠莉指出，古代中医更大程度上是一种家庭技艺，主要在家庭内发挥医疗作用的女医的工作也因此必须被承认。最后，指出古代医术高低并没有明确的文凭标准，只是靠个人声誉和社会地位来评判，如此一来，古代文献中对女医的评价可能更多地受其性别和社会地位的影响，而非由其医术决定。相比之下，从理论基础上讲，郑文没有将女医的医技、实践作为与儒医的医技、实践平权的体系来研究女医，甚至很少提到女医的实际医技，而只较多地关注她们的医学教育与社会地位问题（当然这与过去在研究中对女医的忽视相比已是一种进步，但只是有局限的进步）。在分析女医的地位和提及古代文献对下层女医的描述时，郑文认为女巫术医者和级别较低的女医毁坏了一般女医的形象。郑文没有对文献作者的写作意图进行分析，因而对底层女医的医技及其实践也持一种基本否定的态度。

第二，基于性别视角的引入，费侠莉对古代文献话语背后隐含的性别关系进行了批判性的分析。郑文与费文关注的都是女医问题，所不同的是前者属于传统妇女史研究的范畴，后者则引入了批判性的性别视角。这里涉及一个基本的理论问题，即关于妇女的科学史研究与女性主义科学史研究之间的区别问题。在一般历史的范围内，国内一些学者已就妇女史、性别史和女性主义历史的关系与区别做过一些讨论，但尚未形成统一认识。[10]笔者认为，就科学史而言，社会性别的批判性分析视角是否得以运用，是区分传统妇女科学史与女性主义科学史的主要标准。可以说，关于女科学家的研究不一定就是女性主义科学史，而不以女科学家为研究对象的科学史不一定就不是女性主义科学史。正如唐娜·哈拉威（Donna Haraway）所认为的，批判性女性主义科学编史学不必将自身局限在科学中的女性主题上，而应该从各种角度深入分析科学中随处存在的父权制现象。[11]一方面，郑文以女医为研究对象，关注了女医的社会地位，指出女医较少被历史记载以及遭排斥的原因可能要从当时盛行的规定女性社会角色的社会风俗和制度中去寻找，如"三从四德""男主外，女主内"的观念等，规定了女性的辅助、服从于男性的角色，认为这就是为什么女性不能在科学和技术领域充分发挥她们才能的原因。认识到女医受排斥的原因在于儒家文化的性别规定，表明郑文同完全按医技高低等所谓的医学内部的原因来评价女医地位的研究已有所不同；但另一方面，郑文又指出从现存文献来看，似乎古代没有明显的针对女医的歧视，因为历史上也记载有一些有名的女医给皇家治病或者开诊所和药房的故事。然而，极少数女医能得到历史记载，并不表示对女医就没有明显的歧视，事实上，当时人们之所以记载这些女医的故事，恰恰就是因为如下的想法："除非她有一些独特的救命技术，否则一个女人怎么可能成为医生呢？"这潜在地表明郑文仍未从父权制结构分析入手来看待这些文献，没有真正引入性别视角来进行分析。比较起来，费文对于古代文献中关于女医的形象描述进行了较为详细的分析，认为在明末文人眼中，无论女医疗者所起的医疗作用是什么，她们都被简单地归为一类——"婆"，或者"稳婆"，或者"药婆"，或者"医婆"。实际上，在医学水平的评价依靠个人荣誉而不是正规文凭的社会，这些基于性别歧视的言辞能帮助那些有学识的儒医发出批评声，并支持了他们与那些儒家家庭规范维护者的上层绅士之间的团结。费文揭示了女医被赋予的刻板形象背后隐藏着的医学体系与父权制的结合关系。

（二）研究目的与研究侧重

研究框架与分析视角的不同直接影响到研究者研究目的与所关注内容的不同。郑文在小结中指出，在大约 80 份中国古代传记和医学文献的基础上，对它们的社会文化背景做简短的考察和分析，尽管女医有很多缺点，针对她们的批评也很多，但考虑到时代的局限性，她们似乎像男医生一样履行了她们的社会职能。可见，郑文主要是要肯定妇女在医学史上的作用。这一点类似于西方女性主义科学史研究早期阶段的情形，但也不完全一样。后者是在发现了科学中广泛存在的性别不平等现象，认识到了性别与科学的关联之后，期望通过"添加"女性科学家来实现改写科学史的目的。从郑文中找不到对性别与医学关系的明确表述，更多的可能是从传统妇女史的角度入手来进行研究。从郑金生相关的其他论文也可看到这一点，如认为作为一名女医的专科医案，谈允贤的《女医杂言》有很多地方值得深入研究的同时，也附带有古为今用的目的，认为从临床治疗的角度看，该医案有许多经验值得后世研究参考。[12] 比较而言，费侠莉的研究目的不再仅仅局限于恢复女医在医学史上的地位，而更是要揭示男医与儒家父权制对于女医"婆"的刻板形象的建构与共谋过程，认为女医形象的塑造本身即是包含在儒家父权文化之内，它与对女性的歧视和压迫相互联系。她通过谈允贤的例子揭示了社会性别与阶级因素对女医地位的共同影响。正如费侠莉在其相关著作的导言中提到的，她是要研究古代医学史与性别的密切关系，揭示中医中的性别意识形态。[5]1-9

基于不同的研究目的，两篇论文研究的内容也有不同的侧重。尽管两篇论文都不属于针对具体女医及其医疗实践活动的专门研究，而是对女医一般情况的概要式分析，但从中仍可发现其研究侧重点的不同。郑文在古代女医的医疗社会背景、专业技能、医学教育和社会地位几个方面做了分析，费文则侧重于深入分析几种不同类型的古代文献中对女医形象的定义和评价，关注下层女医的作用。从郑文所认为的，"从现存文献来看，似乎古代没有明显的针对女医生的歧视"，"很多历史文献显示，杰出的女医生与男医生获得了同等的尊敬"，"这些秘术女医疗者和级别较低的女医毁坏了一般女医的形象"等观点，可以推知郑文对下层女医及其医技和实践活动的基本态度是否定性的，认为她们被批评的原因确因其医技和医德较差。如此一来，她们不可能在医学史上发挥多大的作用，人们自然会忽略底层女医的医疗实践活动及其贡献，而关注的重点将是诸如谈允贤这样"凤毛麟角"的女名医。实际上，在该文作者的其他相关论文中，的确未发现关于底层女医的专门研究和正面分析。当然，这里并不是否定研究女名医的价值，也不是说研究了下层女医就是好的研究。

比较起来，费文主要在郑文没有深入讨论的问题上，做了详尽分析。费侠莉将关于女医批评方面的文献分成了几大类，并就各类文献对待女医的态度做比较研究。其中，她认为儒家文人和儒医针对女医的批评文献表明，他们出于自身的原因谴责同时代女医的作用与道德，这些批评仅仅是从性别规范与阶级界限的角度，就给作为医疗者的妇女建立了一种消极的"形象"。例如，针对名儒与名儒医对女医的批评，费侠莉做了如下分析：吕坤作为德高望重的人士警告这些女医的活动，是因为她们不安于室，且似乎对他们妻子的身体进行控制，因为"稳婆"是连接上层社会家庭和下层女医的契机性职业。萧京把将女医引入家庭来治病的人责备成傻瓜和白痴，对女医形象进行刻薄的描写，认为不许女医进门的古家训很有道理。翁仲仁责备那些求助于使用按摩或针灸治疗小儿"惊"病的女医的家庭。这两位医生都没有真实描绘"稳婆"们的医术，而是直接贬低作为他们竞争对手的这些女医的阶级地位和医德。费文认为这些文献表明了男性对女医的焦虑，以及他们共谋的可能性。此外，通过对戏剧和小说中关于女医形象描述的分析，费侠莉认为，它们也遵循了同样的儒家文化价值观，将"婆"看成是闯入上层社会特权家庭空间的"内奸"和某种滑稽的、略带颠覆性的力量。尽管如此，在这些文献当中，也有一些涉及对女医医技及实践的描述，例如《金瓶梅》中为西门庆妻妾及小儿提供了各种医疗服务的刘婆，虽没被描写成有文化的人，但她使用的医治方法都未与儒医诊脉方法相悖，她开的处方在当时的儿科标准看来也是合理的。费侠莉认为，刘婆虽在男性权威的背后辅助女性的生育工作，她却被表明是个称职的诊断者和儿科医生。她同时还懂得针灸，比其他杰出的男医更多才多艺。可见，一方面，费侠莉要揭示古代文献对于底层女医的形象建构，另一方面更要肯定下层女医的医技及实践。实际上，这与其所持的多元医学观正相一致。

（三）研究文本与研究结论

研究女医问题涉及的文献，不外乎与女医相关的文献和女医自身所著文献两种，但其类型却多种多样，可以是女医个人的医学著述及其他文献记录，可以是涉及妇女病和女医的儒医经典文献和其他医学典籍，还可以是非医学类文献如史书、小说、戏剧和地方志等。郑文中讨论的文献类型主要是医学文献，准确地说是儒医经典文献，如对女医有所介绍或评价的《素女经》《素女要诀》《十产论》和《保产万全方》等，同时在讨论女医存在的社会需要时也提到了《新元史》和《明史》，在讨论女医医技时涉及了谈允贤的医案，而对于文学作

232

地方性知识视野下的民族医学研究

品中涉及的女医描述未做研究。对此，作者在文末也指出，仍需要搜集更多的文献，包括短文和小说中的描写，从多种视角去研究女医。比较而言，费文除分析儒医文献之外，最大的特点就是对文学作品如《燕子笺》《金瓶梅》，以及地方史志如《山西通志》《浙江通志》等文献中关于女医的描述做了深入的分析。这反映了两篇论文考察的文献在类型上的不同与特点。

除类型上的差异之外，两篇论文对这些文献进行分析的思路、看法和结论也有所不同。

首先，如上文所述，郑文对文献作者的意图和话语背后的性别权力关系未做深入分析，只是介绍了文献中关于下层女医的形象描述，得出的看法同文献作者基本没有差别；其研究的思路更多的是为了说明，尽管通过这些文献看到女医有缺陷，但不能因为下层女医医技与医德不好就否定全部女医在医学史上的作用。相比之下，费文透过文献揭示女医形象的刻画本身所负载的性别意识形态，其研究思路是揭示父权制性别规范对女医形象的有意建构，认为文献中对下层女医的医技和实践的诋毁是建立在对她们的性别和阶级地位的评价上。

其次，两篇论文对医案以及临床记录之类的医学文献的态度也有所不同。郑文在分析女医的受教育情况限制其著述时指出，尽管女医在某方面可能有很出色的医术，但却对医学理论没有什么贡献，现存的她们所写的医书多数只是些病例记录或诊断记录总结。这里实际上涉及两个方面的问题。其一，是以儒医的理论体系作为参照，认为女医的临床实践没能对这套理论体系做出贡献。实际上，女医在实践中常常使用的针灸、按摩之术，同儒医的阴阳、虚实的辨证治疗理论相比，更偏重于"外科"，后者更多强调用药内服治疗，按照儒医的理论标准来要求女医实践对其做出贡献是不合理的。比较而言，费文建立在一种多元的医学观基础上，揭示出二者的区别，并平权式看待儒医传统与女医实践的医学价值。其二，是费侠莉不局限于仅谈女医医技在医学史上的地位问题，更多地从另一角度强调了临床医案、病例记录等内容的重要性，即这些文献对于研究医者的从医过程、医患之间的互动与冲突、临床语言与理论语言之间互为影响的关系，以及医学身体在医学实践中被不断建构的过程等有很大的价值。[5]298-299 例如，在分析谈允贤的医案时，两位作者都谈到了谈允贤梦中受到祖母启示和鼓励，以至毅然从医的故事。郑文讨论这个故事，是放在说明谈允贤由书本知识到临床实践的过程中，其祖母茹氏起了关键性作用的背景下进行的。[12] 费文在分析了这一点的基础上，认为谈允贤突患重病又突然恢复，并受到其祖母启示的这个故事，实际上是谈允贤在表明其从医是一种命运安排，这些经历既坚定了其从医决心，也能使她的医学实践更好地获得社会的接受。同时，费文还指出一些人类学家对中国台湾和韩国的秘术女医（ritual healer）的研究也发现她们有此类经历，这表明谈允贤作为女儒医，她为自身医学实践争取合法性的途径，同那些萨满巫医（shamans）的途径类似，都是通过某种超自然的力量来为自己的实践赋权。

通过分析，可以看出这两篇论文在某些方面得出的结论存在一定的差异，尤其是在关于下层女医的医技与实践的评价方面，表现较为明显。实际上，它们在研究结论上的差别不是根本观点的差异，而是由研究框架、分析视角的不同所引起的研究侧重的不同，是对文献的分析方式的不同，费文揭示出了一些郑文未能揭示出来的内容与问题。例如，费文对女医"婆"刻板形象的总结与解构，对针灸、按摩等古代非主流医技的价值和地位的重新界定，对下层女医实践中性别与阶级压迫互动关系的揭示，对女医内部的分层现象的关注，对家庭儒学、医学传统之于上层女医从医实践及其社会地位的影响的分析，以及其从医过程中借助超自然力量来争取从医合法性的做法的分析等，都体现了性别的分析视角和多元的医学文化观。可见，女性主义科学史运用性别分析方法，体现出较强的分析力和说服力，确实从某种程度上拓展了传统科学史研究的范围，开辟了对同主题问题进行研究的新维度，也从某种程度上修改了传统研究的一些结论。

三、结语

目前，国内学者已经对一般的女性主义史学研究、科学哲学研究有较多的介绍和讨论，在历史学方面也产生了一些本土化的研究论文和著作，体现了女性主义史学研究的巨大潜力。在科学史研究方面，也已经有过一些相关的介绍和讨论，笔者曾就女性主义科学史研究之于中国古代科学史研究的意义和理论可能性做过初步探讨，这里通过对关注同主题问题的传统医学史研究与女性主义医学史研究进行文本的比较分析，揭示二者在研究框架与分析思路、研究目的与研究侧重、研究文本与研究结论方面的上述差异，作为对女性主义科学史研究之于中国古代医学史研究的意义以及实际研究的可能性，来进行具体说明的一次尝试。实际上，郑文和费文同时关注了被以往医学史研究所忽略的古代女医问题，在认为女医被医学史所忽略以及她们实际在医学史上发挥了作用等方面，观点具有很多一致性。在此对于它们之间差异性的分析不含有在价值评判上的孰优孰劣问题，旨在表明费侠莉所做的女性主义医学史研究展现出的一些独特的方面，对医学史研究范围有了一定的拓展。同时也表明利用女性主义视角进行中国古代医学史研究在实际操作上具有可行性，以期引起我们对女性主义医学史研究的关注，并利用自身的文化资源和文化身份进行本土化的探索，克服西方学者由于文化差异而引起的不足。在拓展我们科学史研究领域的同时，亦能在充实女性主义科学史理论方面做出独特的贡献。

（作者：章梅芳、刘兵）

参考文献

［1］ Carolyn Merchant. The death of nature: women, ecology and the scientific revolution［M］. New York: Harper & Row, 1980.

［2］ Evelyn Fox Keller. Reflections on gender and science［M］. New Haven: Yale University Press, 1985.

［3］ Sandra Harding. The science question in feminism［M］. Ithaca: Cornell University Press, 1986.

［4］ Francesca Bray. Technology and gender: fabrics of power in late imperial China［M］. Berkeley: University of California Press, 1997.

［5］ Charlotte Furth. A flourishing yin: gender in China's medical history, 960－1665［M］. Berkeley: University of California Press, 1999.

［6］ Yung Sik Kim, Francesca Bray. Current perspectives in the history of science in East Asia［C］. Seoul: Seoul National University Press, 1999.

［7］ Jinsheng Zheng. Female medical workers in ancient China［C］//Yung Sik Kim, Francesca Bray. Current perspectives in the history of science in East Asia. Seoul: Seoul National University Press, 1999: 460－466.

［8］ Charlotte Furth. Women as healers in the Ming Dynasty China［C］//Yung Sik Kim, Francesca Bray. Current perspectives in the history of science in East Asia.

Seoul: Seoul National University Press, 1999: 467-477.

［9］桑德拉·哈丁. 科学的文化多元性：后殖民主义、女性主义和认识论［M］. 夏侯炳，谭兆民，译. 南昌：江西教育出版社，2002.

［10］李小江，等. 历史、史学与性别［M］. 南京：江苏人民出版社，2002.

［11］Donna Haraway. Primate visions: gender, race, and nature in the world of modern science［M］. London：Routledge, 1989.

［12］郑金生. 明代女医谈允贤及其医案《女医杂言》［J］. 中华医史杂志，1999（3）：153-156.

"坐月子"的性别文化研究 *

伴随着全球化的浪潮，西方现代科学的影响范围越来越广，对各种非西方、非主流的知识传统与知识形态形成了深刻冲击。其中，以现代西方生理医学为基础的西医已然成为医疗领域的强势力量，日益侵占着以非当代西方生理医学为基础的那些另类医疗传统的生存空间。在当下的中国医疗话语中，对中医及中医文化"不科学"的批判便时常可见。然而，即使在这样的情形下，在一个值得关注的特殊领域（妇产科医疗）里，却还存在着一个完全根植于本土医疗文化的知识与实践的传统——"坐月子"。这一传统在西方医疗技术与观念进入之后，虽然也发生了一些局部调整和变形，但却依然在相当的程度上顽强地传承下来。从"地方性知识"的立场研究这一传统，有助于探讨全球化背景中各种另类地方性知识传统的生存策略与意义；辅之以社会性别的分析视角，对女性主义学者关于身体与医疗的研究乃至对其关于"女性气质科学"的探索，也具有一定的意义。

一、"坐月子"的内容与现状

"坐月子"是关于妇女产后健康护理的一种传统知识实践与信念

* 原刊于《广西民族大学学报（哲学社会科学版）》2009 年第 6 期。

系统，它广泛流行于东南亚的一些国家和地区，特别是在中国。关于中国产妇"坐月子"的起源，有人认为它最早可以追溯到宋代。[1]尽管这一传统形成的源头和发展脉络尚不清晰，但可确知的是，千年以来随着中医理论与实践的发展和与生育相关的身体观念的变化，日益形成了今天广为人知的"月子"观念与"月子禁忌"，后者构成了中国产妇"坐月子"的具体内容。

从目前流行的产科指导书籍和相关的调查资料来看，尽管中国不同地方的"月子禁忌"颇有差异，但总结起来大致仍可分为以下几个方面：

饮食禁忌：其一，"产妇坐月子不能吃蔬菜、水果及生冷食物"。认为吃生冷食物会伤脾胃、伤牙齿；专吃鸡蛋、鸡汤线面、红糖糯米饭和油炸糯米丸等单一的热性食物，而且只能吃母鸡。其二，"月子里不能让产妇喝白开水，只能喝鸡汤、桂圆汤、红糖水"等。

行为禁忌：其一，"产妇坐月子不能洗澡、洗头"。因为产后头皮骨缝和毛孔大开，加之气血两虚，洗头洗澡易使湿邪和寒邪侵入头皮内及体内、关节中，并滞留于此，日后会经常头皮痛、头痛、全身关节疼痛、周身气血凝滞、月经不调。其二，"月子里产妇不能刷牙、梳头"。如果产妇刷牙、梳头会引起牙齿松动、脱落及头皮痛。其三，"不能看电视（这已经是有现代化的影响并因之变化了）、读书报，不能流泪"，以免日后眼睛落下病痛。其四，"产妇坐月子不能下床活动，要躺在床上"。认为这样身体才能恢复得快、恢复得好。

环境禁忌：其一，"月子里产妇不能外出见风，即使卧床也要遮挡严实，以防中风"。所以月子里产妇须深居室内、卧床不起、紧闭门窗，即使在炎热的夏季，也须包头盖被、穿长裤及长衣、长袜，并扎紧袖口和裤脚。其二，"产妇坐月子生人不能入室"。认为让生人进屋会带来邪气。因此，至今仍有些产妇家属不让社区卫生院的妇幼保健人员上门做产后访视。

这些禁忌和建议中的很多至今仍为中国产妇所采纳，"坐月子"仍然是中国产妇产后调养的一个重要习俗。相比之下，现代西医没有"坐月子"的说法[2]，但对于妇女的产后恢复也有一套系统的理论和临床经验。产妇自胎盘娩出至全身器官（除乳腺外）恢复或接近正常未孕状态所需的时间称为"产褥期"，一般为 6 周[3]，在这期间，产妇要求获得良好的休息和适当的营养，并进行一定的身体锻炼。而且，在西方医学文化史上，也曾流行过一些与怀孕和分娩有关的禁忌，尤其是紧闭门窗和隔离禁忌，例如担心孕妇接近病人会加剧病人的发烧症状等。[4]这些禁忌潜在地和与怀孕及分娩有关的危险、污秽等观念有关，同样对孕妇或产妇的身体与行为进行了规训。有所不同的是，这些传统观念和禁忌在现代西方的妇产科背景中的衰微要快速和彻底得多；并且在产后护理方面，西方医学文化传统并没有明确的"月子观念"和如此详细严格的"月子禁忌"；从某种程度上可以说，"坐月子"所内含的禁忌，体现了非西方、非现代医学环境下试图保证产妇身体健康的一些基本理念和方法。

值得注意的是，随着医学发展和民众观念的改变，中国的"坐月子"传统在具体操作方式和禁忌方面，也开始发生一些变化。

第一，"月子"空间的变化。中国传统医疗空间主要是在家庭内部，产妇"坐月子"更是在家庭内部进行。近年来，中国农村家庭的产妇基本仍然是在家庭内进行月子护理。城市家庭产妇大多数也选择在家"坐月子"，但还是出现了一些新的可替代空间，其中一种形式是"月子医院"与"月子病房"。例如，北京的一些妇幼保健医院就开设了专门针对产妇的分支机构——"月子医院"和"月子病房"。一些年轻夫妇也已接受了这种全新的"坐月子"方式。月子医院是以休养为主，同时集康复、医疗、保健和健康教育为一体的综合性医护机构，在月子医院，产妇可以住到孩子满月。[5]另一种形式是出现了"月子宾馆""月子公司"。这些企业通过提供干净卫生的环境和专业护理人员吸引了很多年轻产妇。[6-7]职业月子护理机构的出现，被认为是呼之欲出的新兴行业之一。[8]

第二，"月子"服务人员的变化。与家庭内医疗护理空间相对应的服务人员无疑是家庭内的成员，在传统中国家庭空间内负责产妇护理的主要是婆婆和姑嫂等人。就目前的中国家庭成员模式和实际调查的情况来看，"月子"服务人员主要是产妇的婆婆、母亲或月嫂。出现了"月子医院""月子病房""月子宾馆""月子公司"等新型的护理空间后，相应的护理人员也转变为产科护士。这些机构大多是聘请护士学校的毕业生和一些妇科医院的退休医师作为主要护理人员与提供咨询指导的专家。[6-7]

第三，"月子"禁忌的变化。随着现代医学观念的深入和发展，传统"坐月子"禁忌的很多方面逐渐引起了人们的质疑。例如，就饮食禁忌而言，其中"产妇坐月子不能吃蔬菜、水果及生冷食物"这一条就遭遇质疑，人们认为这会导致产妇营养不良，而且过多摄入鸡蛋、鸡汤等会导致其身体肥胖。关于不能刷牙、不能洗头洗澡、不能通风等禁忌，有人认为这些常常是导致产妇产褥期口腔感染和妇科炎症的主要原因。[9]

"月子"传统中出现的上述新现象，反映了现代医学发展、公共医疗卫生事业进步、家庭人口模式变化以及城市经济社会变化的综合影响，体现了传统医学知识或习俗在遭遇现代化后的一种变革路径。但不可否认的是，"坐月子"这一传统产后护理习俗与知识传统，直接关乎生命的延续和人体的健康，它仍然对现代中国家庭具有重要而深刻的影响力。也为此，对于这一与日常生活紧密相关的特殊传统或者说医学文化现象，无论是产妇及其家人，还是中西医妇产科专家都给予了颇多的关注。那么，他们究竟是如何看待"坐月子"的呢？

二、关于"坐月子"的争论与不同观点

为何西方国家的产妇不用"坐月子"，"坐月子"有无医学根据，"坐月子"有什么优缺点等问题，往往是各界讨论的焦点话题。对此，在现有研究文献的基础上，结合访谈资料，本文从以下几个方面展开阐述。

（一）西医产科医师的看法

首先，国内产科医师的研究主要集中在探讨"月子禁忌"的科学性与影响问题上。他们从现代医学的角度（包括细菌学、保健学等）对很多禁忌提出了反思，给出了很多调查分析和改进建议。其中，北京大学医学部和河北省涞水县妇幼保健院对河北省某农村的200多名妇女进行了调查研究，结果表明很多禁忌传统对产妇产后护理并没有起到很好的作用。[10]甚至很多禁忌，例如"不吃蔬菜""不刷牙""不通风""卧床不起"还会造成营养失衡、便秘、牙病、妇科病和子宫后倾等症状。[11]但尽管如此，他们也发现，产后护理领域传统观念的作用力依然十分强大，许多产妇并不愿意接受现代医学专家的建议而自觉采取西式产后护理实践。[12]也可能正因如此，大多数的产科医师并不主张完全抛弃"坐月子"传统，而是主张对其进行"科学化"改造。在他们看来，"要消除不科学'坐月子'习俗

对产妇健康的影响，首先是要改变地方传统'坐月子'习俗和长辈的传统观念，实施科学'坐月子'"[13]。

那么，究竟应该如何"科学"地"坐月子"呢？首先，就行为禁忌而言，传统认为应该尽量卧床而少活动，但现代保健理论认为"产后应该进行适量运动，鼓励产妇产后24小时少量活动，随后可做产褥期体操，逐渐增加运动量，但应避免长期的站立、蹲位及手提重物"[14]196。其次，就饮食禁忌而言，传统认为应大量进食鸡蛋、鸡汤等肉类，勿食水果蔬菜等生冷食物，现代产褥期保健则认为："产后应多吃营养丰富、易于消化的半流质食物……要保持营养均衡。"[15]88再次，关于洗头洗澡的禁忌，现代保健理论认为由于产后体内新陈代谢的改变，皮肤汗腺分泌功能旺盛，产褥期初期产妇出汗特别多，为此产后几天应该用消毒液对外阴进行清洗，5—7天后用水清洗。[14]196而且"为了保持口腔卫生，产妇产后应照常刷牙"[15]88。"分娩过后只要有条件就一定要洗头。"[16]最后，关于室内封闭问题，现代保健理论认为，"产后休养的环境应该清洁安静，空气流通，阳光充足。屋子封得过严，室内通风不好，空气不新鲜，没有阳光照射，容易滋生细菌，不利于产妇和新生儿健康……"[17]。

可以说，尽管从现代医学来看，"坐月子"似乎并非必要之举，但中国妇产科医师却仍然在某种程度上维持这一传统，或者说与之保持着适度的妥协。而西方（此处以美国为例）的产科医生对产妇的产后恢复，则有着非常不同的看法和建议。

一般来讲，美国医生也认为产妇"无论是顺产或者剖宫产，都需要时间去恢复"。医生所建议的产后恢复往往包括"身体护理""营养摄入"和"情绪健康"三个方面。具体包括：（1）身体护理方面，"在产后6周继续服用孕妇维生素，以补充铁，提供钙质，并帮助制造新的红细胞"，"避免托举任何比宝宝重的物体"，"采用坐浴（用坐姿洗温水澡）的方式，来降低阴部疼痛"，"如果体温超过100华氏度（约37.8摄氏度），站起感到晕眩"时，要找医生，等等。（2）食物营养方面，医生强调饮食要"简单化"。例如"把最喜欢的食物冻起来"使得在"任何想吃的时候只需要把它们放到微波炉加热就行了"。（3）情绪健康方面，医生建议产妇们"尽量每天出门，找朋友喝咖啡或加入新妈妈支持小组"，"抽出一个属于'自己'的时间做自己喜欢的事情，比如读杂志或者查看电子信箱等"，"如果在产后数周后仍然有情绪问题，请给医生打电话"。在身体恢复方面，也有医生建议产妇"尽可能早地重新开始体育锻炼，以恢复体力和产前的身体状态"，锻炼"开始时要缓慢，并且逐渐加强，散步和游泳是很好的选择"，建议"每天洗澡"，保证有"充分的锻炼和足够的新鲜空气"，等等。

可以看出，尽管产妇的产后恢复在美国医生看来也是必要的，但从医生对产妇的建议来看，美国的产妇除了避免托举重物外，在吃以及其他行为方面并没有什么特别的禁忌。西方妇产科文化史上曾经流行的一些传统禁忌观念已基本不存在。并且，值得注意的是，这些建议均强调如果出现"疾病"意义上的生理或心理问题时，产妇一定要及时和自己的医生联系。这从另一个侧面表明，西方现代医学权威已实现了对产妇身体的医疗化控制。相比之下，中国的产科医师虽然强调"坐月子"要"科学化"，但在一些场合却并未使用"产褥期护理"等现代产科概念来代替"坐月子"的古老说法，这说明传统的医疗文化即使是在中国的现代产科医师那里，也依然有一定的影响力，而在民间，在公众中，作为一种传统的"坐月子"的习惯，更有着相当的影响力。这不得不启发我们思考，现今产科医学如此发达，"坐月子"

传统（甚至在西医看来其中的"月子禁忌"还有如此多的"危害"）为何还能如此盛行不衰？这一民间医疗文化传统的存在和流行意味着什么？

（二）中医的一些看法

从历史上看，中医对妇产科疾病的关注，为妇女产后护理知识实践奠定了一定的基础。自秦汉以来，妇产科方面的疾病已引起医家的特别关注，中医在此方面已有一定的认识，经过魏晋隋唐时期众多医家的临床实践，在《金匮要略》《备急千金要方》《千金翼方》《外台秘要》等医书中均列有"妇人篇"，专门论述妇产科疾病，至南北朝时期的《产经》、唐代的《经效产宝》、宋代的《妇人大全良方》等专著，对妇产科疾病的认识已达到一定的水平。其中，产妇在产后及产褥期内所发生的与分娩及产褥有关的疾病还被统称为产后病。后世医家针对这些疾病采取了相应的治疗方法，同时也更加强调产后调理的重要性，这其中就包括很多禁忌。[18]中医认为，如果没有善用生化汤之功，或在"坐月子"时常吃冰冷的食物，会导致恶露排不干净，埋下种种隐忧。

从理论上看，中医对于妊娠与分娩身体虚弱的看法，为"坐月子"提供了一定的医学依据。在中医学看来，"夫男女媾精，阴阳分气，就中女弱，疾状颇多。盖其禀柔质，以为人有血脏，而抱育、妊娠之内，导理有常。至于饮食之间，动静之际，尤多制忌以节性情，及乎既产，鲜保安者。盖是损触脏腑，伤动筋骨，将理稍失，疾患便生"[19]。经过生产时的用力与出血、体力耗损，产妇更处于"血不足，气亦虚"的状态，大约需6—8周的时间才能恢复到怀孕前的生理状态。正如民间俗语所言"生儿好比爬血山，满月才算过鬼关"，这段时间的调养正确与否，直接关系到未来的身体健康，如果能抓住生产的机会进行调整，甚至可以治疗某些生产之前身体上的症状，相反如果没坐好月子，则会留下一系列的病痛。[20]

此外，另一种说法可能与传统医学中对女性身体和月经不洁的看法有关。人们认为妇女的经血是不洁净的，分娩的身体是污秽的，故有触怒神佛，招致疾病和灾难的恐惧，因而产妇在孩子满月之前不得离开产房外出，其饮食起居均由家人照料。例如，宋代产科医生往往为产妇提供产图，帮助她们确定生产时间和产房内的方位布置等，以确保其生产没有触犯神明。对此美国学者费侠莉认为："所有这些建议都是把分娩看成为一件危险的、会带来污秽的事情，它需要在一个严格隔绝的地方进行，而且还要对超自然世界的外部影响特别注意。"[21]97 实际的调查也显示，在我国某农村有 96.57% 的妇女认为"月子"里的妇女不干净，冲人，不受人欢迎。[10]

中医妇产科的历史和有关身体理论表明，"坐月子"传统的存在和流行有其中医学的知识和文化背景；笔者对从事临床实践多年的著名老中医就此问题所做的访谈，则进一步说明中医对"坐月子"之必要性的强烈坚持。①

访谈之中，在被问及对现在很多产科医生和年轻产妇主张放弃"坐月子"传统的现象有何看法时，陆广莘老中医立即强调"坐月子"传统是有其医学根据的，不能随便抛弃。他认为"无论是从中医还是从西医来看，产妇身体在胎儿娩出后，都会发生一系列的变化，包括月

① 2008 年 8 月 25 日，章梅芳于中医科学院门诊部对中医科学院资深中医专家陆广莘先生进行了专题访谈，陆广莘对此次访谈十分感兴趣，他本人也曾对中西医的差异与冲突等问题进行过理论思考，并就这些问题先后在北京大学、清华大学等做过多场学术演讲。

经不调、毛发脱落等，身体对外界寒冷入侵尤其敏感和脆弱，因此在饮食和护理环境等方面必须有一定的禁忌保护"。对于"为什么西方国家产妇产后即可进行户外活动，喝冰水，在饮食、行动、环境等方面都没有特别限制"的问题，陆广莘认为"这是因为这些产妇虽然由于没有得到禁忌保护而出现身体疾病，她们却往往不认为这是由于产后调理不当造成的"。这显然是一个在逻辑上可以成立的辩护，也与其医学哲学的思考有某种一致性。当然，他也承认，中西方产妇在体质和医疗环境方面的差异也是需要考虑的因素。

可以说，在陆广莘看来，"坐月子"既有医学依据，也是历史、现实和身体差异的特殊产物，这些观点在某种程度上反映了中医界的一般看法。这些专家认为"不管西方东方，女性怀孕期体内各系统的变化是一样的，生完都要有恢复阶段，如子宫恢复需要6—8周。在子宫没有完全恢复时游泳，容易造成细菌感染或慢性盆腔炎，而且生孩子抵抗力下降，新陈代谢快，出汗容易着凉或关节痛"。至于为什么西方产妇不用"坐月子"，一些医生同样认为原因在于"东西方人的体质差异很大"，"还有环境因素，西方人产后伤口暴露，且可马上洗澡，但其家内环境很干净，暴露伤口没问题；我们的环境条件达不到那样的水平。所以我们许多做法不能完全模仿西方，我们的医学发展借鉴了他们，但中国有中国的特点，我们的保健就要适合我们中国人的体质"[22]。

而且，还有一个原因同样在访谈和文献中得到反映，它直接涉及中西医的理论差异。陆广莘在阐述"坐月子"的必要性时还提到，"中医重视的是向上向前的过程，重视自我调节，强调身体的独立性，西医用物理化学不能解释生命的东西"，这正如很多学者注意到的，中医重视"养生"，而西医重在"治病"，二者对身体与疾病的看法存在根本差异，直接导致调理与治疗的方式和侧重有所不同。对此，我们或许可以将"坐月子"理解为中医养护身体以保证其恢复独立性的养生范畴，而西医之所以不主张"坐月子"是因为生产分娩不属于其诊断的"疾病"范畴，所以不需进行特殊的治疗和护理。

总之，在中医理论和实践的语境中，"坐月子"有其理论合理性和现实必要性，尽管他们也同意某些禁忌可以根据条件和体质的不同而进行适当调整。为此可以说，尽管西医和中医在"坐月子"的医学理论问题上观点存在差异，但在具体实践层面，至少是中国的医学界，大部分的医生无论中医还是西医都没有明确主张抛弃"坐月子"传统，就更不用说这种观念与习俗在民间的保留了。

（三）产妇及其家庭的看法

尽管医学界对"坐月子"有很多阐述和研究，但作为主体的产妇和作为护理服务提供者的家庭成员，他们对"坐月子""月子禁忌"等问题究竟是怎么看的呢？

总体上说，"生儿好比爬血山，满月才算过鬼关""如果保养不好，就会留下病根，痛苦一生"等俗语和看法依然影响深远。在产妇及其家庭看来，"坐月子"期间的一些禁忌是有一定科学性的。例如为防止产妇与婴儿受风，一定要"塞门闭户"，辟邪驱疫；产妇头上要包上头巾，要忌生冷，不可以穿针、缝纫刺绣，不能外出和操持家务等，民间产妇"坐月子"保养的习俗是很正确的。[23]也为此，在广大农村，"月子"中的传统行为与禁忌依然保持活力，例如上文提及的河北某村的被访产妇中有 89.7% 较少或不吃水果，91.42% 不接触凉水，97%的不洗澡或次数明显减少，96.57% 不出家门。[10]福州市城区和福清农村的有关家庭调查也表明"坐月子"是这些地区的一个很重要的惯例，限制洗澡、谢绝会客、限制活动等禁忌依然在保持着。[24] 而且，这些传统并不因文化程度和城乡差异而发生改变，纵使现代年轻产妇厌烦"月子"，但也不得不听从家庭中年长者尤其是婆婆和娘家妈妈等年长女性的建议，耐心"坐月子"。甚至，一些在国外生活、怀孕生产的妇女尽管在西医话语与医疗环境下，对很多具体禁忌做了一些调整，但也依然没有放弃"坐月子"的习俗。对此，我们也做了一些访谈调查，可以说明一些问题。

以唐女士为例，她认为她的母亲为她做的很多保护措施包括食补和起居环境控制等都十分有必要。她感觉到产后自己的身体"十分敏感和脆弱，即使是在盛夏，站于窗前有风吹过时她都会感觉冷，所以屋内根本就不能开空调和电风扇"；母亲为其提供的鸡汤、鱼汤之类的食补"让她感觉身体更有力气、更有精神，并且十分利于'下奶'"。她认为，"即使是对新生儿而言，'坐月子'中的很多禁忌和习俗也有其存在的依据和意义"①。

当被问到是否认为"坐月子"很有必要时，居美已有 30 年的黄女士仍认为，虽然不必要限制洗头、洗澡，但"月子"还是要"坐"的。在她看来，"坐月子对于女性来说是一个很重要的阶段，在这期间如果保养得当，不仅身体的消耗可以恢复，而且其他的疾病也可以得到治愈，产后身体会更加健康，否则身体会更加糟糕，落下病根；女性在生产以后，'气血'处于'亏'的状态，这个时候一定要'养'"。这位黄女士本人在产后就很注重食补包括喝当归汤等。②

① 2008 年 9 月 18 日，章梅芳对清华大学唐女士进行了电话访谈。唐女士时为清华大学博士生，育有一子，于盛夏之际"坐月子"，她与丈夫的家庭皆在外地，加之学业紧张，无法回老家"坐月子"，故改为由母亲和婆婆前往北京照顾。

② 2008 年 8 月 2 日，卢卫红于美国休斯敦中国城对黄女士就"坐月子"的问题进行了访谈。黄女士在美工作、生活 30 年，育有一女，生产以及"坐月子"均在美国。

在这里我们看到，年龄较长的妇女虽然身处异国多年，但关于"坐月子"的看法依然较多延续了中医文化中的基本看法并体现于其实践之中。那么新近移居国外的年轻一代妇女们的看法又如何呢？当被问及在国内"坐月子"和国外"坐月子"的方式有何差异时，万女士指出："差异还是蛮大的。在国内时月子坐得更加'彻底'，注意了很多方面，什么不能吃什么不能洗之类的都很讲究；在美国由于医院和外部环境的不同，就没有做得那么合乎传统了，但还是尽量去做，吃的、喝的还是很注意。"对于美国女性不"坐月子"而中国女性"坐月子"这一差异的原因问题，万女士认为这"不仅有身体或体质上的原因，更有心理上的原因，是不同的传统和文化观念造成的"。对于"中国女性是否有必要'坐月子'"的问题，万女士则认为"虽然'坐月子'不是必需的，但如果有条件的话，月子还是要坐的"①。

可见，年轻一代产妇较之年长者开始更多地从文化和心理等层面体认"坐月子"的必要性。不同于黄女士，万女士显然开始按照西医的标准来判断分娩，认为这是自然而非疾病经历，因此"坐月子"在她看来不是必需之事，但尽管在她看来"坐月子"并没有直接的科学依据，最后也还是倾向于有条件能坐一定要坐。

综上所述，尽管很多"月子禁忌"具有"负面"影响，"坐月子"在现代中西医文化冲突与融合的语境中出现了很多新的形式，但无论中医、西医，无论国内、国外，无论年轻、年长，中国的医学界和产妇在某种程度上依然愿意保持"坐月子"的传统。从文化研究的角度来看，这至少为我们提供了一个思考现代产科医疗与传统生育医疗之

---

① 2008年8月12日，卢卫红于休斯敦对万女士就"坐月子"问题进行了电话访谈。万女士在美生活四年半，育有一女一子，女儿在国内出生，儿子在美国出生，两次月子分别是在中国和美国坐的。

间碰撞与共存关系的有趣场域。结合医学界和产妇对"坐月子"的上述看法，接下来本文尝试从性别文化的角度对这一特殊现象进行解析，以期形成一些新的观点。

三、对"坐月子"的性别文化分析

从笔者掌握的资料来看，目前与"坐月子"有关的研究大约可概括为几种类型。第一种类型的研究来自现代产科医师，其中不乏针对"坐月子"的专门研究，如上文所述，他们较多从医学角度分析"坐月子"的科学性与合理性问题。第二种类型的研究来自民俗学者和大众医疗科普群体，其重点在于从民俗和科普的角度介绍"坐月子"的禁忌，从而或肯定传统民俗的意义，或指导现实中的产妇和医护人员。[25-26] 第三种类型的研究主要来自医学人类学家、社会学家和精神分析学家等，他们注重对和怀孕、分娩有关的跨文化经验与争论进行分析。[27-31]第四种类型的研究主要来自女性主义科学技术元勘学者，他们主要关注现代医疗技术与实践进入传统妇产科领域的过程，并揭示在此过程中发生的性别权力政治，具体涉及对传统助产术知识实践、妇产科领域的性别劳动分工、现代男产科医师取代传统产婆的过程及策略、现代医疗器械进入传统妇产领域的方式与途径等进行分析和重新评价。[21, 32-34] 其中，第四种类型的研究最能体现出结合或者说跨越两种不同的医学文化的特色。本文正是试图在综述前两种类型研究的基础上，在此进一步借鉴后两种类型，特别是女性主义有关研究的理论视角，尝试对我国的"坐月子"传统做初步的性别文化分析。

（一）性别与权力："我们的身体，我们自己"

"坐月子"不但曾经在历史上存在过，而且还一直延续和盛行至今，它是独特的中医理论与家庭文化观念综合作用的结果，我们不能决定它的未来和命运，但至少可以通过研究展现它的合理性与重要性，试图从文化的角度来理解它，并对它延续至今的原因和意义做一些性别视角的探讨。

首先，基于性别立场来思考，在独立于医疗观念和效果之外的、纯粹的传统家庭与性别文化中，也能找到"坐月子"传统得以持续的原因。在传统性别文化中，温、良、恭、俭、让是女性的道德规范，女性的义务和责任集中于家庭内部，属于她们的劳动分工就是照顾一个家庭的饮食起居和日常琐事。对她们而言，除照顾家庭成员的日常生活之外，最为重要的一个义务就是维系家庭"香火"，在此方面的表现直接关乎女性在家庭中的身份与地位。维系"香火"的需要，自然使得"怀孕""生产"以及随之而来的"身体养护"和"新生儿照顾"变得十分重要；为了自身的地位，女性自然又成为这一特殊领域积极的实践参与者和知识管理者。正如上文所言，月子照顾者多为年长女性，她们根据自身的经验知识来对产妇进行护理和指导，这些产后护理知识和指导意见对产妇而言具有一定权威性。这种权威既建立在对传统医学观念的信赖上，也建立在产妇对照顾者的身份信赖和维系家庭关系的重要性的认同上。从某种意义上可以说，这种信赖既是"坐月子"传统得以持续的原因，也是"坐月子"传统持续至今的结果。换句话说，通过"坐月子"，产妇和母亲、婆婆之间的亲情关系能得以稳固，家族"香火"能得以维系和传递，而女性之间稳固的亲属关系以及家庭"香火"的延续又使得"坐月子"的存在变得更为重要。也正是在此意义上我们强调"坐月子"的功能不仅是生理医学意义上的，更是性别文化和家庭伦理意义上的。即便是回到今天的现实之中，在条件许可的情况下，服侍"月子"似乎也成为母亲或婆婆必须承担的责任与义务，而"月子"期间发生的诸多家庭琐事同样也可能是日后家庭关系是否融洽的关键。

其次，"坐月子"传统为女性提供了一个在男权框架下维持知识特权的有效途径。如上文所言，在传统家庭性别关系下，女性对身体和生育技术与知识的控制是女性身份认同的结果，这种身份认同将女性限定在家庭空间内部，限定在生育和生命延续的职责上，这曾一度成为妇女史研究将古代妇女解读为牺牲者角色的论据，但它却也从另一个角度反映出女性在此领域具有一定的知识优先权。在中国古代家庭中，产妇主要由婆婆和姑嫂（富有人家还包括丫鬟）照顾；而在现代家庭尤其是独生子女家庭中，主要由婆婆或者娘家母亲来照顾产妇。但无论是在古代还是在现代有三点是基本一致的：一是"月子"照顾者基本都是女性；二是"月子"空间基本都在家庭内部；三是在"坐月子"过程当中，一般不会涉及医生或护士的参与，除非发生意外情况。这三个基本点实际构成了这样一个事实：在一个相对封闭的家庭空间内由一群女性来照顾产妇和新生儿，其中发生的任何事件，包括产妇的饮食、行为、房间布局、环境等都由女性来指导或控制。简而言之，女性通过对自身身体与生育技术的控制，在某种意义上就等于对自身权力和地位的自我控制和捍卫。而且，事实上，在现代化的西医的影响下，即使有传统性别分工观念的支持，女性在此领域的知识优先权也常常受到男性医生的质疑甚至毁谤。这其中常常伴随着明显的权力政治，例如限制产婆使用助产工具[34]125-132，或者把男医生描绘成难产等危急时刻的救世主，而把产婆描绘成道德败坏、令人生厌的"三姑六婆"等等[21]240-254。为此，我们或许可以将"坐月子"传统视为女性透过对生育知识与技术的控制而在男权观念框架下获得一定地位的某种重要方式。直到今天，很多产妇还表示"坐月子"既可保护身体，还可减轻自己的工作压力与劳动负担，"休产假"便被很多女性主义者认为是妇女必须争取的重要权利。

美国波士顿妇女健康写作集体撰写的《美国妇女自我保健经典——我们的身体，我们自己》，系统全面地揭示了妇女身体医疗保健领域的性别政治问题，展现了身体、疾病、权力与性别之间的复杂关系。虽然是基于女性主义的立场，但由于文化背景的差异，此书基本上是从西医的观念来指导产后护理问题。值得注意的是，与一些极端的也可能是有误解和被夸大的对西方保健的理解略有不同，此书作者还是指出："现在，一些医院以及产科中心，都鼓励正常分娩的产妇在分娩后 24 小时出院，这并不是说你可以马上恢复正常活动。分娩后的头几天注意你自己的身体是非常重要的。产后剧烈活动过早可使恢复期延长，并且分娩 1—2 周后，你可能仍然感到疲倦。即使你感觉很好，也要尽量少会客，让家人做家务并照看其他子女。若你自己在家，要请朋友、亲属或邻居替你跑腿，给你送饭。你的医院也许可以提供家庭服务或社会服务。至少在产后 6 周内，你必须保证有足够的时间休息和锻炼。"[35]

不过，在更多的研究中，还是很少关注到更为普通的家庭女性（不是产婆）在治疗和管理自己身体时的作用，这一作用更多地发生在日常生活或产妇分娩之后。这可能是因为，虽然随着生育技术日益走向公共领域，女性的主导地位日益被排斥，但产后护理相对于妇科治疗与分娩而言，目前仍较多掌握在女性手中，即便是在医院也大多是由护士来护理。然而，这并不意味着在这一领域不存在性别权力政治，之所以在这个领域女性仍能占大多数比例存在两点原因：一是因为女性的养育性角色定型，它从家庭内的母亲演变为医院里的护士；二是因为这种养育性或者说带有护理性质的角色被认为不如作为治疗者的医生角色那么重要，身体护理相对于身体治疗，属于从属性、服务性的工作。然而，如果产后护理走向职业化、公共化，也将可能面临着新的性别劳动分工与竞争，在"月子医院"或"月子宾馆"等新机构中，又可能产生新的性别分层现象。在此意义上可以说，对涉及生育技术与身体医疗保健交叉领域的"坐月子"传统进行进一步的性别文化研究，能为揭示当代妇女在生育领域的角色和地位，展现当代妇女所掌握的经验知识及其传承方式，以及揭示生育医疗领域的性别权力关系提供一个重要实例。极端一些认为，利用女性特有的生育机会，利用"坐月子"这种特殊的具有鲜明性别意味的知识和实践传统，至少在生育过程的某个特定阶段，在有限的时间和空间中，妇女实际上以"坐月子"有效地为自己争得了一部分自主控制的权利，这未尝不可以看作女性在男权社会中对于男权统治所做的少数成功的反抗之一。

（二）地方性知识：非西医立场看问题

在上文中谈及的西医、中医及产妇的"月子"观念中存在一个共同点，那就是西医和产妇责难"月子禁忌"的主要原因在于它们"不科学"，用以衡量其科学与否的标准当然是西医理论尤其是现代产科医疗与保健理论；与此同时，一些中医在为"坐月子"的合理性进行辩护时，往往也从具有"科学性"的西医理论和知识中寻找资源，例如，陆广莘先生在接受访谈时，就借用现代医学中的丘脑垂体知识来解释产妇产后虚弱，从而说明"坐月子"有一定的科学依据。更为有趣的是，西方国家妇女不"坐月子"的情况，时刻提醒生活于这些地方的中国产妇："坐月子"并没有"（现代）医学根据"。在这种状况下，她们转而在承认"坐月子"习俗的种种"不科学"问题的同时，从文化心理等层面坚持对"坐月子"的需要。与此同时，有一些中医在解释"坐月子"有一定科学依据的同时，又强调"医学不能拜倒在科学之下，不能用物质科学的标准来衡量中医"[①]。这也是一种矛盾的立场的体现。

实际上，这反映出了一种很有趣的文化和知识现象，是很值得研究的一个 STS 课题。可以说，在中西医以及产妇的观点中透射出的对科学既倚重又试图与之保持距离的矛盾心态，均从某种程度上反映了中医与西医、传统与现代碰撞和融合过程中的知识心理变化。在此过程中，"坐月子"作为一种传统习俗或地方性知识形态，很容易被人们披上"科学"的外衣，从而获得合法性和话语权。笔者认为，这种做法实际上是具有一定的危险性的，因为"坐月子"的由来和医学根据来自中医，中医是与西医完全不同的一种医疗体系，它无法被纳入现代科学的范畴，用科学哲学的概念来说，它属于不同的"范式"，因而不能使用现代科学的标准来衡量它的价值，强行纳入的结果将会使得"坐月子"最终失去自身的独立性和存在的意义。要解决这一矛盾并避免出现上述危险，一个可供选择的认识论方案来自人类学和性别研究对"地方性知识"的强调。

女性主义科学史家对医学史进行了很多严肃而又独特的研究，并且从认识论的高度阐明了另类科学的独立价值。其中，以桑德拉·哈丁最具代表性。她在后殖民主义的认识论框架中，明确强调了"地方性知识"这一概念对于女性主义 STS 研究的重要意义。她认为，无论

①　中医科学院资深中医专家陆广莘先生曾对中西医的差异与冲突等问题进行过理论思考，该语即出自陆广莘之口。

是西方科学还是非西方科学，都是根植于特定情境的地方性知识，都不具有普适性，因而不能以近代西方科学为标准来判定非西方科学的价值。她主张摆脱"一个世界、一种真理和一种科学"的传统认识论理想，肯定多个人类世界、多种真理、多种科学和文化上不同的多种认知者的存在及其意义。[36]她认为，赋予近代西方科学以普适性和作为判别其他知识文明的标准，实质是一种欧洲中心主义的偏见。显然，哈丁的这种有关科学的多元文化的思想，将为众多非西方的科学知识与医疗实践提供认识论的合法地位。

在这一理论视角下，"坐月子"作为一种根植于中国传统医疗文化语境中的地方性知识，具有其自身的合法性与意义，并不一定需要使用现代医学科学的标准来衡量和判定它的价值。换句话说，运用现代西方产科医学的疾病分类与治疗方式去界定和改造"坐月子"传统，将有可能面临着陷入西医中心主义和欧洲中心主义的危险，这一粗暴的认识论态度和做法会使得我们脱离其形成的特殊历史语境和理论依据，而无法形成关于"坐月子"的合理看法。因此，当我们在讨论"坐月子"是不是"科学"的时候，这个问题本身可能就已经预设了许多内容，或是简单地将"地方性知识"等同于（或附比于）西方科学，或是忽视了这一问题所体现出来的"医学"文化的复杂性和地方性。本文并不打算要从西医框架中寻找"坐月子"具有"科学性"的证据，而是认为这是削足适履的做法。我们也不赞同将对一些"月子禁忌"的调整赋予"科学化改造"之名，更不赞同将农村盛行的"月子"传统行为一律斥为愚昧迷信的做法，反对将这一传统的生命力解释为现代医学知识缺席的结果；因为"坐月子"本身就不属于现代医学科学的范畴，它也不必被改造成"现代产科"的内容，如果被彻底改造了，"坐月子"及其内含的知识、文化、家庭伦理关系的整个传统也就随之消失了。实际上，西方现代产科学取代产婆掌握的助产术传统的整个过程，已生动说明了这一点，在此过程中，发生变化的不仅仅是医疗范式，还包括整个的伦理观念和性别文化。[37]

（三）多元化知识传统：女性气质科学

在众多科学哲学家、人类学家和科学史家对地方性知识问题的关注中，性别视角仍然较少得到重视，一些女性主义学者对处于边缘位置的"女性气质科学"或"女性主义科学"的探讨，在某种程度上填补了这方面的缺憾。在这些学者看来，科学技术性别化的一个重要表现是科学技术领域中那些带有女性气质的科学研究方法和研究风格被边缘化，非主流的"女性气质科学"传统被科学史研究所忽视。基于对"女性主义科学"的种种设想和理解，女性主义科学史学者或回到历史中去寻找这种科学，并重新承认其重要性，赋予它和主流科学同等的位置；或对主流科学中的男性中心主义偏见进行揭示和批判，并试图在此基础上重新建构一种"女性主义科学"。那么究竟什么是"女性主义科学传统"或者说"女性气质科学传统"呢？

在金兹伯格（Ruth Ginzberg）看来，"女性主义科学"指的是一种以女性气质为中心的科学（gynocentric science），这种科学以一种关联认识论为核心。她援用特拉斯克对大量女性主义著作的分析，认为"他们的工作强调了两个主题：爱（养育、照料、需要、敏感、关系）和权力（自由、表达、创造、产生和变革）"。这些主题被特拉斯克定义为"生命力量"的双重表达，体现为一种"女性主义爱欲"（the feminist eros）。金兹伯格将这种"女性主义爱欲"看成是界定以女性气质为中心的科学的认识论的显著标志。[38]在金兹伯格等女性主义学者看来，他们所界定的"女性主义科学"是一种另类科学，它曾经存在于丰富的历史传统之中，却因为男性中心主义的偏见而逐渐退出历史舞台；为此他们所要强调的就是重新挖掘并恢复这些传统的、非主流的、具有女性气质的、地方性知识的价值，以期建立起与当今占主流的、男性中心主义的西方现代科学相并存和相制约的"女性主义科学"。

如果说"地方性知识"概念的重要意义在于解构了现代西方科学的欧洲中心主义霸权，它使得我们可以摆脱西医的立场和框架来看待"坐月子"传统；那么"女性主义科学"概念的意义则在于进一步解构了这一霸权科学的男性中心主义偏见，它使得我们可以从性别的角度进一步解析"坐月子"传统的特殊性质。无论是地方性知识理论还是女性主义科学认识论，它们都重新界定和拓宽了"科学"的概念和范畴。科学在此意指一切认识自然的知识活动与过程及其形成的知识和理论，而不再特指产生于西方近代的那类知识传统，因此"坐月子"可以被界定为知识全球化浪潮下仍继续留存和发展的一种另类的、具有女性气质的地方性知识传统，或者说一种地方性的"女性气质科学"。

首先，它产生于家内空间女性亲属之间的相互照料，她们所具有的知识既源自中医理论，更具有经验性质，是一代代妇女不断积累和传承的结晶。它的传承方式更多的是婆媳或母女之间的口授相传，它往往建立在这些女性共同的特有身体体验基础上，而不是通过接受正规教育或书本专业知识习得的，不强调这些知识的"客观性"和"真理性"。金兹伯格在对西方的男性产科医师进行访谈时就发现他们很强调在产妇分娩过程中一定要压制个人情感，只有这样才能达到客观状态。相比之下，"坐月子"中的护理者并不会通过压制个人情感而使得自己的方法显得更具客观性和权威性。而且，这一传统经由数代妇女之间的传承而得以持续，改变了中国古代妇女作为被动的生育牺牲者的角色定型，生育领域至少是在分娩和产后护理方面长期以来一直是属于女性的独特知识领域，透过这一领域，女性为家庭"香火"的持续以及社会礼制的稳定做出了贡献。

其次，护理者与产妇之间更多的是亲情关系，护理者往往更注重产妇的感觉和体验，而不是试图对产妇的身体进行控制，相应的一些禁忌知识也具有一定的弹性，而不是产妇必须完全听从护理者的指导和规则，当产妇提出异议或其他要求时，护理者基于产妇的立场往往会另想办法解决问题。例如，笔者对唐女士进行访谈时，就发现她在夏天坐月子时提出要洗头发，她的母亲就根据情况调整了洗头禁忌，紧闭门窗，烧了开水，并且在水里放了姜片和白酒，给女儿洗头发并根据自己的经验保证女儿身体不受伤害；而当女儿要吃水果时，母亲就想着用开水烫过之后再给女儿食用。显然，这种更为平等、更注重关爱和更强调产妇立场的关系很少能在公共医疗空间内的医患之间发生，在那里患者往往处于知识上的劣势状态，他们必须遵照医生的治疗方案行事，经由医学知识的权威性，医生可以获得毋庸置疑的权威性，而这往往是以忽略病人的身体感受为代价的。这一点在助产术研究中也有体现，例如金兹伯格在对西方医院采用的分娩方式——切会阴卧位和传统产婆采用的蹲坐式分娩姿势进行比较分析时就发现：前者更多强调医生对分娩过程的控制，代表的是医生的立场，他们要的是手术成功而很少会顾及产妇的身体感受与需要；而后者则更从产妇立场思考问题，重视产妇的自身体验与感受，更强调整体性和养育性。

最后，从上文提到的众多访谈材料中可以看出，"坐月子"传统更多地包含了"养育""照料""需要""敏感"和"关系"这些"爱"

地方性知识视野下的民族医学研究

的主题，它既是一种身体保健的需要，更是一种对爱和亲情的需要，不仅是一种身体或医疗层面上的需要，更是一种心理、精神或文化关系层面的需要。这也是为什么很多产妇不信任医院和护士而更信任自己的母亲或婆婆的原因。一些研究还表明"坐月子"能防治产后抑郁症，他们认为"月子"期间产妇大都能得到亲属的照顾和陪伴，社会和家庭对她们提供了更多的情感和物质支持，这种文化情感支持在一定程度上增强了妇女应对分娩、婴儿哺育等产褥期应激的能力，从而维护了她们的身心健康。[39]实际上，这说明了"坐月子"传统具备单纯的医疗行为所不具有的文化功能，它为产妇营造了一个爱的关系空间，这个空间既规训了女性的身体和生活，同时也进一步塑造和巩固了中国特殊的家庭伦理关系和礼制观念。

如果说金兹伯格研究的助产术是一种已经消失或被边缘化的女性气质科学传统，那么本文探讨的则是一种依然在中国和其他部分亚洲国家流行的、具有女性气质的地方性知识传统。对这一知识传统的性别文化研究，可以凸显日常生活领域内的技术与知识的重要意义，改变传统的历史观与科学观。传统的历史观将焦点落在精英史、政治史上，强调历史的宏大叙事；传统的科学观将科学界定为获得科学家头衔的那些人的工作，它具有客观性、真理性和价值无涉的特征。我们所做的就是要解构现代历史与科学话语中的这种宏大叙事与客观性及其支配地位，揭示其背后隐藏着的医疗与历史、社会、性别之间的复杂关系，以及这一关系网络将妇女逐渐排斥在科学技术之外的具体方式。"坐月子"传统的流行及其独特性，使得对它的性别文化研究不仅对科学史和医疗史研究具有重要意义，更对女性主义科学史研究和女性主义科学理论具有一定的启发意义。

（作者：章梅芳、刘兵、卢卫红）

参考文献

［1］廖育群.医者意也：认识中医［M］.桂林：广西师范大学出版社，2006：9.

［2］Steinberg Susanne. Childbearing research: a transcultural review［J］. Social Science & Medicine, 1996, 43（12）：1765-1784.

［3］乐杰.妇产科学［M］.北京：人民卫生出版社，2002：97-100.

［4］Mary Douglas. Purity and danger：An analysis of concepts of pollution and taboo［M］. Harmondsworth: Pelican Books, 1970.

［5］文瑶.到"月子医院""做月子"［J］.早期教育，2000（12）：30.

［6］木子.月子宾馆的时尚生意［J］.城乡致富，2008（6）：40.

［7］汤莉.办家"月子公司"如何？［J］.企业导报，2001（1）：21.

［8］戴鸿峰.职业月子护理机构呼之欲出［N］.无锡日报，2008-04-16（B01）.

［9］邓传芳.妇女产褥期传统习俗研究综述［J］.右江民族医学院学报，2007（4）：662-663.

［10］周穗赞，王晓莉，王燕，等.河北省某村妇女产褥期传统行为及相关疼痛性疾病研究［J］.中国妇幼保健，2006（19）：2708-2710.

［11］韩咏霞."坐月子"莫入误区［J］.食品与健康，2006（7）：30.

［12］Xiaoli Wang, Yan Wang, Suizan Zhou, et al. Women's postpartum practices and chronic pain in rural China［J］. Maternal and Child Health Journal, 2009, 13（2）：206-212.

［13］游彩玲，何惠玲，吴怀真.传统"坐月子"习俗对产妇健康影响调查结果分析［J］.中国妇幼保健，2008（8）：1135-1136.

［14］苏应宽，徐增祥，江森.实用产科学［M］.济南：山东科学技术出版社，

1979.

［15］ 林至君. 妇女保健大全［M］. 南昌：江西科学技术出版社，1988.

［16］ 蒋晖. 坐传统月子还是现代月子［J］. 母婴世界，2004（12）：82-83.

［17］ 严仁英. 妇幼卫生保健学［M］. 北京：学苑出版社，1994：130.

［18］ 张志斌. 古代中医妇产科疾病史［M］. 北京：中医古籍出版社，2000：67-70，203.

［19］ 陈自明. 妇人大全良方［M］. 余瀛鳌，李洪晓，王咪咪，等点校. 北京：人民卫生出版社，1995：441.

［20］ 庄寿美，章惠如，章敏如. 如何坐月子［M］. 沈阳：辽宁科学技术出版社，2001：101-105.

［21］ 费侠莉. 繁盛之阴：中国医学史中的性（960—1665）［M］. 甄橙，主译. 南京：江苏人民出版社，2006.

［22］ 佚名. 现代女性还要坐月子吗？［J］. 妇幼健康，2004（4）：79-80.

［23］ 张春生，张雪杉. 中国传统礼俗［M］. 天津：百花文艺出版社，2002：233.

［24］ 陈烈平，陈起燕，Joanna R. 福州地区部分产妇"坐月子"传统习俗的调查［J］. 福建医科大学学报（社会科学版），2007（1）：28-31.

［25］ 曹荣颖. 古今坐月子大不同［J］. 中国医讯，2006（35）：20-23.

［26］ Ganga Mahat, Eastern Indians' childbearing practices and nursing implications［J］. Journal of Community Health Nursing, 1998, 15(13): 155-161.

［27］ Hutton Webster. Taboo: a sociological study［M］. Stanford: Stanford University Press, 1942.

［28］ Arnold Van Gennep. The rites of passage［M］. Chicago：University of Chicago Press, 1961.

［29］ A. R. Radcliffe-Brown. Structure and function in primitive society［M］. London: Oxford University Press, 1952.

［30］ Karen E. Paige, Jeffrey M. Paige. The politics of birth practices: a strategic analysis［J］. American Sociological Review, 1973, 38(6): 663-677.

［31］Jean-Francois Saucier. Correlates of the long postpartum taboo: a cross-cultural study ［J］. Current Anthropology, 1972, 13(2): 238-249.

［32］Londa Schiebinger. The mind has no sex?: women in the origins of modern science ［M］. Cambridge: Harvard University Press，1989.

［33］Judy Wajcman. Feminism confronts technology ［M］. Pennsylvania: Penn State University Press，1991.

［34］傅大为. 亚细亚的新身体：性别、医疗与近代台湾 ［M］. 台北：群学出版有限公司，2005.

［35］美国波士顿妇女健康写作集体. 美国妇女自我保健经典：我们的身体，我们自己 ［M］. 北京：知识出版社，1998：337.

［36］桑德拉·哈丁. 科学的文化多元性：后殖民主义、女性主义和认识论 ［M］. 夏侯炳，谭兆民，译. 南昌：江西教育出版社，2002：231.

［37］Judith Walzer Leavitt. "Science" enters the birthing room: obstetrics in America since the eighteenth century ［J］. The Journal of American History, 1983, 70(2): 281-304.

［38］Ruth Ginzberg. Uncovering gynocentric science ［J］. Hypatia, 1987, 2(3): 89-105.

［39］杨建州，文师吾. 中国传统文化与产后抑郁症 ［J］. 医学与社会，2007（2）：53-55.

地方性知识视野下的民族医学研究

"坐月子"传统及现代意义

——以北京某高校女教师群体为例 *

一、研究缘起

随着西方近现代科学的传入和普及，西方科学（包括医学）的观念对中国人的生活方式产生了极大影响，也带来了与某些传统生活实践的冲突。其中，涉及女性生育的"坐月子"问题，就是近年来引起了诸多争议的实例之一。甚至可以说，在强大的西方科学观念影响的背景下，与之有所冲突的"坐月子"，是既有观念上的激烈冲突却又能在日常生活实践中顽强坚持下来的、为数不多的中国传统生活实践之一。

但是，"坐月子"又是一个非常复杂的问题，涉及诸如医学、生理学、哲学、社会学、心理学等多学科内容，包括性别研究的视角。[1]本文从"地方性知识"概念出发进行研究，因为"坐月子"是具有鲜明"在地性"的与女性生活关系密切的知识传统之一，即便在今天经济和文化的全球化浪潮中，它依然保持旺盛的生命力，是中国妇女日常生活实践的重要组成部分。

关于科学实验室的社会学和人类学研究表明："知识的本性是地方性的，根本不存在普遍性的知识，所谓的普遍性知识是一种虚构、

* 原刊于《广西民族大学学报（哲学社会科学版）》2018 年第 2 期。

一种理想，看似普遍性的东西实际上是一种地方性知识经过标准化过程导致的表面的普遍性。"[2]女性主义对被忽略的科学传统的考察表明："科学根本不可能被令人信服地理解为一种惟一的东西。"[3]以"坐月子"为考察对象，可以探讨中国妇女的"地方性知识"与现代医学科学的"普遍性"知识的碰撞与变形，以及在此过程中她们经历的知识立场的分裂与行为实践上的自我调适，进而探讨这一特殊的地方性知识形式在当下知识标准化和普遍化浪潮下的重要价值。

高校女教师作为知识女性的代表，接受了近代西方科学和现代医疗卫生观念的普遍教育，在面对传统的"月子"观念与实践要求时，她们的认知和行为尤其能反映"地方性知识"与所谓"普遍性"知识之间的碰撞。较之于产科医师和其他非知识群体的女性实践者，通过对她们的"月子"认知和行为的考察与研究，更能揭示"地方性知识"的生命力及其价值。基于此，限于随机抽样的困难性，本文采取滚雪球非概率抽样方法，对北京市某高校30名具有硕士研究生以上学历的女教师进行了深度访谈。我们知道，在不同的女性之间，同样存在差异性，本研究的30个样本无法说明作为整体的知识女性群体的一般状况，但尽管如此，透过这一微观的镜头，尚可窥见整体之一斑，并呈现样本内部的复杂性与差异性，揭示"坐月子"作为中国妇女的一种"地方性知识"的在地性和多样性特征及其价值。

二、受访女性的"月子"观念与行为实践

为考察受访对象对"坐月子"传统的基本看法和亲身实践，访谈设置了如下主要问题：（1）您怎么看待欧美人不"坐月子"而我国产妇却普遍"坐月子"这一现象？（2）您如何看待现代卫生保健常识与

"月子"禁忌之间的冲突？（3）您在"坐月子"的过程中具体是怎么做的？为什么？（4）您认为是否能以现代保健医学为标准来评价和规范"坐月子"？

围绕上述主要问题，再根据不同受访者的具体访谈情况，细化为不同的小问题或产生新的相关性问题，目的在于从"月子"实践者的角度出发，探索"月子"传统作为一种主要由女性掌握的"地方性知识"经受知识标准化的洗礼，依然在中国得以广泛存在的原因。

（一）为什么"坐月子"？

作为一种传统的"地方性知识"形式，"坐月子"为什么至今依然保持着旺盛的生命力？回答这一问题的最为直接的途径是去了解女性实践者的想法。调查发现，受访女性对欧美产妇不"坐月子"而我国产妇却普遍"坐月子"这一现象的解释主要是从中医角度出发，强调"坐月子"对产后身体恢复的必要性。

当被问到产后是否"坐月子"以及为什么要"坐月子"的问题时，30 位受访者中仅有一位受访者认为其实没有必要"坐月子"，但在老人的坚持下还是"坐"了，其余受访者均认为有必要"坐月子"，而且很认真地"坐"满了"月子"。其中，一个普遍的解释是产妇在生孩子过程中元气大伤，必须通过"坐月子"进行恢复，否则会落下终身难以治愈的"月子病"。例如，一位 D 老师[①]说："我'坐'了，觉得有必要，我听说过很多月子没'坐'好得'月子病'的。我相信中医的说法，觉得很有道理。"当被进一步问到"中医有什么说法"时，她的回答是："伤了元气，气血都虚呢！"C1 老师[②]则说道："生孩

[①]　2015 年 3 月 16 日采访，邓老师，湖北人，副教授，孩子上幼儿园。
[②]　2015 年 3 月 11 日采访，程老师，山西人，实验员，孩子 2 岁多。

子真是元气大伤，身体虚弱得根本起不来啊，当然要'坐月子'啦。"有中医家庭背景的 Z1 老师[1]更是说道："生孩子的时候，产妇的身体骨骼变化很大，人很虚弱，必须'坐月子'，否则容易落下风湿病，而且这些'月子病'很难治好。"

当访谈者进一步追问为什么欧美产妇不用"坐月子"时，很多受访者认为这是因为中国妇女的体质比西方妇女的柔弱。例如，P 老师[2]说："国外平时的饮食习惯、营养和环境等都和中国的不一样，这种事情不能一概而论。"Y 老师[3]（略带玩笑但却也很认真地）说："外国人从小吃的牛肉，喝的牛奶，我们吃的青菜，喝的粥。体质不能比啊，她们当然不用'坐月子'啦！"Z2 老师[4]也称："她们不用'坐月子'可能和她们的饮食习惯有关系，还有体质。我觉得外国人普遍比我们不怕冷。"J1 老师[5]则含糊地说："可能和体质有关吧，我在国外，看见她们产后喝冰水的，要是搁在我们身上肯定会闹肚子的。"

相比之下，另一类回答更有趣。Z1 老师说："我觉得外国女人挺傻的，她们有很多得了病，却不知道是因为生完孩子没'坐月子'导致的。我丈夫的导师是中医科学院的专家，他治疗了很多外国妇女，这些妇女得了很严重的风湿关节病，到中国来接受针灸和按摩治疗，很痛苦，要是当初好好'坐月子'应该就能避免这些病呢。"类似的看法在从国外留学回来的 M1 老师[6]那里得到了呼应。她说道："按西医的要求，外国妇女产后也需要休息和静养，但并没有我们这些月子规矩。她们

---

① 2015 年 5 月 8 日采访，张老师，陕西人，副研究员，孩子上大学。
② 2015 年 3 月 13 日采访，潘老师，云南人，副教授，孩子上小学。
③ 2015 年 3 月 15 日采访，于老师，湖北人，教授，孩子上小学。
④ 2015 年 3 月 12 日采访，赵老师，山东人，硕士，初级职称，孩子 7 岁。
⑤ 2015 年 5 月 8 日采访，蒋老师，安徽人，副教授，孩子 4 岁多。
⑥ 2015 年 5 月 11 日采访，马老师，北京人，硕士，师资博士后，孩子 1 岁多。

地方性知识视野下的民族医学研究

产后喝凉水冷饮，很快就参加户外活动、朋友聚会什么的，都很常见。外国人体质比我们的强壮，不过妇女得病的也很多。我注意到，很多外国老太太到年纪大了，小腿都是浮肿的。她们可能不把这些病和生孩子没'坐月子'挂上钩吧。"

　　显然，大多数受访者相信"坐月子"是有医学根据的，这个医学主要指的是中医，提到的概念主要有"元气""气血""虚"等。从实践者角度来看，她们害怕的是如果不这么做会使身体健康受损，尽管她们无法确认这些病一定是"月子病"。例如，当被追问"您怎么确信外国妇女得的这些病一定是没'坐月子'导致的呢？"Z1 老师没有直接回答我的问题，而是反问："您怎么就知道不是没有'坐月子'导致的啊？我了解到中国老年妇女得这些病的相对就要少一些，不过就算没有直接的根据，我觉得还是宁可信其有，不可信其无吧！"就连受访者中唯一一位认为产后不需要"坐月子"的 C2 老师[①]也表示："虽然我觉得从西医的角度看，女人产后不需要'坐月子'，但我剖宫产身体受损严重，我妈又坚持，所以还是'坐'了。"

　　此外，还有部分受访者表示"坐月子"是老传统，能流行这么久自然有它的道理。并且，我们还发现，产妇家中的女性长辈在这一问题上往往具有很大的话语权。例如，J2 老师[②]称："只要不是那么前卫，我想一般的女人生完孩子都会'坐月子'的，就算她本人不想'坐'，家里的老人，尤其是她妈肯定也不允许。"还有一些说法认为，"坐月子"有利于产妇逐渐适应新的个人身份，明确自己在家庭中的地位，为继续工作奠定基础。例如，W1 老师[③]说："当然有必要了，除了能

①　2015 年 3 月 12 日采访，陈老师，山东人，在读博士生，实验员，孩子 2 岁。

②　2015 年 4 月 16 日采访，贾老师，河北人，讲师，孩子 1 岁。

③　2015 年 6 月 19 日采访，伍老师，四川人，副教授，孩子 2 岁多。

269

第三编　问题研究

更好地恢复身体，还有很重要的一点是，我们需要一个慢节奏的生活来适应和完成作为母亲的角色转换啊。"Y老师[①]则提出："女人一辈子多辛苦啊，好不容易逮着个机会好好休息一下，当然要'坐'啦！"W2老师[②]笑着说："生完孩子心情起伏很大，需要家人陪伴才有安全感。再说，'坐月子'是唯一一次让所有人理所应当来伺候你的机会，谁也不会放弃的！"Z3老师[③]则说："这是国家给我们女人的福利，当然要'坐'啦。我在澳大利亚留学时了解到那边双职工的家庭不是主流，生孩子多的话国家还有补贴，选择重新工作，社会的接受度也很高。我们呢，只有那么一段时间，所以一定要抓住这个机遇把身体调整好，要不然再工作的时候就会很累，'背奶妈妈'，多辛苦啊。"

（二）怎么"坐月子"？

中国的"坐月子"传统可追溯至宋代，[4]尽管该传统形成和发展的脉络尚不清晰，但可确知的是，流传至今的这些"月子"观念与"月子"禁忌构成了中国产妇"坐月子"的主要实践内容。访谈发现，受访者获取"月子"知识的渠道变得更加多样，"坐月子"的具体方式与传统的相比亦有变化，但大多数的"月子"禁忌依然在很大程度上得到了遵守；具体的"月子"实践常涉及家庭情感关系的处理和维护，她们的具体"坐"法还因地域、照顾者身份等因素而呈现差异。

当被问到从哪里获得"月子"知识时，M2老师[④]回答说："主要从书上了解，也上网查。我还让我妈按照网上查到的月子食谱来做，

---

① 2015年6月15日采访，姚老师，天津人，博士后，孩子10个月。
② 2015年6月16日采访，吴老师，山西人，硕士，孩子4个多月。
③ 2015年6月19日采访，张老师，河北人，副教授，孩子2岁4个月。
④ 2015年3月17日采访，马老师，黑龙江人，硕士，中级职称，孩子2岁8个月。

坚持吃了一个月，效果挺好呢。"H1 老师[1] 也表示："自己提前在网上查了一些，还有就是听月嫂和老人的。"Z4 老师[2] 回答说："之前上过孕妇培训班，也上网查过。"其他受访者的"月子"知识也主要源于书本、网络、产科医生和老人，但具体实践过程中是否或者如何应用这些知识，往往取决于个人判断，以及产妇和家中女性长辈之间的协商。例如，上文提到的 W2 老师说："我提前看了很多书，我的标准是感觉谁说得有道理就听谁的。而且，真到'坐'的时候，我基本还是听我妈的。"W1 老师亦称："城市化了以后，都是老人过来照顾'月子'，老人的观念和你的不一样，双方得商量着来，你不能把你的观念灌输给老人，老人也不可能把她几十年坚持的想法都放弃。"

那么，这些受访女性在"月子"中究竟如何具体协商并做出选择呢？调查表明，有 29 位受访者对传统的"月子"禁忌采取了折中的接受方式，1 位受访者完全接受传统的"月子"规训，没有受访者完全不理会这些禁忌。

具体来看，"月子"实践主要包括饮食、运动保健和环境控制三大方面。首先，"月子"期间的饮食主要分为两类，一类是满足产妇身体恢复和保健之需，一类是满足催（下）奶之需。其中，大部分受访者提到，下奶的主要有猪蹄花生汤、鲫鱼豆腐汤等，大人恢复方面主要有薏米红豆粥、小米粥和专门的生化汤。F 老师[3] 还特别提出："猪肝、猪腰、黑鱼、米酒、麻油等对身体恢复有益。"当问到饮食禁忌时，

---

[1]　2015 年 4 月 15 日采访，侯老师，河南人，博士，教授，孩子 3 岁。
[2]　2015 年 4 月 15 日采访，周老师，广西人，讲师，孩子 1 岁。
[3]　2015 年 5 月 27 日采访，方老师，湖北人，副教授，孩子 2 岁。

普遍的说法是不能吃生冷的、硬的食物。例如，C3 老师[1]说："不能吃硬的，将来牙齿容易松；不能吃凉东西，对肠胃不好。"H2 老师[2]说："生冷的、凉性的东西不能吃。不过蔬菜水果我每天都吃，医生说产后要补充维生素。"当问到水果是不是煮熟了才吃时，她的回答是："没有煮熟，这一点我不听我妈的。"访问者再追问："不听你妈的，她会不会不开心？"她回答说："是不开心啊，会责备我，不过这件事上她妥协了。"W3 老师[3]还说道："我老家是山西的，月子是婆婆来照顾，她是湖北人，饮食习惯完全不同。虽说她也给我煮小米粥，但也不能每件事都听我的，所以我比较郁闷。"Z5 老师[4]也颇为无奈地说："我是月嫂负责饮食起居，为了孩子好，我不得不听她的，喝了一个月没有半点油星和咸味的猪蹄花生汤，真是痛苦啊！"

其次，运动保健方面主要涉及洗漱和用眼、下床走动等禁忌。当被问到"'月子'里洗头、洗澡或刷牙了吗？"年纪较大的 X 老师[5]说："当然没有！毛孔都开了，碰了凉水或着了凉风会落下一辈子的病根。"当被进一步追问："一个月不洗头、不洗澡、不刷牙，是不是不卫生啊？"她的回答是："这是老规矩，没觉得有多脏，你们年轻人讲究也得分时候。"L1 老师[6]则说："我坚持一个月没有洗，到后来头发都油滴滴的啦，身上也有汗馊味，现在想起来，都不知道是怎么坚持下来的。"当被进一步追问："按照现代卫生保健观念，长时间不洗澡、

---

[1] 2015 年 5 月 27 日采访，蔡老师，江西人，讲师，孩子上幼儿园。
[2] 2015 年 6 月 5 日采访，胡老师，浙江人，讲师，孩子 6 个月。
[3] 2015 年 6 月 18 日采访，王老师，山西人，讲师，孩子 1 岁多。
[4] 2015 年 5 月 6 日采访，张老师，安徽人，副教授，孩子 3 岁半。
[5] 2015 年 6 月 16 日采访，许老师，吉林人，教授，孩子已工作。
[6] 2015 年 5 月 26 日采访，李老师，江苏人，讲师，孩子 9 个月。

不洗头肯定不利于健康，很多产科医生也都批评这些'月子禁忌'不科学，您为什么还要坚持呢？"她的回答是："怎么说呢？虽说心里感觉不卫生，但为了让老人高兴和家庭和谐，自己忍忍也就过去了。"当然，也有极少数受访者如上文提到的 C2 老师表示："我听西医的，剖宫产 7 天后就可以洗澡，头发只要油腻了就洗，大概一两天一次。我主意大，我妈拗不过我。"上文提到的 Z3 老师说："半个月后我受不了就洗头洗澡了，我婆婆基本都顺着我。"在用眼和下床走动方面，上文提到的 C1 老师完全服从母亲的安排，她说："基本上生完孩子我的工作就是躺着，除上厕所外基本没下地。床头放着一堆锅碗瓢盆，孩子不让抱，喂奶也是躺着喂。"当被问到"'月子'期间是否看电视、上网或者看手机了"时，她颇为无奈地说："什么也没看，我妈要求我必须把眼睛闭上睡觉，我在床上躺了一个月。好难熬啊！"

最后，在环境控制方面，当被问到"是否按老传统关门、关窗、不通风"的问题时，G 老师[1] 表示："我在北京'坐'的'月子'，北方冷，没风的时候也不开窗。只有其他房间窗户可以开一点，一定不能有穿堂风。"L2 老师[2] 则说："大中午的时候会开窗透一会儿气，因为我是夏天'坐月子'，太热了，不过我非常小心，避免受风。"S老师[3] 表示："我每天通风十几分钟，但通风的时候我都到别的房间去待一会儿。我觉得现在条件都好了，没必要像古代那样门窗紧闭，不过必须注意保暖。"另一位 J3 老师[4] 则说："我通风了，空气不流通，对孩子和大人的健康都有害，不过我很注意，没有着风。"可见，在

[1]　2015 年 6 月 5 日采访，高老师，湖南人，实验员，孩子 1 岁。
[2]　2015 年 6 月 12 日采访，刘老师，河南人，副教授，孩子 2 岁。
[3]　2015 年 6 月 12 日采访，孙老师，北京人，教授，孩子 8 岁。
[4]　2015 年 6 月 16 日采访，冀老师，山西人，教务员，孩子 4 岁。

这方面,几乎所有的受访者都没有严格遵守相关禁忌,不过房间通风时,仍强调要避开风口并注意保暖。

(三)"坐月子"的效果如何?

从访谈资料来看,大部分受访者认为自己的"月子""坐"得比较好,没留下什么严重的"月子病";少数提到"手腕痛""腰痛"等。例如,C1老师说:"我觉得我'坐'得非常好,我妈对我的照顾无微不至,让我十分感动!"H1老师认为:"我感觉比之前的身体还要好一些。而且通过'坐月子',我和婆婆的关系也比以前好了。"C4老师[①]说道:"效果还行,就是腰老痛,现在好一点了,但也不能坐长时间。"W2老师则说:"我妈每天煮水果给我吃,真是太难吃了,后来在我的坚持下她用微波炉加热一下就给我。现在我的牙齿很敏感,连凉菜都不敢吃。"当被追问:"那你觉得是不是因为'月子'里没听老人的话导致的?"她说:"我觉得很多'月子'禁忌和规矩都是有科学道理的,只不过很多人给的解释很玄乎,容易让人觉得是迷信,其实是有科学根据的。"虽未明确将牙齿敏感归结为"月子病",但这位女教师却也为没有严格遵从母亲的要求而感到些许后悔。L3老师[②]也说道:"我现在的毛病就是腰痛,回想起来,'月子'里真不应该不听我妈的话,她不让我坐着给孩子喂奶,我嫌躺着喂麻烦,经常坐起来喂。"

有趣的是,上文提到的认为没必要"坐月子"的C2老师说:"我生孩子的时候天气还比较热,所以就用凉水洗手、洗奶瓶了。我妈不高兴,但我还是洗了。后来,我得了'妈妈腕',手腕很酸痛,不过现在完全好了。我的腰，因为坚持穿束腹带，已经好得差不多了，打算完全好了就不穿了。我感觉自己的'月子''坐'得还行，没落下什么病。"而上文中提到的 C1 老师与她相熟，她在提到该老师的情况时则说："陈老师和我一起带孩子玩时，经常说她'月子'没'坐'好，她在硬板凳上坐一会儿，就腰痛得直不起来，手腕也不行。不好好'坐月子'真的是有问题的！"显然，C2 老师可能为了坚持自己认为不必要"坐月子"的主张，在访谈中有意弱化了身体的不适症状；而她的同事则指出她不好好"坐月子"带来了严重后果。可以说，这些知识女性对"月子"效果的自我阐释，再次印证了她们在"坐月子""月子病"和"科学依据"之间所作的模糊关联。

三、"地方性知识"与知识的"地方性"

（一）知识的建构性与"地方性知识"的强大生命力

根据上文的分析可知，作为知识分子群体的女性，本研究的受访者基本认为"坐月子"作为中国妇女产后护理的重要方式，有其存在的必要性。其中，最主要的是出于恢复身体的需要。尽管她们对"坐月子"过程中的各种做法和禁忌、身体恢复以及具体的中医理论三者之间的关联并不十分清楚，但依然坚持"坐月子"的重要性甚至科学性。其中的焦点在于害怕患上难以治愈的"月子病"，尽管她们同样不能在"月子病"和没"坐月子"或没"坐"好"月子"之间建立清晰的因果关联。另外，还有一些受访者提到需要通过"坐月子"来实现母亲角色的转换，找到精神的慰藉，确立在家庭中的地位，或者为更好地投入工作提供条件等。由此可知，"坐月子"实际上是超出医学和健康保健之外的一种文化传统和生活方式，它是知识、文化和信念的集合体。或出于对身体健康受损的惧怕，或出于对家中长辈的尊敬，或希望借此确认自己的家庭地位和社会身份，都表明产妇对"坐月子"的认知和态度受多重社会及文化因素的综合影响。换言之，中国妇女的"坐月子"传统作为一种"地方性知识"，它得以持续千年的根基不只在于中医理论和观念，更在于它根植于复杂的社会和家庭情境，让身处其中的产妇（包括知识女性）自然而然地理解和接受，并一代代传承。

在此过程中，涉及多方面的复杂因素，既有对家庭"香火"延续的仪式性表达，亦有对母亲身份和地位的确认需要；更涉及婆婆或母亲等女性长辈和作为产妇的年轻女性之间的知识流动与情感重塑。在本研究中，几乎全部的受访者都认为照顾"月子"是女人的事情，并且只有两位受访者请了专门的月嫂照顾，其余都是由母亲或婆婆照顾，"月子"空间全部都在家庭之内。尽管知识女性可以通过多种渠道了解"月子"知识，具备基本的现代卫生保健观念，也知道欧美不存在"坐月子"传统，更知道现在已经有很多倡导"科学坐月子"的"月子中心"；但在她们的实践中即便有博弈和协商，结果却基本都遵从其女性照顾者的要求，少数没有遵守或严格遵从母亲或婆婆要求的受访者，对自己"坐月子"的效果的满意度相对较低，甚至为此感到懊悔。

显然，现代西方科学对女性经验知识、地方性知识的忽略，倡导基于数学和实验的一元化、标准化知识体系及其价值，在此遭遇了困境。受访者在其拥有的现代科学知识、卫生概念与传统的"月子"规矩之间所做的具体选择，实际上包含了对科学以外的复杂因素的综合考量。这表明，某一知识或文化传统的被接受不是纯粹以"科学"为判断标准的，纯粹的、脱离经验实践和具体语境的"科学"或"知识"是不存在的。具体实践中的协商进一步表明，权力关系深深渗透于知识活动之中，而非处于知识活动之外，理论是在使用中而不是在与世界的静态相符（或不相符）中得以理解的，权力关系构成了特定的行动者和利益居于其中的世界。[5]23 换言之，妇女的产后护理并非纯粹的个人事件，而是家庭事件乃至社会文化事件。它的长期存在表明，任何知识都具有地方性和情境性特征，知识的形成、积累和传承都有其特定的语境，特定的文化和社会因素乃至权力关系构成了知识的内在组成部分，知识的力量更多地体现在与文化和社会融合之后的整体力量。而且，越是贴近日常生活的知识内容越容易渗透传统观念和承载独特的文化内涵，其传承实践也就越久。

（二）知识的情境性与文化多元性的长远价值

诚如上文所阐述的，即使是以人数较少的知识女性为研究对象进行考察，也能发现虽然传统的"月子"禁忌基本相似，但不同的产妇亦因个性、饮食习惯、地域和照顾者不同等因素，在具体"月子"实践中亦呈现差异性。在"坐月子"这一具有"地方性"的大传统中，依然存在若干的"小传统"，这些小传统同样具有很强的情境性特征，因人、因地、因情势而不同。

就饮食而言，一个较为重要的区别在于南方以大米为主食，北方则以面食为主。南北方关于下奶、身体恢复的饮食亦有差异，例如南方主张多喝米酒，北方则侧重喝小米粥。当南方的婆婆照顾北方的儿媳或北方的月嫂照顾南方的产妇时，这一差异就会变得更加突出。正如上文提及的，这一过程需要婆媳相互迁就和妥协，也需要产妇和月嫂多沟通。换言之，具体"月子"过程中究竟如何做，取决于每个产妇和其照顾者之间的协商，因此每个产妇的"月子"饮食也都不完全一样。关于洗头、洗澡、刷牙、运动等方面的具体实践，同样取决于产妇和照顾者之间的沟通结果。有些受访者为了照顾老人的感受，坚持一个月没有洗头、洗澡、刷牙；有些受访者则在20多天的时候与照顾者沟通好，在做好保暖措施的情况下洗漱；还有极个别受访者完全根据自己的卫生习惯来做。更有意思的是，在南方一些地区还有"洗三"的习俗，北方则有一些保佑母婴健康的仪式，这些"月子"里的仪式行为更是具有鲜明的差异性。

也为此，当研究者追问"您认为是否能以现代保健医学为标准来评价和规范'坐月子'"的问题时，所有的受访者都持否定态度。在她们看来，现代家庭卫生条件都有所改善，不必要完全遵守过去的各种"月子"禁忌，但也无法用现代保健医学为标准来评价和规范"坐月子"。正如G老师所说："照护妇女，不一定非得按西方的标准去做。坐月子南方、北方都不一样。"Z2老师说："各地的饮食习惯不同，硬是用现代科学来统一指导和规范，让人家来改，这会出问题的。"C1老师认为："该怎么做就怎么做，某个地域形成了特定的坐月子传统，一定有它合理的地方，这个不能统一指导。"W2老师亦说："我觉得统一不了，我和我姐还不一样呢。都是我妈照顾的，她比我听话。"L3老师则更是直接指出："一家一个样，细节那么多，不可能制订一个什么统一的规范来指导的，你再科学也没用的。"S老师也说道："应该已经有一些专家编写过科学'坐月子'的指导手册了吧，产科医生也提到过。不过，我觉得听不听在你，这不是法律。"就连认为不必要"坐月子"的C2老师也说："可以用一些基本的规范来统一，比如洗头、洗澡、通风之类的，余下的可以加风俗，要是硬是统一规定的话，各地的人也受不了。"显然，在受访者看来，

"坐月子"不只是"科学"问题，很难用单一的"科学"标准来判断它是否合理，用现代保健医学来统一指导和规范"坐月子"在实践中也很难落实。由此不仅表明"坐月子"作为一种"地方性知识"具有明显的内部异质性，亦说明知识就其本性而言就是充满异质性、地方性和多元化的。

劳斯（Joseph Rouse）对海德格尔（Martin Heidegger）的"理解"概念曾做如下阐释："理解是地方性的、生存性的，指的是它受制于具体的情境，体现于代代相传的解释性实践传统中，并且存在于由特定的情境和传统所塑造的人身上。理解不是对世界的概念化，而是对如何与世界打交道的施行性（performative）的把握。"[5]65 这一阐释极好地说明了作为"月子"实践者的受访女性对"坐月子"传统的不同理解和她们所采取的不同实践方式，以及她们对"月子"传统本身的多样性的理解和坚持。

关于"坐月子"的调查分析，阐明了知识的建构性、地方性、异质性和流变性特征，试图倡导的亦是科学知识的文化多元性观念以及对女性经验知识的尊重。当下，虽然调查表明"月子"知识的话语权依然掌握在家庭中的女性长辈和产妇手中，但这一话语权亦遭遇日益增多的挑战。例如，"月子机构"的纷纷成立、月嫂市场的火爆、各种产后科学护理手册的出版等，女性的"月子"日益成为话语、权力、利益和市场的争夺场。然而，从地方性知识的视角来看，知识的标准化或普遍化过程本身即权力的争夺过程。认识到这一点，便不能以"科学"之名贬抑其他知识传统（包括女性的经验知识传统）的价值，不能以"科学"之名让女性实践者丧失对其日常生活实践的选择权。况且，基于对全球化和现代性的反思，站在民族文化发展的立场看，知识的传承如同楼宇烈先生所言的文化的传承一样，折射着对国家历史和民族特性的自我认同，这一认同是根本的、事关国家和民族生存的问题。[6]强调地方性知识与传统文化的当代价值，其意义之一在于促使我们梳理自身的知识传统，确认中华文明的独特性，在文化认同与历史认同的基础上发挥独特的文化软实力，克服和校正西方现代性带来的种种问题；其意义之二更在于揭示知识包括科学知识的地方性本性，强调知识多样性如同基因多样性、文化多样性一样。认识这两点对于人类文明的整体发展，具有深远意义。

（作者：章梅芳、刘兵）

参考文献

[1] 章梅芳，刘兵，卢卫红."坐月子"的性别文化研究［J］.广西民族大学学报（哲学社会科学版），2009，31（6）：51-60.

[2] 吴彤，等.复归科学实践：一种科学哲学的新反思［M］.北京：清华大学出版社，2010：113.

[3] 桑德拉·哈丁.科学的文化多元性：后殖民主义、女性主义和认识论［M］.夏侯炳，谭兆民，译.南昌：江西教育出版社，2002：236.

[4] 廖育群.医者意也：认识中医［M］.桂林：广西师范大学出版社，2006：9.

[5] 约瑟夫·劳斯.知识与权力：走向科学的政治哲学［M］.盛晓明，邱慧，孟强，译.北京：北京大学出版社，2004.

[6] 楼宇烈.中国传统文化的当代意义[M]//漆思，曹胜高.文化中国论丛（第一辑）：文化的力量.长春：吉林人民出版社，2012：55-62.

地方性知识视野下的民族医学研究

民国时期避瘟散与仁丹之争 *

清末民初，随着诸多不平等条约的签订，大量外国商品随殖民势力涌入中国，其中外国药品在中国境内逐渐传播开来，与传统中药形成竞争关系，对中国人用药习惯产生了一定影响。仁丹是清末民初在中国最为畅销的日本成药，仁丹进入中国市场后，对中国传统药物造成了冲击。为了生存，中国药商纷纷采取措施来抗衡仁丹的倾销。在以北京为中心的华北地区，长春堂避瘟散与仁丹开展了长达近 30 年的竞争。避瘟散与仁丹之间的竞争，不仅是本土药品与外来药品之间的竞争，还是中国人民与日本殖民势力之间的博弈。

一、仁丹的发明和传播

仁丹是日本森下仁丹株式会社贩售的一种口服汉方药，1905 年开始发售。森下仁丹创始人森下博（1869—1943）生于烟草商家庭，受过短期的私塾教育，做过烟草商和进口杂货店学徒，1893 年创立药房"森下南洋堂"，主营药材精加工。森下博在甲午战争期间随日军赴台作战，注意到台湾地区的中国人会服用一种能随身携带的口感清凉的小药丸来预防疾病。[1]32-34 这种清凉剂药丸名为"砂仁"，原

* 原刊于《科学文化评论》2020 年第 6 期。

料取自月桃种子，能够降低感染疫病的风险。[2]他由此得到启发，思考能否发明一种万用、便携和易保存的能够预防疾病的药物①。在药名上，森下博所要设计的是一个笔画简单、主要面向中国，但在日本也能通用的商品名。仁丹的"仁"来自"仁、义、礼、智、信"五常之首，"丹"则符合中国和日本对丸药命名的传统。在药品配方上，他求助于千叶医学专门学校（现日本千叶大学医学部）的药学权威三轮德宽（1895—1933）和井上善次郎（1862—1941）两位博士，历时三年完成仁丹的药方。[1]35-42 三轮与井上均毕业于日本东京大学医学部，分别具有外科学和内科学背景。

仁丹的初始药方为甘草、阿仙药、桂皮、茴香、生姜、丁香、益智、缩砂、木香、薄荷脑、龙脑、甘茶、芳香性精油②，其中唯一的日本本土原料甘茶起调味作用而非有效成分，其余所有药材均需从中国进口。中国既是仁丹的原料产地，又是预设的主要销售市场。仁丹在生产过程中采用粉碎机、振动机和干燥机等机器，运用了制丸和表面涂层等技术，对中药材进行加工。[3]制作过程中并未采用化学合成方法或对这些药材中的有效成分进行提取。仁丹是以中药材为原料，采用工厂化生产，使用机器设备加工制造的汉方药，脱离了早期汉方药的手工作坊式制作方式，但并不属于西药。

仁丹在发明之初，被定义为"万用保健药"，宣传具有预防疾病、治疗水土不服甚至起死回生的作用。在日本的广告宣传中，森下博一直强调仁丹是"博士方剂"（图1）。这与当时日本的医药制度有关。自明治维新起，日本奉行"文明开化"，采取"灭汉兴洋"政策，实行"废止汉医"，在医事制度上确定了西方医学为正统医学，日本原有的汉

地方性知识视野下的民族医学研究

---

① 参见森下仁丹历史博物馆。
② 参见药物博物馆。

方医学发展陷入低谷，西医在日本占据了主流地位。[4]森下博在日本对仁丹进行宣传时，顺应主流趋势，强调仁丹药方为西医博士所发明，意在模糊其汉方药的本质。在售卖两年之后，仁丹登上了日本家庭用药销售榜的第二位。

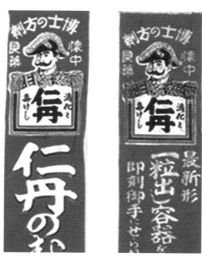

图 1　1900 年左右日本的仁丹广告①

　　早在 1907 年，《顺天时报》②就刊登了一份仁丹广告（图 2）。仁丹于 1908 年正式进入中国大陆地区。森下仁丹在创设之初就将出口中国定为了主要目标。《马关条约》和《辛丑条约》及其附属条约的签订，在政治、经济乃至国民心态上，为仁丹顺利进入中国市场敞开了大门。仁丹在中国的迅速传播，与其铺天盖地的广告宣传和无孔不入的销售推广密不可分。仁丹的商标被中国民众称为"翘胡子"，它

①　参见森下仁丹历史博物馆。
②　《顺天时报》是一份日本人在北京出版的中文报纸，初名《燕京时报》，创刊于 1901 年 10 月，1905 年 7 月 21 日改名为《顺天时报》。该报在反日的浪潮中于 1930 年 3 月 27 日停刊。

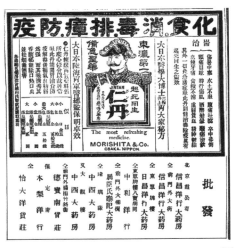

图2 1907年《顺天时报》上的仁丹广告[5]

是长着俾斯麦式的翘起的八字胡，头戴拿破仑双角帽，身着礼服，佩戴多枚勋章的男性形象。森下博将其称为"大礼服""保健的外交官"，但这一形象更易让中国人联想到军人[6-7]或绅士[8]。森下博药房和代理商依托标志性的"大礼服"商标，投入大量人力物力，采取多种新颖的方式推广仁丹。在《申报》《大公报》《顺天时报》等报纸上，常有印有"化食、消毒、排瘴、防疫"为标题的仁丹广告出现。仁丹自称"东瀛第一，备急圣药"，"专治伤暑中寒、水土不服、腹痛吐泻、卒中昏倒、头痛目眩、酒醉船晕"[9]。仁丹广告牌立于北京、上海等城市的大街小巷，墙面上也被粉刷上仁丹的商标，华北地区尤为突出。2015年，北京丰台区长辛店教堂胡同128号院拆迁老房时，墙上露出70多年前遗留的"仁丹"两字。[10]1938年，《申报》记者赓雅感叹"从前在华北旅行遗留着的恶劣印象，是华北到处写有仁丹，味之素，大学眼药一类仇货的广告"[11]。

森下博药房在上海、天津、武汉等大城市设立多个分公司，并通过"赊销"的方式委托大量药房代售，同时依托中国本土的邮局代为邮寄仁丹，增加销售网的密度。根据日本报纸《草乐新闻》所刊登的"仁丹输出高推移"（即仁丹出口量变迁，表1）可知，1910年仁丹出口总额为451,027日元。据《时报》记载，当年日本向中国出口了价值45万日元的仁丹[12]。可见，当时中国已经成了仁丹的主要出口国。有台湾地区学者指出，1916年仁丹在中国的销售额就超越了日本本土[13]。

表 1　仁丹出口量变迁[14]

年份	金额／日元
1905	4,218
1906	37,311
1907	69,715
1908	185,470
1909	225,790
1910	451,027
1911	840,904
1912	1,044,841
1913	2,459,330
1914（上半年）	2,227,461

据当时美国驻上海总领事的说法，仁丹在中国的销售量几乎等同于其他所有外国药品在中国销售量的总和。[15]仁丹的疗效并没有那么显著，当时美国药学会所作的化验分析表明，仁丹"并不含有什么有效成分"，因为"它缺少有效的生物碱"，其成分大都是糖。[16]以现代医学标准评判，仁丹并没有20世纪上半叶所宣传的"没病强身、百病皆治"的神奇效力，它只是一种未经严谨的科学方法所制造出的

成药。[17]虽然仁丹的疗效有待商榷，但森下博药房营销的能力之强大却是毋庸置疑的。

仁丹与同时段传入中国的清凉闻药宝丹①一起，冲击了中国传统闻药的市场。北京地区传统闻药市场萎缩，长春堂因此面临生存危机。在这场危机中，长春堂对传统闻药进行改良，研制出避瘟散来抗衡仁丹的冲击。

二、避瘟散的发明和推广

避瘟散的前身是长春堂闻药，由北京游方郎中孙振兰发明。长春堂始创于清乾隆六十年（1795年），孙振兰依靠售卖清凉闻药积累原始资本，1800年于前门大街鲜鱼口置店，挂牌"长春堂"，形成了前店后厂（自制成药，加工材料和饮片）的经营方式②。1914年，为抵抗仁丹与宝丹对传统闻药的冲击，时任掌柜的孙三明着手对闻药进行改良。孙三明是一名火居道士，时常出入道观庙宇等地，受庙宇中香火的气味启发，尝试将庙中香条碾碎加入闻药以改良其气味，使其闻起来更加高级与优雅，但并未成功。而后孙三明求助于日本川田医院③华人药师蔡希良，通过加入麝香、甘油等药物，解决了直接加入香条后"质粗"的问题，调配出理想效果，避瘟散由此诞生。为节约购香成本，保证避瘟散质量，实现规模化生产，1924年孙三明斥资

① 宝丹，日本守田治兵卫商店发售的一种成药，作为各种传染病尤其是虎烈拉（霍乱）的预防药，于1862年8月在日本开始发售，1873年开始出售到中国上海、香港和广东等地（参见药物博物馆）。
② 见长春堂大药房网站，长春堂历史。
③ 民国时期由日本人开设的医院，位于北京东单牌楼二条胡同内，创建年份不详，1928年由日本医师今村佼廉担任院长。

500 银元，聘请制香工人携徒弟与配方加入长春堂。[18] 自此，孙三明确保了整个生产环节和原料采购都由长春堂负责，提高了品控能力。经孙三明改良过的避瘟散药方有檀香、香排草、甘松、零陵香、姜黄、公丁香、白芷、玫瑰花、麝香、冰片、薄荷冰、甘油和朱砂，有芳香避秽、通窍止痛的功效，主治伤风头痛、鼻塞清涕、暑令受热和晕车晕船。[19]

除创新配方、保证质量外，长春堂在对避瘟散的宣传上也汲取仁丹的长处。仁丹图像化的"翘胡子"商标是它在推广上取得成功的重要原因之一，该商标形象简单、特征鲜明，易给人留下深刻印象，配合笔画极简的"仁丹"二字，即使是不识字的人也能很容易记住。学习仁丹的商标设计，结合自身特色，长春堂充分利用孙三明道士的身份，以孙三明的头像和八卦图为商标，装药的锡盒也是八角形，打造出"道家仙药"的形象，与仁丹商标的军人或绅士形象形成鲜明对比。道教是中国的本土宗教，"灵丹仙药"的传说盛行于民间，长春堂充分将药品广告与道教文化相结合，使避瘟散在传播中更易被中国民众所接受。1926 年孙三明去世后，其接任者、同为火居道士的内侄张子余为延续孙三明所打造的道士形象，在宣传活动中身着道士服装亲身上阵，乘坐八抬大轿，前方锣鼓笙箫作为指引，后方跟随职员，免费发放避瘟散并宣传其功效。在销售方式上，仿照仁丹进行代销，将避瘟散大量委托给北京的各个铺面，待药品卖出后，再以优惠价与铺面结账。[18]

20 世纪 20 年代初，长春堂避瘟散年售约三四万盒，四五年后销量增至十五六万盒；30 年代，由于霍乱流行期间有人冲服避瘟散使得病情缓解或痊愈，"避瘟散冲服能治虎烈拉（霍乱）"的传闻在民间传开，华中、华北和东北各省的避瘟散销量大增，避瘟散每年都能卖到 250 万盒以上，1933 年避瘟散的销量高达 400 万盒[20]。长春堂的规模从 1914 年研制避瘟散之前的 3—5 人，到 1935 年发展到了 150 人左右，同时自设印制说明书、包装纸和广告传单的印刷厂和铸造八卦药盒的车间[21]，实现了从采购、制药包装和销售上的全流程统筹安排。在销量扩大，累积了更多资本后，长春堂亦开始在报纸上为避瘟散刊登广告。20 世纪 30 年代，在北京有"三伏热，您别慌，快买闻药长春堂；摸进鼻子里通肺腑；消暑去火保安康"的顺口溜流传。[18]长春堂避瘟散已经融入北京普通民众的日常生活，在经营规模的不断发展与扩大中有了与仁丹在北京地区的一争高下之力。

三、"文明开化"的外来者与被发明的"传统"

避瘟散的诞生，源于中国药商对外来成药仁丹的反击。这二者之间的竞争属于本土成药与外来成药之间的竞争，其背后暗藏着避瘟散所立足的中医知识体系和仁丹所标榜的西医、"科学"之间的竞争，是本地传统医学与殖民医学之间的较量。仁丹以一种傲慢的姿态进入中国，为了经济利益，不得不在宣传上放低姿态，试图贴近和融入中国人的生活，但难掩其殖民本质。避瘟散是因民族主义而被发明的新"传统"中药，被诉诸了适合当时中国社会的营销策略。

受日本本土成功的营销经验的影响，森下博早期更喜欢在广告中暗示仁丹与西医的关联性。仁丹的发明人三轮德宽是日本医学名校千叶医科大学首任校长，在日本属一流名医。将"大日本医学大博士三轮井上两大家秘方"和"大日本陆海两军医总监保明卓效"字样编排在广告的显眼处，即暗示仁丹是由"先进"的西医所发明，并且得到了奉行西医的日本军方的认可。但中国国情不同于日本，这种策略无法讨好绝大多数中国民众。仁丹真正渗透进中国人的生活，反而是因为仁丹在疗效和应用场合上与中药有着相似性。民国时期传染病流行，除"公共卫生"和"打预防针"外，还诞生了一种"吃药防疫文化"。"发痧"是民国年间多种流行病症的合称，包含了"亚洲霍乱、吐泻症（欧洲霍乱）、急性肠胃炎、中暑症、日射病"[22]等病症。民国时期现代医疗系统建设不完善、覆盖面窄，民众为了应对"发痧"，常常会选择服用被称作"痧药"的成药。[23]从功效上看仁丹与避瘟散皆属"痧药"，且它们在价格上相对低廉，一般民众在经济上能够负担得起①，同时还有便携易购的优点。号称具有"化食、消毒、排瘴、防疫"功效的仁丹搭上了防疫、"治痧症"的"顺风车"，顺利进入了中国人的生活。森下博药房改变广告策略，开启将漫画和招牌引入广告之先河（图3）[24]，将治疗吐泻、霍乱等服用仁丹的具体场合体现在广告之中，同时注重广告的社会效益，试图拉近与中国消费者的距离。这样的仁丹广告看起来既强调"东瀛神丸"的特殊性，也设身处地将自己融入中国社会生活化的情境里，表现出"为中国而制"的诚意。[25]

随着时代变迁，20世纪30年代后的仁丹广告重新将西医话语推

---

① 仁丹定价为试用包大洋5分、小包1角、中包（小包三倍量）3角、大包（小包七倍量）5角（参见仁丹广告，《顺天时报》，1918-08-18），另有促销装百宝药盒价格为7角，药量与大包相同，包装为精美铁盒，内有镜子和指甲钳等物（参见仁丹广告，《顺天时报》，1918-08-24）。锡盒装的避瘟散官方定价为每盒大洋1角，约合0.1银元（参见避瘟散广告，《顺天时报》，1924-05-06:6），而非锡盒包装的普通装几个铜板就能买一盒（参见避瘟散使长春堂扬名，《中国中医药报》，2012-07-23）。按照1934年北平市政府核准北平市市立医院收费规则，门诊来院就诊者收挂号费大洋1角，确系赤贫无力者免收诊疗费及药费；患者不能来院，需派医员前往诊治，出诊收费银元3元。除此之外，如住院，还需缴纳8角或4角一天的住院费，以及分为甲、乙、丙三类，分别为6角、4角或2角的膳费（参见北京市地方志编纂委员会编：《北京志·综合经济管理卷·物价志》，北京出版社，2005：292）。

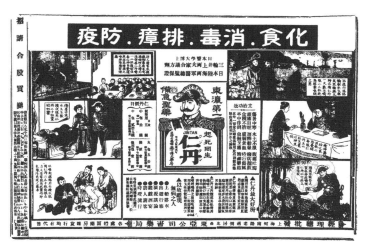

图 3 图文兼具的仁丹广告

上前台。仁丹的广告中屡屡出现"杀菌防疫"[26]、"灭菌驱病"[27]、"口腔杀菌"[28]、"防备人群中的病菌"[29]等西医话语的宣传词，甚至还声称添加了"维他命（维生素）B"[30]，这与中国的医药环境变迁有关。五四运动以来，知识分子对科学的推崇和对中医"不科学"的质疑与批评，以及与日本"废止汉医"相似的"废止中医"运动，使得我国的中医药界受到一定打击，西医西药的认可度不断提升。森下博药房在仁丹配方没有进行任何改变的情况下，重新以西医包装仁丹，隐晦地讨好和吸引对西医接受度越来越高的中国消费者。

实际上，从地方性知识的角度来理解，中医、西医和汉方医学均属于不同文化传统下的医学体系。仁丹的原型配方"砂仁"是中医的药方，制药基础源于中国的地方性医学知识。森下博无形中挪用了这种地方性知识，根据日本汉方医学加以改造，且为顺应西医在日本和中国的流行之势，出于讨好倾向西医的消费者，在宣传中以西医话语加以包装，强调西医博士对仁丹的认可和贡献，使得仁丹同时披上了三种地方性医学知识的色彩，成为打入中国市场的"伪装者"，通过不断贴近中国人的生活习惯与用药需求，在中国的成药市场获得了巨大成功。

不仅如此，森下博还将仁丹描述为赠予中国人的恩赐，自我赋予"文明开化者"的优越性。他认为仁丹的制药原料来源于中国，应当回报中国民众，但当时中国的卫生状况糟糕到用语言都无法形容，因此将仁丹这种有益的药出口到中国，就是一种对中国民众的报答行为。[1]55 追根溯源，森下博的想法来自近代日本思想家福泽谕吉（1835—1901）的文明史观的影响。森下博对福泽谕吉的学说有着近乎狂热的信仰，15 岁的森下博在阅读福泽谕吉的著作《劝学篇》和《世界国尽》之后受到刺激，决心离开家乡前往大阪亲眼见证福泽谕吉笔下"文明"之所在，此后一生森下博都将福泽谕吉的"文明开化"奉为人生信条。[1]22-23 然而，福泽谕吉眼中的文明在 1880 年之后已经成了对外侵略、弱肉强食的代名词，他积极鼓吹对外侵略，大力美化甲午战争。[31] 福泽谕吉将日本侵略中国的战争称为"文野之战"，即所谓的谋求文明开化进步者和妨碍文明开化进步者之间的战争。显然，这一文明史观带有浓厚的民族沙文主义色彩，是"日本优越论"的体现。[32] 作为参加过甲午战争的日本士兵，在如此"文明"观念潜移默化的影响下，森下博难免以文明开化者自居，对中国产生了优越感。纵使出于经济利益的考量，森下博不断将仁丹的形象塑造得更加贴近中国人的生活，但始终暗含着"赐予者"的优越感，如同19 世纪法国殖民者在非洲推广疫苗接种所宣称的履行文明开化使命一样[33]289，在中国推广仁丹被森下博有意无意地解释为来自"文明开化者"的馈赠和恩典。

比较而言，避瘟散作为一种药物，是中国人重新发明出来的"传统"，诞生于中国本地传统医学体系，同时又积极吸收了现代医药制造与销售的新方式。诚如有学者所言，非西方国家不是现代医学所带来的各种改变的被动接受者。[33]28 面对仁丹的入侵，长春堂的两代掌柜创造性地做出了应对。他们求助于日本医院药剂师改良避瘟散质地，即传统医药寻求新发展的一个良好尝试。长春堂抵制日本仁丹的思想立足点是民族主义，但抵制仁丹并不意味着他们全盘否定仁丹被包装成"现代医药"的种种策略。相反，他们积极改良配方、改进生产方式、借鉴仁丹的现代营销方式，在某种意义上是在重新发明本土药物。在反对殖民医学的同时，长春堂吸纳了现代医药制造和营销的新元素，为自身发展注入了活力。

四、治病救人与侵略战争：医药与殖民

中国药商面临仁丹挤占中国市场，受民族主义影响，在爱国情绪和追求经济利益的双重驱动下，根据中医知识改良或制造出各种成药以和仁丹对抗。从某种程度可以说，他们对抗的不仅是一种外来成药，其活动也构成了反对日本殖民势力的一个组成部分。

在这场竞争当中，长春堂始终将自身与国家、民族的利益紧密联系在一起，强调避瘟散的国货属性，积极参与抵制日货运动。1915年，长春堂推出避瘟散。不久，为反对"二十一条"，北京爆发了声势浩大的反日运动，仁丹的销量大受打击。据森下博药房1921年发布的大阪东税务署公证的数据图（图4）显示，因为"日货排斥"，1915年仁丹在华销量从前一年的3,849,274日元降至1,601,833日元，低于前一年的一半，至1916年"日货排斥稍缓和"，销量恢复至2,106,743日元。1915年的抵制日货运动使得仁丹销量急剧减少，

但中国民众对这类成药的需求并未减少，避瘟散因此在北京夺回闻药的部分市场，在初上市时能够生存下来。1925 年的五卅运动爆发，6月 10 日，北京市民 20 万人会集天安门，召开国民大会，声援上海工人学生的反帝斗争[34]，张子余身穿道袍，带领全店一百多名员工全员参与集会，并到天安门和前门一带免费发放避瘟散[35]。五卅运动是中国反帝运动的又一次高潮，长春堂参与抵制日货运动，从日商手中夺回中国尤其是北京地区的市场，不仅有利于提升自身的市场份额，同时在客观上对阻止日本殖民势力从我国获取更多经济利益也起到了积极作用。1933 年，曾与仁丹一起挤占长春堂闻药市场的宝丹退出中国，但避瘟散与仁丹之间的竞争仍未结束。

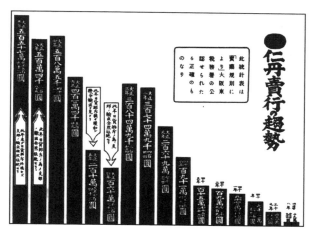

图 4　大阪东税务署公证的仁丹卖行趋势数据图[36]

　　面对中国频频爆发的反日运动，森下博药房及其代理商采取了由日本政府向中国政府施压以保护仁丹广告招牌、举行特卖活动等措施来促进销量。同时，在中国报纸的广告宣传上，森下博药房也不断调整仁丹的形象。仁丹刚进入中国时，"大日本医学大博士三轮井上两大家秘方"和"大日本陆海两军医总监保明卓效"[9]两句宣传语与"大礼服"商标通常捆绑出现在仁丹广告上。1915 年 5 月之后,随着因"二十一条"而起的抵制日货运动愈演愈烈,"大日本陆海两军医总监保明卓效"这句话从广告中消失,仁丹在宣传上不再与日本军方联系在一起,以避免中国消费者对其产生抵触情绪。在 1945 年日本投降以前,我国很多地方流传着"日本人卖仁丹——没安好心"的歇后语。[37]221 为了与避瘟散竞争,日商采取了多种手段。在日本侵华战争期间,日本商人采用了低价售卖仁丹的策略,甚至于为"收买人心"而时不时地"舍药"和白送。这种廉价出售和白送的行为目的在于收买中国人,制造虚假的文明环境,借以鼓吹"大东亚共荣""日华亲善"等侵略概念。[37]222 仁丹在中国的宣传,虽然力求与中国人的生活贴近,但仍然难掩其外来资本和殖民者的本质。

仁丹与避瘟散之间的上述商业和文化上的竞争尚属温和,在殖民战争的背景下,二者的较量不可避免地披上了更加残酷的色彩,最终因国家力量的介入而落下帷幕。梁启超在批评亚当·斯密的经济自由主义观点时,曾指出外国企业在国际竞争中一般都有国力作为后盾,因而没有任何的国内私人企业能抵挡来自他们的竞争,这一事实是中国企业与外国人在竞争当中总是失利的主要原因。[38]20 世纪初梁启超的这一认识,在 1945 年日本投降前始终适用于中日双方企业在中国的竞争。实际上,对于仁丹与避瘟散之间的竞争而言,不只是国力的比拼,更涉及直接的军事打压。日本于 1931 年发动的长达 14 年之久的侵华战争,对避瘟散与仁丹之间的竞争影响巨大。

1937 年卢沟桥事变后,日军占领北平。其间日本殖民势力通过限制销售和暴力活动直接打击避瘟散的销售和生产。日本侵略者禁止避

294

地方性知识视野下的民族医学研究

瘟散通过邮局向各省市邮寄，长春堂的生产销售量锐减，由每年 250 万盒降到 64 万盒。更有甚者，日本宪兵队长绑架了长春堂掌柜张子余，强迫长春堂以 200 两黄金赎身，不然性命难保，长春堂照数付款，张子余才得以释放。时隔不久，1942 年 9 月 19 日晨 9 时许，长春堂制药社发生了惊天大火。[39] 这场火灾使得长春堂损失 80 余万元，赔偿被火灾殃及的近邻共 20 多万元，总损失在百万元以上①。销路受阻，赎金和火灾造成的巨额经济损失使得避瘟散在竞争中处于绝对劣势，失去了与仁丹的竞争能力。直到 1945 年日本投降后，长春堂才逐渐从战争的打击之下缓和过来。此时由于生产仁丹的工厂在美军空袭中被烧毁，原料进口被断绝，海外店全部被关闭和接收，森下仁丹最终失去了占仁丹近六成市场的中国大陆市场。[1]109-111 避瘟散与仁丹之间的竞争，并没有最后的胜利者，前者败于日本殖民者的压迫之下，后者随着日本的战败一同被毁灭。

避瘟散与仁丹之间的竞争，受到政治、文化和军事等多种因素的影响。日本殖民势力是仁丹在与中国本土药品竞争时的"帮凶"，森下仁丹也从不忘与日本军方进行"互动"来获取更多的支持。1931 年 11 月，日军在天津与中方保安队爆发冲突，日军以天津仁丹公司的屋顶为据点架设机枪，对中国军民进行扫射。[40] 日军全面侵华战争爆发后，森下仁丹株式会社②积极向日本军方捐钱捐物。1938 年 10 月，森下博之女节约其母丧葬费一万日元，分别捐给日本第四师团和大阪

---

① 见长春堂大药房网站，长春堂历史。

② 1922 年 1 月，森下博药房改名为森下博营业所，1936 年，森下博营业所改制森下仁丹株式会社（参见森下仁丹株式会社年表）。

地方海军人事部各 5000 日元① 以"体恤士兵"。[41]1938 年 12 月,森下仁丹株式会社向日本全国的 15 所学校捐赠了 15 架滑翔机,捐赠仪式在大阪城东练兵场举行,多名政府和军方代表参加了仪式。[42]1942 年 10 月 8 日,森下博向大阪师团司令部和大阪地方海军人事部分期捐了共 150 万日元的军用机械费,献金原因是"为了感谢日本政府为仁丹继续向东南亚推广提供了便利",同时也是森下博为了"表达对大东亚战争的战果的感激"[43]。

　　仁丹的存在对于中国人而言,不仅是一种能够治疗多种杂病的成药,还是日本殖民势力在中国的象征之一。避瘟散和仁丹均为药品,其存在的意义原本是治愈中国人"得病的身体"。在晚清民国这一特殊时期,得病的身体作为一种文化的隐喻载体,内涵和边界日益扩大,甚至暗喻着中国国土疆界被频繁侵害。[44]不健康的国民是个体,被侵略的国家是整体。对于抵制仁丹的中国人而言,来自日本的医药始终摆脱不了其殖民帮凶的角色,"患病的整体"只会被殖民势力所伤害,而不可能得到治愈。仁丹与避瘟散的竞争逐渐从科学性、商业运作模式、文化策略到直接的军事打压,早已超越了纯粹的医学、技术、药品与商业竞争的范围,显示了政治、文化和战争的深刻影响。

地
方
性
知
识
视
野
下
的
民
族
医
学
研
究

---

① 20 世纪 30 年代,一名日本海军大将的月薪为 500 日元,刚从军校毕业的海军少尉的月薪为 70 日元,普通士兵月薪约为 10 日元(参见李巍、周明:《钢铁艨艟:二战十大战舰》,上海社会科学院出版社,2017:234)。1938 年,日元汇率为 3.56 日元兑换 1 美元(参见瑟吉特·巴拉著,倪宣明译:《货币贬值:通向繁荣之路?》,中国发展出版社,2015:241)。

五、结语

民国时期，为抵御外来成药仁丹的入侵，长春堂对传统闻药进行改良与创新，吸收现代医药的元素重新"发明"了避瘟散，与仁丹竞争并夺回市场。仁丹见风使舵，塑造不同的形象以迎合中国消费者，并在殖民势力的帮助下挽回颓势，击败北京地区的对手避瘟散，但最终也因为日本殖民战争的失败而不得不退出中国市场。

仁丹在与避瘟散的竞争中能立于不败之地，甚至一度击垮避瘟散，源于其所具有的殖民性。无论是有意以西医话语包裹汉方药的本质，还是强调以"文明开化者"的身份报答患病的中国人，仁丹始终无法抹除其作为日本殖民势力组成部分的事实。避瘟散的自我改造与重新发明，以及采取种种策略抢占市场，同样与抵御外辱、挽救危亡的民族主义密不可分。概言之，避瘟散与仁丹之间的竞争表明，制药业的发展和药品之间的竞争受到政治、文化和军事等多方面的影响；医药的传播不只是医学知识及其治疗药物的传播，也不单纯是生产企业之间的商业竞争，它往往与更大范围内的政治、军事、文化等因素融为一体。在此案例中，仁丹显然构成了日本殖民的一个不可分割的组成部分。

[作者：李昕妍、章梅芳、刘兵（通讯作者）]

参考文献

［1］森下仁丹株式会社.森下仁丹80年史［M］.大阪：森下仁丹株式会社，1974.

［2］郭欣妮.日治时期台湾之家庭常备药：以仁丹、中将汤及龙角散为例［D］.高雄：高雄师范大学，2016.

［3］铃木昶.日本の伝承薬（55）仁丹：大宣伝が語り草に［J］.漢方療法，2001，5（8）：674-677.

［4］潘桂娟，樊正伦.日本汉方医学［M］.北京：中国中医药出版社，1994.

［5］仁丹广告［N］.顺天时报，1907-11-20.

［6］夏畏.苏州车站上的仁丹胡子［N］.小日报，1928-07-25.

［7］徐洪福.胡子［N］.申报，1949-09-09.

［8］新京报社.北京地理传世字号民生［M］.北京：中国旅游出版社，2007：52-59.

［9］仁丹广告［N］.新闻报，1909-06-02.

［10］老墙留日本"仁丹"广告被遮一半［N］.法制晚报，2015-07-30.

［11］广西人力上的大贡献［N］.申报香港版，1938-12-15.

［12］日本运华药丸计仁丹一项去年共收入日金四十五万元［N］.时报，1911-09-12.

［13］姚村雄，陈俊宏，邱上嘉，等.日治时期"仁丹"药品报纸广告设计比较研究［J］.科技学刊（人文社会类），2008，17：59-72.

［14］仁丹输出高推移［N］.艸楽新聞，1914-08-01.

［15］Thomas Sammons（Consul general），United States Bureau of Foreign and Domestic Commerce. Proprietary medicine and ointment trade in China［R］.

Washington: Government Printing Office, 1917: 1–12.

［16］高家龙.中华药商：中国和东南亚的消费文化［M］.褚艳红，吕杰，吴原元，译.上海：上海辞书出版社，2013：48–49.

［17］官生华.仁丹与征露丸［J］.台湾医界，2009，52（1）：55–56.

［18］张建安.道骨仙风"避瘟散"：百年老店长春堂［J］.中国中小企业，2010（1）：70–71.

［19］中医研究院中药研究所，沈阳药学院药学系.全国中药成药处方集［M］.北京：人民卫生出版社，1962：182–183.

［20］避瘟散使长春堂扬名［N］.中国中医药报，2012–07–23.

［21］傅立民，贺名仑.中国商业文化大辞典［M］.北京：中国发展出版社，1994：1634–1635.

［22］医师吴羽白.发痧是什么病［N］.申报，1923–08–07.

［23］皮国立.中西医学话语与近代商业：以《申报》上的"痧药水"为例［J］.学术月刊，2013，45（1）：149–164.

［24］仁丹广告［N］.新闻报，1910–08–31.

［25］关西大学文化交涉学教育研究中心，出版博物馆.印刷出版与知识环流：十六世纪以后的东亚［M］.上海：上海人民出版社，2011：264–276.

［26］仁丹广告［N］.申报，1936–08–06.

［27］仁丹广告［N］.申报，1937–03–18.

［28］仁丹广告［N］.申报，1937–05–10.

［29］仁丹广告［N］.新闻报，1936–05–09.

［30］仁丹广告［N］.申报，1937–03–07.

［31］臧世俊.福泽谕吉的中国观［J］.日本学刊，1995（1）：102–114.

［32］崔新京.福泽谕吉"文明史观"的双重透析［J］.日本研究，1990（3）：74–77.

［33］普拉提克·查克拉巴提.医疗与帝国：从全球史看现代医学的诞生［M］.李尚仁，译.北京：社会科学文献出版社，2019.

［34］曹子西.北京通史：第9卷［M］.北京：北京燕山出版社，2012：26.

［35］王行健.中国商道：从胡雪岩到李嘉诚［M］.北京：新世界出版社，2006：94-96.

［36］井出文紀.森下仁丹の町名表示板広告と“告益世”［J］.商経学叢，2017，64（2）：247-276.

［37］燕山客.中华商道［M］.北京：中国社会出版社，2005.

［38］张灏.梁启超与中国思想的过渡（1890—1907）［M］.崔志海，葛夫平，译.南京：江苏人民出版社，2014：192.

［39］北京市地方志编纂委员会.北京志·卫生卷·卫生志［M］.北京：北京出版社，2003：302-303.

［40］日军压迫下津保安队撤退［N］.申报，1931-11-30.

［41］明治大正昭和新聞研究会.森下仁丹株式会社社長森下博氏令嬢、陸海軍へ一万円献金［M］.東京：新聞資料出版社，1991：17.

［42］明治大正昭和新聞研究会.グライダー“仁丹号”贈呈式［M］.東京：新聞資料出版社，1990：755.

［43］明治大正昭和新聞研究会.森下仁丹社贈五十万円献金［M］.東京：新聞資料出版社，1994：73.

［44］杨念群.再造“病人”：中西医冲突下的空间政治（1832—1985）［M］.北京：中国人民大学出版社，2006：3.

地方性知识视野下的民族医学研究

第四编

民族医学之外

关于中医减肥的科学传播及其问题研究
——以微信中医减肥公众号为例 *

一、引言

减肥已经成为当下社会的一种时尚，理想瘦代表着美和健康，成为人人追逐的目标。然而不恰当的减肥观念和行为，带来一系列社会和个人问题，如肥胖歧视、性别不平等以及精神状态失衡、饮食障碍等[1]。这些负面影响已经引起了国际学者的广泛关注和研究，尤其是有些学者已经对肥胖医疗化的现象与肥胖流行病学的科学不确定性等提出了质疑。[2-4]郑斐文指出，这些研究认为"肥胖不能被简单定义为单纯、无问题的生物医学范畴、疾病或病因学，而是一种社会性的建构与具争议性的问题"[5]，与主流的医学科学论述不同，这些研究可以被称为"批判的肥胖研究"（critical obesity research）。

也有学者在此类研究中关注媒介在构建肥胖科学（医学）进而塑造人们减肥观念和行为方面所起的作用。有人指出，越来越多的证据表明，媒体中的信息影响着人们健康行为的趋势。[6]曾有学者通过对科学文本、中间文本（科普）、大众文本（媒体）分别进行考察，分析了科学文本关于减肥的不确定知识如何被建构成确定性的科学知识，进而成为中间文本和大众文本中默认的前提和背景。[3]也有人探讨

---

*　原刊于《科学与社会》2020 年第 1 期。

了医学科学和新闻报道在构建肥胖作为一个社会问题的框架中的相互关联的作用，指出新闻报道也会影响哪些医学论文会得到媒体的报道，以及它们是如何被框定的。[7]郑斐文通过考察 20 世纪 50 年代以来与肥胖或减重相关的报纸的论述变化，结合社会审美变化、BMI 标准推行等社会背景分析，指出媒介对肥胖医疗化的传播与建构过程。[5]但现有的研究多是针对西方现代医学（科学）在减肥议题上的反思和质疑，对于中医这种传统医学在中国特有的文化下如何被传播以及发挥何种作用的研究，尚属空白。

事实上，在国内媒体有关减肥的铺天盖地的传播中，"中医减肥"以其传统医学的辨证施治的特点备受关注、颇为流行。但在当代以"瘦"为美的流行文化下，有关中医减肥的信息究竟是如何呈现的？中医减肥究竟扮演着何种角色？存在着哪些问题？显然 STS 及科学（健康）传播领域应该给予足够的关注。本研究以微信中医减肥公众号为例，对其传播的文本进行分析，探讨其传播的中医减肥的观念、技术手段、效果影响等，以科学传播视角探讨媒介中医减肥传播的现状及其问题。

二、研究样本与方法

（一）样本语料库的选择与研究方法

通过对微信减肥公众号进行检索，从中选取点击率占前三位的 3 个中医减肥公众号，检索显示共有文章 753 篇（截止时间 2018 年 8 月 28 日），去除重复性和已被公众号自行删除的文章后，得到 651 篇作为研究样本，其中公众号 A 512 篇、公众号 B 69 篇、公众号 C 70 篇。

在具体分析方法上，首先，对中医减肥公众号样本文章的内容和题目进行词频统计和分析，找出重点关键词，对中医减肥相关理论、观念、方法、效果等内容进行总体概括。其次，采用内容分析法对所有文章进行类目设置、编码和统计。最后，在内容分析的量化统计基础上，结合中医减肥公众号及中医文化的特点，采用综合话语分析方法，即从言说者入手，分析其语言是怎样创建社会身份和活动，促成彼此关系，建立联系，其采用的知识和理论如何，表明了怎样的立场和策略等[8]。

（二）类目设置

通过通读所有中医减肥公众号文章内容，将中医减肥文章的主题设为减肥观、减肥方法、商业宣传、传统文化传播、减肥时尚及其他类共 6 类，见表 1。

表 1　中医减肥公众号文章类目设置

主题	子议题	涉及内容
减肥观	"科学"减肥	打着"科学"的旗号，普及减肥相关的科学知识、健康知识
	肥胖医学化	表述"胖"引发疾病，与各类疾病相关，甚或"胖"本身就是病
	审美观	给出瘦、美的标准
	性别视角	以性别视角看待"胖"缺乏魅力，不受欢迎
	刻板印象	传达对"胖"的刻板印象，认为"胖"就是因为暴饮暴食、懒惰、缺乏毅力等造成的

主题	子议题	涉及内容
减肥方法	饮食	介绍各种减肥食谱、饮食控制方法
	运动	介绍各类运动、健身减肥方法
	局部减肥	针对身体局部"肥胖"的减肥方法
	生活方式	强调日常作息、饮食习惯、行为方式等对身材、体重的潜在影响
	针灸	针灸特定穴位,调理脏腑功能,是中医经络减肥法的一种
	中医埋线	中医穴位埋线减肥是传统针灸减肥的改良和发展,是一种以线代针的减肥方法
	拔罐	拔罐通经穴,排毒清热,是中医经络减肥法的一种
	点穴按摩	根据中医经络理论,通过按摩特定的穴位,调整特定区域的经络,从而调节五脏功能及内分泌系统等达到减肥的目的
	中药	通过服用中药,通过去湿制水、健脾、活血行气等方法,调理脏腑和内分泌,令身体气血运行顺畅等达到减肥效果的方法
	榜样示范	以普通人(如减肥计划的学员)为例,展示减肥经验、故事

地方性知识视野下的民族医学研究

主题	子议题	涉及内容
商业宣传	营销广告	包含了医疗机构、减肥疗法、减肥计划、产品的营销内容
	企业文化宣传	对医疗机构的企业文化进行宣传
	通知／公告	医疗机构的一些其他信息，如通知或公告
传统文化传播		宣传有关中国传统的孝道文化、养生习俗等
减肥时尚		介绍、展示明星苗条的、完美的身材，作为典范吸引受众目光、引发受众效仿
其他		与减肥无直接关联的内容

三、内容分析及发现

（一）关键词的词频分析

对中医减肥公众号样本进行词频统计，选取公众号文章前200个主要关键词绘制词云（如图1）。从图中可以看到，除关键词"中医""减肥"以外，埋线减肥作为主推特色疗法，以及医疗机构的电话、地址和医师的学历（"博士"）被宣传提及的频次也较多，表现出较为明显的营销推广特征。除介绍中医对肥胖的认识、穴位及功能、胃肠等的健康影响外，也同样关注身体的脂肪、饮食（食物）及运动的热量计算、体重变化等。

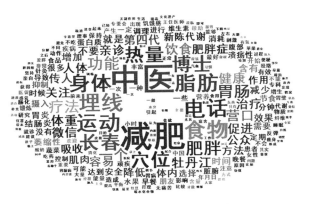

图 1　中医减肥公众号文章内容高频词词云

（二）公众号文章主题分析

统计发现（如表 2），在中医减肥公众号中，介绍减肥方法的文章最多（有 461 篇）。其中饮食控制仍然是提及频率最高的方法，其次是中医埋线减肥，这也与本文所选的样本公众号 A 的文章数量占比较高有关。适当的运动方法也被提及了 101 次。此外，还有一些中医减肥方法被提及较多，如有 18 篇文章提到针灸、拔罐、中药、点穴按摩也都略有被提及。有 23 篇文章还以普通人（如医院就诊的患者）为例，展示了减肥成果的经验、故事。

表 2　中医减肥公众号文章类目统计

主题	子议题	总数量	公众号 A 数量	公众号 B 数量	公众号 C 数量
减肥观	"科学"减肥	203	176	19	8
	肥胖医学化	146	110	23	13
	审美观	57	49	3	5

主题	子议题	总数量	公众号 A 数量	公众号 B 数量	公众号 C 数量
减肥观	性别视角	25	22	3	0
	刻板印象	9	9	0	0
减肥方法	饮食	272	254	8	10
	运动	101	96	3	2
	局部减肥	50	45	2	3
	生活方式	71	69	2	0
	针灸	18	4	7	7
	中医埋线	113	106	6	1
	拔罐	5	0	5	0
	点穴按摩	7	4	2	1
	中药	12	7	5	0
	榜样示范	23	18	5	0
商业宣传	营销广告	122	93	11	18
	企业文化宣传	24	10	10	4
	通知/公告	9	0	2	7
传统文化传播		65	29	15	21
减肥时尚		6	4	2	0
其他		48	16	0	32

注：由于每篇文章不止一个主题，所以合计超过文章总数。

在文章的减肥观设置方面，有 203 篇明确提及或采用现代科学方法的"科学"减肥观，146 篇文章明确提到肥胖带来的疾病和身体问题，以及将肥胖视为应该由医学（中医）治疗、调理的对象。57 篇传达了以瘦为美的审美观，25 篇是基于社会性别视角的减肥观念，以及 9 篇表达了对"胖"的刻板印象，如暴饮暴食、懒惰等。

虽然整体上样本内容多是以科普医学知识、理论和方法为主，但仍有一些其他不直接相关的内容占据一定比例，比如传统文化传播类有 65 篇，宣传中国传统养生习俗、孝道文化等。这些公众号的主题，即医疗机构的商业宣传内容，有营销广告 122 篇，包含了减肥疗法、减肥计划产品的营销内容，有机构本身的企业文化宣传 24 篇。

四、话语分析：关于中医减肥的"科学"与文化

（一）构建身份：权威机构与权威专家

3 个中医减肥公众号样本，都是实体医疗机构的宣传媒介，在文章中对其医疗机构身份的正规性、专业性多有强调。其中公众号 B 提到"是京城首家中医减肥专科医院，医院前身为⋯⋯"。

公众号 C 介绍是"2001 年经上级卫生主管部门批准设立，⋯⋯具有中医特色的正规医疗机构，也是目前西南地区⋯⋯领先且较大规模的专业医疗机构。⋯⋯每个诊疗部均具有《医疗机构执业许可证》"。

公众号 A 则自称"由江南名医于清光绪二十六年（1900 年）创立，⋯⋯已成为国内较大⋯⋯肥胖症研究和治疗机构，在长春等多个城市有中医门诊或定点医院"。

同时，这些公众号都反复提及拥有的医师资源，其中公众号 C

宣传"拥有一批优秀的中青年国家注册中医执业医师"。而公众号B称"汇聚了中医减肥领域负有盛名的医学专家","我国第一批肥胖病学研究者,《现代肥胖病学》主编者……为减肥疑难胖友把脉问诊制定减肥方案等"。公众号 A 也突出其研究型学者,"有主任医师和教授十多名,……肥胖症的研究和临床,每年发表学术论文多篇"。此外,还宣传其中医"传人"身份。词频统计显示提及"博士(医学博士)"917 次、"传人"535 次,"医师"(主任医师、中医师)229 次,"专家"136 次、"教授"81 次。总之,这主要是要构建公众号媒介背后医学权威的身份。

(二)构建联系:传播对"胖"的刻板印象

有 57 篇文章明确传达了以瘦为美的审美观,美女、美腿等词语共被反复提及了 413 次,将对立面的"胖"与丑陋联系在一起,认为胖致病是由于贪食(56 次)和懒惰(46 次)造成的,传播了对胖的偏见。从有些文章标题就可见一二,文内还常常列举一些他人减肥前后对比鲜明的照片,指出"这就是你和别人的差距","你拥有的太少,是因为你吃的太多"。"一白遮三丑,一胖毁所有!"进一步加深了对胖,尤其是女性肥胖的各种偏见(文章中共提到女性 495 次,而男性只有95 次)。

(三)构建行动:倡导中医诊疗方法

样本文章中 146 篇明确传达了肥胖是一种病症,或者引发疾病,或与疾病密切相关的观点,仅"肥胖症"一词就出现了 530 次,还谈及有很多肥胖并发症。在倡导减肥行动、宣传减肥方法上,公众号重点突出强调中医诊疗方法的优势、特点。

在介绍中医具体方法时，反复指出中医减肥的整体观、辨证施治特点，如"人体是一个有机整体"，"根据肥胖者个人体质配伍成方"，"根据体质辨证施治，选穴配穴"等。表明中医减肥治标又治本的良好临床效果，如"调节失衡的脏腑功能，对于其他减肥方法都无法解决的内脏脂肪有非常好的治疗效果，达到了减肥同治并发症的作用"，"穴位埋线通过自身生理机能调节内分泌，可以达到以内养外的美容瘦身效果"等。

同时，刻意宣扬的还有中医减肥具有安全，以及不易反弹等优势和特点，如"中医减肥……没有那种强制节食、抽脂等方法所带来的痛苦"，"中医上强调的'内部调节'对人体百利而无一害，做到减肥的同时还能重塑内器官的活力"，"安全减肥的同时保健身体，是一种纯天然效果好的减肥疗法"。并指出其他疗法如西药减肥存在的问题，以一种恐惧诉求的口吻，描述了减肥药的危险和副作用，从而更加彰显中医减肥是理想而安全的减肥方法。

（四）构建知识与理论："科学"有效的中医减肥理论与知识

样本文章在介绍中医诊疗方法时，通常会先突出强调中医理论传统，"与现代西医相比，整体观、治未病、辨证施治等思想赋予了中医减肥独有的特色"，多次提及中医理论相关概念，如出现"穴位"（包括具体穴位）972次、"经络""经脉"503次、"脏腑"339次、"气血"相关词322次、"阴阳"相关词244次、"脾胃"80次、"湿（湿热、化湿、利湿）"72次等。提到中医具体诊疗方法的疗效时，描述也渗透着中医的理论，比如，中药减肥"祛湿利水、健脾行气"，针灸减肥"舒经通络、平衡气血"，埋线减肥"健脾利湿、益气活血"等等。

样本文章除强调自身医疗机构的正宗中医传统外，还喜欢以现代"科学"的名义来论述其诊疗方法、效果的先进性和客观性。例如，"……多年来专注现代针灸减肥与调理保健，率先提出科学、先进、绿色的皮部针法现代针灸理论……"，"科学合理的饮食习惯和膳食结构"等，还反复提及西方医学和营养科学的词语，如"脂肪"1530次，"新陈代谢""代谢"864次。

（五）构建关系：构建丰富多元的企业文化

样本文章在宣扬中医文化外，还传播中国传统文化养生习俗，如按照时令节气养生的文章等，通常会引经据典讲解传统节气的由来，援引古诗文描述节气的习俗等等。医疗机构还积极构建自身的企业文化，有的在其门店还设置了中医文化发展史和中西肥胖文化史展览，列举了国内外多家知名电视、报刊媒体记者采访医院专家或参加媒体节目的照片和文字说明。

（六）构建立场和策略：中医概念下的减肥宣传

样本文章针对"减肥"这一主题，突出强调传统中医的优势特点，构建在"科学"名义下吸收了西医知识概念的中医减肥的权威理论知识基础，倡导针灸埋线等中医诊疗方法作为减肥美体的行动指南。在话语模式上，采用传统医学话语、科学（西医）话语及生活化语言相结合的方式，在大量宣传中医减肥理念、知识外，也援引了现代科学（医学）来源论述其科学性、可靠性，突出专业性和实用性。在传播者立场上，虽然3个公众号在侧重点方面也有差异，但基本立场和主要问题是共同的，都是基于公众号的医疗机构立场的宣传。虽然有个别文章强调了自身医疗机构的经营性质是非营利性的，但从文章主题和以上话语分析来看，仍然宣传"中医"概念，基于审美、性别视角，打着"科学"的旗号，推广各自医疗机构肥胖诊疗方法，以实现商业利益。

五、分析与讨论：中医减肥的现状与主要问题

综合前述分析内容，针对3个中医减肥公众号所传达的减肥理念、诊疗方法，宣传的知识和效果，本研究有针对性地对中医基础理论及方法论研究、养生研究、肥胖症临床治疗和研究等几个领域的专家[①]进行深入访谈。结合四位中医专家对肥胖的一般性认识，对针灸、埋线、中药等疗术的施治理念和经验的表述，以及对当下减肥狂热现象的理解，讨论样本所反映的中医减肥的现状与主要问题。

（一）肥胖医学化：从"膏人"到"肥胖病"

从公众号文章所宣传的肥胖认识和减肥观念来看，其突出一点就是，肥胖本身被认为是一种病症。对此几位访谈专家均指出，尽管古籍文献中确实有对人肥胖体型的记载，但在传统中医中并没有单独的肥胖病的概念。专家们都提到《黄帝内经·灵枢》讲到人有25种体型，其中"土形之人，圆面、大头、美肩背、大腹、美股胫、小手足，多肉……"就描述了一种肥胖的体型。对此，马晓彤认为："肥胖体型的人，过去称'膏人'，是一种自然状态，是一种体质，只能说有这种气质特征的人，容易倾向于得某种或某些疾病。"[②]

①　如袁锦虹（南京中医药大学副教授、南京中医院副主任医师，擅长针灸治疗肥胖症等内分泌代谢性疾病）是国内最早从事针灸减肥机理和临床研究的中西医结合专家刘志诚教授的学生和接班人。

②　岳丽媛对马晓彤（中国中医科学院中医基础理论研究所方法论研究室主任，副研究员）的访谈，访谈地点：中国中医科学院中医基础理论研究所，访谈时间：2019年8月23日。

而当下广泛谈及的"肥胖病",其实是现代社会西医提出的病理学概念。金香兰就指出:"'减肥'是西医一个病理学概念,它主要是基于现代的生活方式。"①袁锦虹也承认"肥胖病"这样的概念就是从西医借鉴过来的。

中医传统文献中也有一些对肥胖体型或者症状形成原因的分析,关于病理认识,袁锦虹提到"会零零散散地记载在各个文献中……中医认为,人会产生肥胖,是因为膏粱厚肥过度,或静息少动,也可能跟肝气郁结、情志不舒有关系,还有先天因素的影响……"②袁锦虹认为,从认识上讲,中医对肥胖整个病因病机的描述,虽然是零散的,但是非常有价值的。

(二)西医的入侵:标准、理念与诊疗手段

这些公众号文章的一个很明显的特点就是中西医结合,而不只限于传统中医。除了前文所述,其对西医肥胖病的概念的借用上,还体现在:

1. 在对肥胖病的诊断标准上,也是多采用西医领域的体重指数(BMI)、体脂率、腰围及腰臀比等测量标准。但按照中医理念,这并不是没有问题的。金香兰就曾指出:"BMI 指数等是西医提出的体重知识,也是通过数据测量得出来的,不否认其有一定科学性,但是

① 岳丽媛、刘兵对金香兰(中国中医科学院中医基础理论研究所养生研究室主任,研究员、博士生导师)的访谈,访谈地点:中国中医科学院中医基础理论研究所,访谈时间:2019 年 8 月 23 日。
② 岳丽媛、刘兵对袁锦虹的访谈,访谈地点:南京中医药大学国医堂,访谈时间:2019 年 6 月 14 日。

这个指数能不能对应我们所有人，就不好说了。"[1] 按照中医的理解，即使有人体重超出了 BMI 正常标准一些，但身体仍然有可能是"平衡"状态，是健康的。金香兰认为："如果有良好的生活习惯，仍然是微胖，那就没有必要减肥。因为人有多种体型嘛，基本改不了，体质是天生的，……体质可以调，但是可调范围呢非常小，所以不要试图改变体质，从微胖改成骨感的。"[2]

针对什么样的人应该减肥这一问题，专家们均指出，除了视觉可见的体重大，有肥胖体征，还可以配合舌苔、脉象来看是否有其他身体症状出现，"既有症状也有体征，那就需要医学干预了"[3]。然而，公众号还有很大一部分宣传并非是针对那些需要医学干预减肥的类型，而是将目标也对准了并未达到肥胖诊断指标，也没影响到健康的人，主要目标受众是年轻女性，甚至属于医学上认为体重正常和偏瘦的人。因为不符合媒体宣传的理想身材，仍被公众号等媒介归入需要减肥的范围。这种过度追求时尚的理想瘦，其实也是不符合传统中医理念的，中医关注的是身体的"平衡"与健康。对此，刘燕君专门以个人为例，作为年轻妈妈正处于产后哺乳期，体重增加了七八斤，并未达到肥胖程度，也没影响到身体健康，"但是，我还是生活在社会上的普通人，看到其他女性的苗条形象，也会觉得还是瘦点更好看，

---

① 岳丽媛、刘兵对金香兰的访谈，访谈地点：中国中医科学院中医基础理论研究所，访谈时间：2019 年 8 月 23 日。

② 岳丽媛、刘兵对金香兰的访谈，访谈地点：中国中医科学院中医基础理论研究所，访谈时间：2019 年 8 月 23 日。

③ 岳丽媛对马晓彤的访谈，访谈地点：中国中医科学院中医基础理论研究所，访谈时间：2019 年 8 月 23 日。

很羡慕，也有冒出想减肥的想法"①。基于其自身中医教育背景，她还是能够理性认识和对待自己的体重增加状况，并不会盲目去采取减肥手段，这也说明了中医素养对于塑造理性减肥观念具有一定的重要性。

2. 在对肥胖病因的认识上，公众号既有传统中医的"痰湿之邪""胃强脾弱""本虚标实"等整体观的理念和认识，也借鉴了西医的一种简化模型，即把人的身体简化为机器，认为减肥就是控制能量摄入，增加能量消耗。马晓彤的理解是"这肯定是不对的，这对为什么会肥胖，缺少足够的分析……我们只能看到肥胖的外表，每个人的肥胖都不一样，肥胖是表层的表现，原因各不相同……这需要因人分析"②。金香兰也谈道，"这个就太机械了，中医讲，咱们人绝对不是简单的机器人，人是自组织的，一个系统化的有机体，所以不能随便去破坏它，而要顺应它，饿了就吃，困了就睡"③。

3. 在肥胖的疗术方面，虽然公众号反复宣传中医减肥的整体观、辨证施治特点，但在具体诊疗方法上，诸如埋线减肥，是传统针灸减肥的延伸和发展，认为这种疗法既能达到中医理念的"健脾利湿，益气活血"，又能根据西医理论解释其原理，"调整肥胖者的植物神经和内分泌功能，抑制肥胖者亢进的食欲和抑制胃肠道病态的消化吸收来减少热量摄入，同时刺激迟钝的自主神经，活跃代谢功能来增加脂

---

① 岳丽媛、刘兵对刘燕君（中国中医科学院中医基础理论研究病证中心，国医大师路志正博士后，助理研究员）的访谈，访谈地点：中国中医科学院中医基础理论研究所，访谈时间：2019 年 8 月 23 日。

② 岳丽媛对马晓彤的访谈，访谈地点：中国中医科学院中医基础理论研究所，访谈时间：2019 年 8 月 23 日。

③ 岳丽媛、刘兵对金香兰的访谈，访谈地点：中国中医科学院中医基础理论研究所，访谈时间：2019 年 8 月 23 日。

肪消耗"。

对此，袁锦虹表示"我的导师刘志诚先生，对中医方面最重要的贡献，就是阐释了与肥胖有关的完整的病理病机"。在她看来，"现在的西医减肥，主要是控制卡路里摄入和运动消耗，跟我们中医并不矛盾，中医跟西医其实就是两套语言，殊途同归"①。当然这是一种相对妥协的观点。

4. 中医减肥的疗效方面，中医专家谈到的减肥效果与媒介宣传的相比，并没有那么理想。对于符合肥胖病指征的，袁锦虹根据自己多年的门诊和临床经验指出："单纯性肥胖的效果是很显著的。我们阶段性统计过，效果达到85%，但不能说都百分百见效。"② 对于不符合减肥指征的人群，强行进行减肥，还可能会引起身体失衡，带来负面健康问题。刘燕君指出："对于本身不胖，但强行采用针灸等方法的，也是会有一些效果的，但是一旦过度破坏了身体平衡就得不偿失了。"③ 袁锦虹也提道："这部分，说实话并不如我们真正的肥胖病人的疗效好……我说你不用减，减那么瘦干吗呢……，现在女孩对自己身材的要求都非常高，坚决强烈要求的话，我们有时也会给她们做一些特殊的、有针对性的处理。"④

金香兰也指出，在面对强行要求减肥的患者时，她的否定态度是非常坚定的，站在中医的立场，应该会劝服他们不要盲目减肥，"不

① 岳丽媛、刘兵对袁锦虹的访谈，访谈地点：南京中医药大学国医堂，访谈时间：2019 年 6 月 14 日。

② 岳丽媛、刘兵对袁锦虹的访谈，访谈地点：南京中医药大学国医堂，访谈时间：2019 年 6 月 14 日。

③ 岳丽媛、刘兵对刘燕君的访谈，访谈地点：中国中医科学院中医基础理论研究所，访谈时间：2019 年 8 月 23 日。

④ 岳丽媛、刘兵对袁锦虹的访谈，访谈地点：南京中医药大学国医堂，访谈时间：2019 年 6 月 14 日。

318

地方性知识视野下的民族医学研究

能随意按他的要求来呀，因为我们看病人，如果已经很正常，没有问题，那就没法出治疗策略，你不能绑架我呀！病人想怎么样就怎么样，那我还是医生吗？"①针对公众号宣传的局部减肥及其效果，她也给予了否定："中医是整体的，通过整体调理局部，不可能只针对局部给你处理，……只可能是有些美容机构自己给自己扣上个帽子，宣称可以局部减肥。"②

（三）对传统文化的利用："中医"概念下的减肥营销

公众对中医理念和疗术的普遍信任，是中医减肥在国内能够流行的文化基础。通过对中医减肥公众号的内容分析和话语分析，我们发现：（1）在传播的减肥相关内容中，中医减肥只是一部分，此外还掺杂有大量的西医和西方科学的理念和知识。（2）在其传播的中医减肥中，肥胖病的概念、诊断标准、病因病理、诊疗手段和疗效的认识方面与正统专业的中医并不一致，而是糅合了现代西方医学和流行文化。（3）这些公众号代表的减肥机构，表现出各种花样翻新的宣传促销，热衷于接受各类媒体报道、积极参与媒体活动，扩大宣传。几位接受访谈的中医专家均认为，公众号代表的减肥机构实际上是利用了中医传统文化，借用"中医"概念进行减肥传播，目的在于推广机构知名度，达到商业目的。

① 岳丽媛、刘兵对金香兰的访谈，访谈地点：中国中医科学院中医基础理论研究所，访谈时间：2019 年 8 月 23 日。
② 岳丽媛、刘兵对金香兰的访谈，访谈地点：中国中医科学院中医基础理论研究所，访谈时间：2019 年 8 月 23 日。

六、结论

本文研究样本的公众号所代表的中医减肥媒介，打着"中医"的旗号，对中医特殊的理念、身体观、医学知识理论的介绍并不够准确和深入，对西医概念、知识不加区分地糅合起来使用，体现出对"科学"之理解的多样性和复杂性。公众号的受众对中医的热衷和信任，但实际上对中医理念又缺乏足够的理解和认识，公众整体的中医素养还有待提高。这类有问题的中医理念知识能够得以广泛传播，背后是减肥经济的市场驱动，媒介刻意利用了"中医"这一传统文化概念符号。

STS 及科学传播领域有必要对此类有争议性的社会现象进行深入反思、讨论，同时也需要更多高素质中医专家参与到媒介传播中，提升中国公众科学素养。这也是中国科学传播工作需要关注的新的重要问题。

［作者：岳丽媛、刘兵（通讯作者）］

参考文献

［1］ Harriet Brown. Body of truth: how science, history, and culture drive our obsession with weight — and what we can do about it ［M］. New York: Da Capo Lifelong Books, 2016.

［2］ Paul Campos. The obesity myth: why America's obsession with weight is hazardous to your health ［M］. New York: Gotham Books, 2004.

［3］ Gard Michael, Wright Jan. The obesity epidemic: science，morality and ideology［M］. London: Routledge，2005.

［4］ Bethan Evans, Rachel Colls. Measuring fatness, governing bodies: the spatialities of the body mass index（BMI） in anti-obesity politics［J］. Antipode, 2009, 41（5）: 1051−1083.

［5］ 郑斐文. 肥胖科学、医疗化与性别身体政治［J］. 科技、医疗与社会，2012（14）：9−76.

［6］ Bridget Kelly, R. Stanback Stevens. Exposure to obesity information in the media is associated with weight-loss behavior［C］//Conference Papers International Communication Association, 2006: 1−28.

［7］ Abigail C. Saguy, Rene Almeling. Fat in the fire? science, the news media, and the "obesity epidemic"［J］. Sociological Forum, 2008, 23（1），53−83.

［8］詹姆斯·保罗·吉. 话语分析导论: 理论与方法［M］. 杨炳钧，译. 重庆: 重庆大学出版社，2011：100−106.

几个有关中医问题的非系统性思考*

近来，国内学术界对于中医的问题颇为关注，出现了许多的讨论和争论。加入讨论并发表观点者，既有学过中医的人，甚至中医从业者，也有中医圈子外面的人。相应地，由于对科学编史学研究的需要，笔者在有关的阅读中也间接地涉及一些有关中医的问题，当然，在其他场合，包括在讲授科学史与科学哲学类型的课程的过程中，也不得不涉及有关对中医的看法和评价的问题，更不用说作为一个中国人，在日常生活中实际上几乎不可能不受到中医文化的影响。（一个实例：我们当中，有谁从来没有用过"上火"这个本属于中医概念的词？）因而，在这样的背景下，笔者开始考虑这样一种可能：一个并未系统学习过中医的人，是否可能从科学哲学的意义上，从整体上，以当代科学哲学的某种视角，来形成自己对中医问题的某种理解呢？这样做，其实还是有可能的，尽管也许会因为对中医理论和实践的内容缺乏系统了解而显得外行，但反过来说，却也可能因此而跳出某种定势的约束，而且，在更为一般的关于科学和科学知识的科学哲学理论的框架中，反而可能另有某种优势。总之，是有利有弊吧。

正是在上述背景下，再加上在最近一些有关的讨论中，在看到一些有关的观点时，常有些不同的看法，所以在这里选择几个重要的也

---

* 原刊于《科学对社会的影响》2006 年第 2 期。

是非常基本的问题做点儿简要的陈述。不过，也正是因为上述原因，这种陈述肯定是零散和非系统性的。

首先，是关于中医是不是"科学"的问题。有关此问题的讨论非常常见。肯定、否定或模棱两可者皆有。但最简单地讲，与此争论有关的一个前提，却经常没有被界定得十分清楚。显然，如果严格地按照科学这一概念最狭义的定义，即把科学等同于源于近代欧洲诞生的西方主流科学，那么，中医肯定不是科学。因为在西方近现代主流科学中，已经形成了一套对于自然现象进行探索研究和解释的规范。用科学哲学家库恩著名的"范式"概念来说，也即西方近现代主流科学是有其相对明确的"范式"的，而中医的"范式"，则与之几乎是截然不同的。其实，在非常严格的意义上，所谓"西医"，至少在临床医学（而非部分地作为其基础的生理学、解剖学等科学）的意义上，也不应被归为"科学"。一些国外学者，也有持这种观点的。比如，研究医学史（特别是中医史）的美国权威学者席文，就把医学称为"术"（或者"仁术"）。从科学哲学的立场看，这里面的道理，部分地在于西医的临床医学，在涉及观察、观察与理论、实践和理论的关系以及何为有效验证等方面，与那些精密科学有着明显的差别。当然，与中医相比，西医与严格意义上的精密科学在"范式"上的差别要小一些。

我们还可以注意到另外一种理论发展的趋势，即在科学哲学、科学史和科学教育等领域中，研究者们对于西方主流科学之外的那些"地方性知识"的东西，有着越来越多的关注。其实，按照这种看法，西方近现代科学本来也不过是一种"地方性知识"，只是由于某些其他的原因，使得西方科学这种地方性知识走向了"全球化"，但对此的分析，暂时先不在这里展开。

因而，如果我们把科学的概念做些拓宽，把那些人类对于自然（当然包括人本身）的系统认识都包括在广义的科学概念范畴之中时，那么，中医（以及许许多多其他非西医的非主流医学，如蒙医、藏医、印度医学等）当然也可以算是"科学"。只是，这种只在表面上涉及科学概念范围的界定的规定，并没有太大的意思。有意思的却是更深层次的问题：西方近现代主流科学（及其"范式"），是不是就是人类唯一认识和理解自然的途径？西方近现代主流科学将其最根本的基础，放在经验的验证之上（当然对于经验验证本身的"客观性"，又涉及像"观察渗透理论"等问题，因而还可以讨论）。而中医在其悠久的历史发展过程中，作为一种"地方性知识"，如果就其功效性这种经验性的判断来说，则已是经受了长期的选择而存留下来的。

其次，是如何看待中药的问题。就医学理论和药学理论来说，只有在一个系统中谈论问题，才是有意义的。除那些无论哪个理论体系都说不清其治病的道理而只在纯经验的意义上有效的"药物"之外，一般地讲，药的理论是无法脱离其与之相关的医学理论的。也就是说，中药之所以成为中药（这里暂时先不再细致地区分针对个体的药方和针对群体的中成药），那是因为在中医的理论系统中，对于那些药物有其特有的认识，离开了中医理论单纯谈论那些仅仅在来源上是所谓"中药"的物质，那些物质就已经不是原来意义上的中药了，而只是"药"，充其量，也仅仅是指产于中国的药，或曾由中医用过的药而已。其实无论中药还是西药，都是自然界中的物质，但在不同的理论体系中，对这些物质（及它们之间和它们与人体的相互作用之间）有着不同解释。如果只用西医理论系统中的药理学来分析和理解那些仅仅因为本来由中医所使用过的作为药的物质，那就或者是无法理解这些物质在中医理论中的意义，或者干脆就只是在认识纯粹因为在形式上由中医所使用过的物质材料的意义上的"中源西药"而已。在近来的一些报道中，有时会看到说某某中成药因含有有毒物质而被禁止使用等，那也只是在一种西医意义上对该"药"以及"毒"（所谓"毒"的概念本身在很大程度上就无法脱离具体的理论系统）的理解，甚至可能是有问题的理解。

因此，我们可以这样说，只有在中医的理论系统中，基于对某"药"的性质及其与病人的相互作用的认识而使用它，此"药"才为"中药"。

最后，是一个经常为人们所争论而且在历史和现实中都有重要意义的问题，即所谓"中西医结合"（或者，在某种意义上的所谓"中医现代化"）的问题。如果不说在时间维度上中医自身的发展那种意义上的"现代化"，而是在我们经常使用的指向很有西化味道或"全球化"背景中的"现代化"，那么，换一种说法，这就是一个中医和西医之间的关系问题，它涉及科学哲学中所讲的遵循不同"范式"发展起来的不同理论是否可"通约"的问题。按照库恩的科学哲学理论，以及其他人在其基础上的相应发展，中医与西医的理论可以看成是彼此间不可通约的。如果真是如此，那么，中西医的"结合"，就只能是一个虚幻的理想，如果非要强行将其"结合"起来，其结果，或是某一方的消失，或是成为不伦不类反而丧失了两者各自长处的新的什么东西。在国内许多年的实践中，人们可以看到，这种结合最为可能的结果，是西医"改造"了中医，使得许多中医医院中的中医实践不再按照地道的中医方式进行，成了在西医的理论框架和诊断治疗系统中的一种地位尴尬而又与之存在有矛盾冲突的另类补充。

其实，按照前面所讲的科学与地方性知识的关系来看，各种"地方性"的"科学"，本是可以并存的，并不一定（也不一定就可能）彼此真正融合，而是在有少数的重合之外，更多地保持着彼此的独立。

相应地，将西方主流科学、属于文化传统中的非主流科学、西医、中医以及其他不同于西医的各种医学，加在一起，就构成了一种多元的"科学"的整体图景。这种多元的"科学"图景，实际上是给人们对于何为科学真理、科学真理的唯一性、科学客观性的含义等问题，带来了新的看法。例如，笔者以为，在一种形象的比喻中，也许不妨持这样一种设想：对于像疾病或其他任何科学研究的所谓的自然界中的客观对象，如果我们一定要假定或相信那种在纯粹经验的意义上无法最终证实和把握的自然界中的对象（那是一种在形而上学意义上的本体性的东西），那也可以将其看作一个多侧面而非单面的客体。相应地，各种不同的地方性知识的科学，就多元地分别是针对着它的不同侧面的认识。就针对这个客体本身的认识和将认识基于经验而言，不同的科学理论都可以是"客观的"，但由于它们针对的是对不同侧面的认识，除少量的重合之外，绝大部分又是彼此独立和不同的，这样就形成了一种多元的科学和科学认识的图景。

在有了这样一些认识之后，再来看目前许多有关中医和西医的争论，对许多问题就可以有另外一些理解。例如，无论是将中医看作"迷信""伪科学"的对中医的反对者，还是极力要在西方科学的意义上强调中医是"科学"的人（这也与更大范围的意识形态有关），或是想要将中医纳入西医理论框架中的人，其实，都不过是采取了一种以西方主流科学为蓝本的科学主义的立场。而在这样的立场下，中医就不会被恰当地对待，也不会有理想的前景。因而，迫切需要改变的，实际上首先是一个立场的问题。

（作者：刘兵）

对马之汗液的认识与"身体"的多元性

——比较研究蒙古传统马学与日本现代马学 *

一、引言

在后现代的诸多研究中，一些新的论题越来越成为研究的热点，诸如像"时间""空间""身体"等。这些新兴的研究，其立场与传统的理解有着很大的差异。以"身体研究"为例，其实它作为一种交叉的研究，涉及多门学科，包括近来颇被关注的"地方性知识"的研究，对于我们从哲学、社会学和文化的角度来理解这个本来仅仅属于医学和生理学的话题，扩展甚至在某种程度上颠覆了一些传统的看法，是非常有价值和启发性的。不过，在 STS 的领域中，像这样的研究却被关注的不多。

在这样的立场中，身体，或者说是人类对于身体这样一个自然对象的认识，也成为人文社会科学反思的重要领域。本文将从一个特殊的案例出发，来讨论关于身体的认识论问题，即不同的生物医学理论在认识身体方面的差异性、特殊性、合理性问题。面对复杂的身体，不同生物医学理论从各自的视角反映了它的某些属性，特别是现代主流生物医学与传统的、被称为"地方性的"生物医学之间更是存在着明显的差别。而且就以当今人类认识水平而言，其实现有的各种理论，

*　原刊于《科学技术哲学研究》2015 年第 2 期。

还没有哪一种理论能够声称完全地认识了身体，它们只是以特定的方式抓住了身体的某些侧面、某些特殊性而已。所以我们更需要用一种多元的视角去认识身体。在以往与科学史和STS关系相对密切的身体认识论研究中，学者们较多关注了人的身体。例如，栗山茂久的《身体的语言》，比较中医和古希腊医学在感觉身体方面的差异性[1]；皮国立的《近代中医的身体观与思想转型》，讨论了传统中医和现代西医对内脏器官的不同认识[2]。其实除了人体，对动物身体的认识也是身体理论的重要组成部分，而且它与人体理论有颇多相近之处。本文将选择以往人们较少涉及的兽医学领域（更具体地就是"马学"），而且以动物身体的汗液这一特殊领域作为案例，来讨论身体的认识论问题。

而且在以往的研究中，解释生物医学理论的多元性、差异性时，存在着某种程度的简单化、抽象化的问题。正如白馥兰在《技术与性别：晚期帝制中国的权力经纬》中指出："古代工艺的魔力在于它们似乎传达了过去生活经验的精髓，但是，传统的科技史在处理这个丰富的意义世界时却是极其刻板和大大简化的。"[3]所以本文在讨论兽医知识的多元性时，特别强调了它们的社会文化背景，而且尤其关注了这些兽医知识的实践背景。这有利于恢复在以往的研究中忽略掉的科学技术的社会文化属性。

另外，本文以兽医学中的汗液理论作为案例，不仅是因为兽医学与人类医学有着很大的相似性，而且出汗是人和家畜共有的、非常普遍的生命现象。所以不管是传统生物医学，还是现代生物医学都对汗液进行了非常详细的观察和研究。特别是在兽医学领域，马的排汗现象最为显著："汗腺在各种动物之间有很大的差异性。例如，马的全身汗腺非常发达；牛羊虽然全身分布汗腺，但是并不很发达；而猫的汗腺只有像脚掌等特殊部位较为发达。"[4]并且马在古代时期的军事、生产等领域的特殊作用，使马学成为很多传统兽医学的核心内容。即使到现在，也因为赛马经济的需要，马学得到了持续发展，成为现代兽医学的重要组成部分。在传统马学和现代马学方面，本文分别选择蒙古传统马学和日本现代马学，并将之对比，这是因为它们都具有一定的典型性。这两种马学不仅自成体系，而且至今都在各自的实践中发挥着重要作用。蒙古族在漫长的游牧实践中，马是其重要的工具，他们不仅积累了丰富的经验知识，同时结合蒙医、藏兽医、中兽医理论，建立了有自身特色的马学体系。而且蒙古马学在游牧文明中占据非常重要的地位。日本则在明治维新时期全面学习西方现代马学，后来因战争、赛马等需要持续发展现代马学，其理论基本成为西方马学的代表之一，而且日本马学的专业化、商业化等现代特征非常明显。接下来，我们先看看这两种马学对于马的汗液的不同认识。

二、对马之身体的不同建构：两种汗液理论

（一）蒙古传统马学中的汗液理论

蒙古族对马汗液的认识有着悠久的历史，他们不仅详细观察了汗液的很多外在特征，而且也用"三根""七素"等传统蒙古族医学理论来解释排汗现象。

蒙古族关注马的汗液，并在经验的层面上把这些知识运用于驯马实践至少有着上千年的历史。例如，13世纪的历史文献《黑鞑事略》记载了蒙古族特殊的驯马方法，并涉及一定的汗液知识："霆尝考鞑人养马之法，自春初罢兵后，凡出战归，并恣其水草，不令骑动，直

至西风将生，则取而鞁之，执于帐房左右。啖以些少水草，经月膘落，而日骑之数百里，自然无汗，故可以耐远而出战。"[5]11 可以看到，马经过一个月左右的训练，肥膘下降、汗水变少，其耐力也明显提升。16 世纪的历史文献《北虏风俗》也有记载："每日步马二三十里，俟其微汗，……每日午后控之至晚，或晚控之至黎明始散之牧场中……复如是，控之至三五日或八九日，则马之脂膏凝聚于脊，其腹小而坚，其臀大而实……即尽力奔走而气不喘。"[6] 这里涉及驯马距离、汗液特征、马体变化、训练效果等多种内容。这些记录反映了蒙古族很早就把汗液当作一项重要马体特征，用于驯马实践中。

在像上述这些经验积累的基础上，蒙古族也对马的汗液的特征进行了系统的分类和总结。例如，产生于清代的蒙古马经《致密致隐赤忠卷》，非常详细地记载了马汗液的多种特征："抓马的第二天要排除黑泥汗，所以不能光着身子骑马。骑手需要使马慢速跑适当的距离，回来之后用木刷轻轻刷汗。马跑得过于激烈，则消融的脂会伤马腿。第三天上午要排除马的黏泥汗，所以给马披上毛毡等物品，让马充分排汗。下午轻度骑乘，汗干了之后用水清洗。第四至第六日都用同样的方法取马汗。汗液的颜色发白，味如碱水则意味着训练基本充足，如果汗液色泽像有污秽，味涩则需要继续取汗。"[7] 这里涉及汗液的种类、色泽、味道、排汗顺序等多方面的内容，而且在很多类似的蒙古马经中都可以看到与汗液相关的内容。所以可以认为汗液是蒙古族驯马实践中最关注的身体特征之一。

除经验层面的认识之外，在理论层面上，蒙古族还使用自己民族传统兽医理论解释汗液的本质以及排汗现象。"三根""七素"理论既是蒙古族传统医学的核心理论，也是其传统兽医学的核心理论。"三根学说，是应用赫依、希拉、巴达干三种物质或三种能量的理论，来解释动物胚胎的形成、发育、生长的原理和动物的生理功能、病理变化。"[8]138 "三根"中的"希拉""巴达干""赫依"分别具有阳性、阴性、阴阳双性等三种属性，而且三根之间具有相互依存、相互对立、相互制约的关系。蒙古族通过这三个概念之间的辩证关系，在一定程度上把握了马体的整体性、系统性以及身体内外的普遍联系。具体到汗液来讲，它往往与"巴达干"联系在一起：蒙古族传统马学认为，通过排汗能够排除肉、骨中巴达干性质的汗液，以及脏腑中沉积的巴达干性质的油脂"毒素"。[9]17-21 这是因为"希拉为火源，产生热能，其抑制巴达干之寒水过盛而温养；巴达干为水源，产生水湿，其抑制希拉之火热过盛而滋润"[8]147。所以在马的奔跑过程中，发热和发汗是个对立统一的过程。

而"七素，是指构成畜体和维持家畜生命活动的七种基本物质。七素分为基本七素和营养七精华两个方面内容。基本七素，是指食物的精华、血、肉、脂、骨、骨髓、精液等七种成分的总称。营养七精华，是包括由七素分解所产生的精华之精华，血之精华，肉之精华，脂之精华，骨之精华，髓之精华，精液之精华等七种营养物质"[8]150-151。蒙古族传统医学认为，食物精华、血、肉、脂、骨、骨髓、精液等基本七素，不仅都分解为精华和糟粕两部分，而且七素之间存在依次生成的关系。七素分解为精华和糟粕的思想在一定程度上体现了身体的新陈代谢和生长发育，七素的依次生成关系则体现了身体内部普遍联系的思想。具体到汗液来讲，它被认为是"脂"的糟粕："脂之精华滋生骨，其糟粕变为皮脂和汗。"[8]152 在驯马实践当中也确实随着大量排汗，马的肥膘明显下降，而且汗液的色泽也随着训练从浑浊、油腻变得清澈明亮。

蒙古族通过上述这些经验总结和理论解释，把汗液建构成认识马体状态的一种重要生命特征。汗液不仅与马体内部多种组成部分或者属性存在关联，而且随着驯马过程发生一系列的变化。这样的理解，体现了蒙古族在自己民族的医学、生理学体系中对马体的整体性认识。

（二）日本现代马学中的汗液理论

另一条发展线索，是现代生物医学对汗液生理机制的认识，这可以追溯到 1891 年兰利（J. N. Langley）通过解剖猫的实验，发现交感神经对汗液分泌的重要影响[10]。后来到 1911 年，迈尔（H. H. Meyer）和哥特立布（R. Gottlieb），对猫进行药物试验有了不同发现：比起交感神经，副交感神经对汗液分泌起着更重要的作用。他们对猫使用肾上腺素（交感神经的刺激剂）并没有得到出汗效果，而使用匹罗卡品（副交感神经的刺激剂）却得到发汗效果。[11]从而人们开始重视汗液与交感神经或副交感神经之间的关系。

日本在吸收西方现代生物医学的基础上，从 20 世纪初期开始进行汗液研究，而且尤其重视马的汗液研究。1917 年武藤喜一郎对马进行药物试验发现，不管是注射肾上腺素，还是注射匹罗卡品，马体均出现发汗现象，而且肾上腺素的影响更加显著。[12]这证明了交感神经和副交感神经对马的汗液分泌都有影响。

后来到 1935 年，江岛真平和武藤喜一郎，通过药物试验观察了马体和汗腺组织的变化情况。例如，给马静脉注射肾上腺素之后，马体出现滴汗、瞳孔放大、战栗、两小时后排汗减少等现象。同时观察一些时间点上的皮肤切片发现：注射前细胞饱满，线粒体数量较多，细胞管腔较扩张；注射一小时后，细胞不整齐，萎缩，线粒体变少，细胞管腔明显扩张；注射两小时之后，细胞稍微膨胀，线粒体稍微增加。[12]这里重点关注了汗腺细胞组织的形态学变化。

再到1961年，有学者对马的汗腺进行了更详细的细胞组织学研究，认识了更多细微的结构特征，例如：马汗腺的分泌管较细，管壁由腺细胞、肌上皮细胞、固有膜等三层结构组成；排泄管较短，管壁由两层上皮和固有膜组成；腺细胞呈现圆、方、扁平等形状；肌上皮细胞形态上与平滑肌纤维相似，细胞质内有纵向的纤维结构；排泄管壁内层还有纤毛；汗腺细胞富含各种状态的分泌颗粒以及空胞；等等。[13] 这些研究更注重从结构、功能的角度解释排汗现象。而此后，汗液的研究也不断深入，至今都是认识身体的一个重要研究领域。

从以上历史发展的总结可见，日本现代马学基本上是在西方近代科学的框架内，以西方近代科学的研究方法、规范和理论基础为出发点，来把汗液建构成身体的一项重要生理功能。这些认识具有明显的分析性、还原性、局部性、结构性、功能性特点。

三、对汗液多元解读的特殊性与合理性

从前面的叙述中，可以看到两种汗液理论不仅存在明显的差异性，实际上，它们是从两种理论立场出发，根据各自较特殊的理论基础、实践活动、思维方法对马体进行了不同的建构。日本现代马学通过各种解剖实验、药物实验，从生理机制、组织结构、细胞特征等角度把握了马的汗液。蒙古传统马学则更多发挥人的感官能力，认识了汗液的色泽、味道、形状、排泄顺序等众多整体性、状态性特征，并在蒙古族医学的理论系统中加以理解。

（一）汗液的感官特征与实验特征

从认识手段和实践方式上来讲，蒙古传统马学充分发挥了人的视

觉、听觉、味觉、嗅觉、触觉等各种感觉能力，把握了马体的色泽、形状、顺序、味道、触感等多种感觉特征。这其实类似于蒙医、中医、藏医等传统医学，通过"望、闻、问、切"等方法来认识人体。尤其是"望"，是传统医学中排在首要的认识方法。例如，蒙古族通过观察汗液的各种色泽和形状特征，对它进行详细的分类："马汗分为泥汗、泡沫汗、水汗、汁汗、油汗、彩色汗、珍珠汗、黑汗等八种。"[14]其中泥汗较为浑浊并带有泥土，泡沫汗呈现白色泡沫状，水汗和珍珠汗较为清澈，彩色汗和油汗则有光泽，等等。除观察之外，蒙古族驯马师还会品尝马的汗液，从汗液的味道来判断马体的特征："汗液色泽发白，味道如碱水一样，则意味着训练到位。如果汗液色泽浑浊，味道涩则意味着还要继续训练。"[15]蒙古族关注的这些汗液感官特征与他们的游牧实践有着密切联系。

　　日本现代马学则采取西方科学的方法，主要通过一系列的解剖分析、药物实验来认识马的汗液。解剖分析从身体组织开始，逐渐深入到汗腺组织、细胞组织等身体更微观的结构。例如，首先关注排汗较多的马体特殊部位："汗腺分布于马的全身皮层，但是在耳根部、颈部、胸部、肷、大腿内侧较多分布，这些部位分泌大量汗液。"[16]然后再解剖分析这些部位的汗腺组织。例如，通过观察马体腹部皮肤切片，发现汗腺是一种丝球体，一般位于毛根之间，由分泌管和排泄管组成[13]。再进一步深入到细胞层面，发现腺细胞一般是由圆柱形或者立方形的细胞组成；汗腺细胞基本上都包含分泌物和空胞；肌上皮细胞沿着腺管的长轴方向稠密排列；等等。[13]除了解剖实验，药物实验也是现代马学认识马体的另一个重要手段。例如，对马静脉注射肾上腺素和匹罗卡品，都得到相应的发汗效果[11]。现代马学在马体的认识过程中离不开各种科学实验活动。

在这两种获得关于马之汗液的认识的进路中，对于研究方法的侧重是不同的，也有各自的长处。只是，在当下近代科学走向强势的背景下，人们更多地忽视了像蒙古族马学的那种认知方式的价值和意义。

（二）汗液的整体特征与结构特征

从汗液属性的角度来讲，蒙古传统马学主要关注汗液的整体性特征，不管是观察还是理论解释，都以马体自然状态的整体性存在为前提，对马体的外在干预非常有限。而日本现代马学更注重汗液的局部结构性特征，而且离不开各种解剖分析和药物实验，对马体的人为干预，即那种近代科学的受控实验的特点非常明显。

蒙古传统马学对汗液的理论解释，特别有关"三根""七素"的理论中较集中体现了对身体的整体性认识。首先，把汗液与巴达干联系在一起，认为通过马的奔跑运动，排泄巴达干性质的汗液或者毒素，从而实现巴达干、希拉、赫依等三根之间的整体平衡。保持身体的三根属性或者阴阳属性的平衡态，是传统医学对身体整体性的最重要认识。其次，把汗液与七素之一的"脂"相互联系起来，认为汗液是脂的糟粕。而且七素是一个精华与糟粕不断分离，并且存在依次生成关系的七种物质。所以汗液被理解为与马体各个部分都存在密切联系的一个重要环节。这些认识体现了蒙古族有关身体的普遍联系的思想。

而在日本现代马学中，汗液理论更重视还原性地分析汗腺等身体局部组织的结构。例如，汗腺被分为分泌管和排泄管；然后分泌管再分为腺细胞、肌上皮细胞、固有膜等三层结构，排泄管再分为两层上皮和固有膜；然后再进一步研究更微观的细胞结构[13]。而且有时候把这些身体结构进一步还原到各种化学元素。例如，详细测量了汗液中的氮、钠、钾、铁、镁等化学物质的含量等等[11]。

当然，随着系统论的发展，现代生物医学也非常重视整体性特征的研究。但是这种整体性与传统医学中的整体性也存在一定的差异。前者更多的是以现有生物医学理论为基础的整体性，而后者则更是一种关于自然界或生命体的普遍联系的哲学为基础的整体性。

（三）汗液的状态特征与功能特征

蒙古族马学并没以近代科学的那种方式去理解马体分泌汗液的生理机制，但是通过观察，认识了很多马体所表现出来的状态特征。状态特征可以跳过那些生理机制的认识环节，直接根据各种状态来把握身体。在传统医学中的"辨症"，很大程度上就是把握人体所表现出来的某种异常状态，并通过身体的干预，把身体的某些异常状态调整到正常状态。例如，蒙古族马学可以根据汗液的分泌顺序、分泌特征来调整训练进度：训练的第 3 天分泌泡沫汗，第 6 天分泌泥土汗，第 10 天分泌油汗，第 18—20 天分泌珍珠汗，等等。[9]17-23 一般来讲，泥汗意味着训练的开始，泡沫汗和水汗意味着训练进入高峰阶段，珍珠汗意味着训练进入收尾阶段，等等。在这里，虽然没有那些像汗液分泌中交感神经和副交感神经的作用的科学理论，但蒙古族根据训练中表现出来的各种状态，确实能够做到有效地训练马匹。

日本现代马学更关注分泌汗液的生理机制。例如，通过解剖实验，露出马的颈部交感神经，然后进行电流刺激，出现了发汗效果。另外通过药物实验，给马静脉注射肾上腺素和匹罗卡品，都得到相应的发汗效果。[11]

马体作为一个复杂生命系统，身体各部位之间存在很多复杂的联系。所以现代生物医学虽然发现了一些较直接、明显的联系，但还有很多间接、潜在的联系有待发现。而且即便是在现代生物医学已经揭示众多身体奥秘的今天，传统医学对身体的状态性特征的把握依然具有重要的理论和实践意义。

四、对相关问题的讨论

就蒙古族传统马学和日本现代马学对构成马的"身体"的重要组成部分——汗液的不同认识这一案例，通过上述简要的比较，我们可以看到，这两种马学不同的汗液理论，基于不同的认识进路发展起来，形成了各具特色但又几乎完全不同的知识系统。更有意义的是，我们还看到，蒙古族和日本基于这两种不同的马学理论，将其应用到实际的驯马中，各自都取得了明显的效果。例如，蒙古族早在13世纪就已积累了丰富的与汗液有关的驯马知识，《黑鞑事略》记载："鞑人养马之法……经月膘落，而日骑之数百里，自然无汗，故可以耐远而出战……此养马之良法，南人反是，所以多病也。"[5]11 这些养马知识不仅是蒙古族长期称雄草原的重要基础，同时逐渐培育出能够适应恶劣自然环境、具备超长耐力的世界著名马种——蒙古马。而日本现代马学经过这100多年的努力，获得了重大成功："比起欧美国家，日本的赛马业起步较晚，但现在日本已是世界上赛马业最繁荣、最成功的国家之一。"[17]驹场农学校（东京大学农学部前身，成立于1875年）、札幌农学校（东北大学农学部，成立于1876年）、陆军兽医学校（成立于1893年），都非常重视引进发展西方现代马学，而且第二次世界大战后成立的日本赛马综合研究所、赛马理化研究所更是专门的马学研究机构。日本赛马在本国以及世界级比赛中频频获得胜利，与这些马学研究工作密不可分。

这两种不同的理论以及它们良好的实际效果恰恰表现出，在不同的理论系统中，"身体"也不是唯一的，而是多元的。马作为一种复杂的生命体，可以从不同视角、不同层次去认识。既可以像蒙古传统马学，从整体性、状态性角度认识汗液，也可以像日本现代马学，还原性地从内在结构、生理功能等角度认识汗液。而且不同角度、不同层面的认识，都具有一定的自身特色。例如，整体状态特征不能完全还原为各个组成部分的特征，它是生命体各组成部分相互影响、协调过程中呈现的特殊属性。另外，即使科学技术高度发展的今天，我们对生命现象的解释还存在很多欠缺、漏洞、误区乃至错误。例如，汗液中除包括大量水分之外，还有很多种矿物质和蛋白质。现代马学虽然熟悉排汗能够调节体温的作用，但对其他一些矿物质、蛋白质的作用还不是很清楚。虽然熟悉汗液与交感神经和副交感神经之间的关系，但还不清楚汗腺与身体其他部位之间的很多关联。蒙古传统马学通过长期观察，直接把握了一些马体的潜在特征，例如，汗液分泌的形状、色泽、顺序、味道等。这些汗液的特征，很多至今也还未引起现代兽医学的注意。

从来源上讲，蒙古传统马学中的汗液知识主要来自其游牧生产实践，而日本现代马学中的汗液知识主要来自专门的实验研究。所以，前者更多关注了汗液的各种感官特征、整体特征、状态特征，而后者更多关注了汗液的实验特征、结构特征、功能特征。蒙古族的牧马、驯马、骑马、赛马、护理马等实践活动，为积累丰富的汗液经验知识发挥着重要基础作用。而日本现代马学体现了现代社会的高度社会分工，科学研究成为整个社会体系的重要组成部分。这些现代马学知识来自各种解剖或者药物实验，对马体有很强的干预性特点。

马，对传统社会和现代社会有着不同的意义。而且这种意义或价值与兽医知识也存在一定的关联性。对蒙古族来讲，不管是马还是人都是自然界的有机组成部分。而对日本现代马学来讲，更多把马当作被改造、改良的对象。蒙古族对自然的整体性观念、生命观念与三根七素、阴阳、五行五元等传统医学理论有着密切的关系。而日本现代马学对马体的不断分解、干预，使马这一生命体更加成为人们操纵的对象，使马成为一种高级的人工制品，使其逐渐从一种生命体变为一种"物"。

其实在传统生物医学和现代生物医学之间并不是一种完全对立的关系。未来的知识也不会是以一方的胜利而宣告结束。特别是当今现代生物医学知识还有很多漏洞、不成熟的时候，更需要一种科学知识的多元性视角。这对传统生物医学知识的继承，对现代生物医学知识的反思，对认识生物医学知识的建构性和多元性以及认识这些知识的社会文化属性等方面都具有一定的参考价值。

（作者：图力古日、刘兵）

参考文献

［1］栗山茂久. 身体的语言：古希腊医学和中医之比较［M］. 陈信宏，张轩辞，译. 上海：上海书店出版社，2009.

［2］皮国立. 近代中医的身体观与思想转型：唐宗海与中西医汇通时代［M］. 北京：生活·读书·新知三联书店，2008.

［3］白馥兰. 技术与性别：晚期帝制中国的权力经纬［M］. 江湄，邓京力，译. 南京：江苏人民出版社，2006：1-2.

［4］江島眞平. 馬の汗腺と其の分泌（發汗）現象［J］. 應用獸醫學雜誌，

1936，9（6）：332-335.

［5］彭大雅，徐霆.黑鞑事略［M］.北京：中华书局，1985：11.

［6］萧大亨.史料四编：北虏风俗［M］.台北：广文书局，1972：19.

［7］致密致隐赤忠卷［C］//哈·罗布桑巴拉丹.相马.呼和浩特：内蒙古人民出版社，1998：10-19.

［8］巴音木仁.蒙古兽医研究［M］.沈阳：辽宁民族出版社，2006.

［9］额鲁特·辉特·宋迪.相马［M］.呼和浩特：内蒙古教育出版社，1990.

［10］J. N. Langley. On the course and connections of the secretory fibres supplying the sweat glands of the feet of the cat［J］. The Journal of Physiology, 1891, 12（4）：347-390.

［11］江島眞平，武藤喜一郎.馬ノ汗腺細胞ノ分泌現象ニ就テ［J］.實驗醫學雜誌，1935，19（12）：1735-1742.

［12］武藤喜一郎.汗腺に對する交感神經及副交感神經の分佈に就て［J］.中央獸醫會雜誌，1917，30（8）：593-605.

［13］伊東俊夫，青木秀夫，高橋嘉幸.馬の汗腺の細胞学的組織学的研究［J］.日本組織学記録，1961，21（2）：199-220.

［14］芒来，旺其格.蒙古人与马：蒙古族马文化大全［M］.赤峰：内蒙古科学技术出版社，2002：190.

［15］恩·岱青.相马要略［M］.锡林郭勒：东乌旗民间文史协会，1998：41.

［16］中央競馬ピーアールセンター.名馬の探究［M］.東京：中央競馬ピーアールセンター，1981：195.

［17］赵春江.现代赛马［M］.北京：中国农业大学出版社，2011：33.

女性主义对现代医学的政治批判二题 *

目前，在国际范围内，女性主义研究已经成为最热门的学术领域之一。这一方面固然是妇女解放运动长期以来的结果，另一方面，女性主义学术研究的价值取向也与当今后现代主义等批判理论大致相近。当然，女性主义有着众多的甚至于彼此对立的不同流派，不同的人，或是更多从实践的意义上，或是更多地从理论的意义上，对于以社会性别为核心的女性主义也有不同的理解和兴趣各异的关注。有人曾对各个女权主义研究流派的研究框架提出了一种概括："自由主义的女权主义的主要研究框架是理性与感情的问题；社会主义女权主义是关于公众领域与私人领域的问题；激进女权主义是关于自然与文化的问题；心理分析女权主义是关于主体与客体的问题；文化女权主义是关于心灵与肉体的问题。"[1] 从这种概括中，我们可以看出女性主义在学术上所涉及问题的广泛性。如果比作为这种概括之基础的对妇女问题的关注更超越一些，我们甚至可以在更多的学术领域中，在开拓研究方法和研究视角的意义上更多地受惠于当代女性主义社会性别的研究成果，这众多女性主义以批判的眼光重新审视的领域，也包括传统中被认为是价值中性，只涉及认识客观的自然规律科学、技术与医学的领域。女性主义的一个口号就是"个人的就是政治的"，而在女性

＊　原刊于《医学与哲学》2001 年第 8 期。

主义对于医学及其相关领域几乎是全方位的批判中，也在最原初的意义上渗透了政治批判意味。在这里，我们选取两部具体的女性主义著作的部分观点进行简要的介绍和讨论，从中，我们也足以窥见某些应该引起我们关注的问题。

首先这里要提到的，是一本"由女性写的、为女性而写的"保健读物。[2]这本名为《美国妇女自我保健经典——我们的身体，我们自己》的著作，正是在西方女性主义者们对于像科学、医学和保健等在传统中往往被认为其学说无可怀疑的领域的深入批判的背景下问世的。其作者们看到这样一个事实：在美国，长期以来，指导或描写妇女健康的书大部分是男性撰写的，或是在以男性为中心的文化氛围中成长起来的妇女撰写的（因为在20世纪60年代以前美国的医学界一直是男性的一统天下），那些书中虽然介绍妇女健康的内容，但却没有女性的声音、立场和视角，自然也带有性别的歧视和种种偏见甚至谬误。正像其书中所引用的历史学家张伯伦的观点："医疗如同战争，是政治的延伸。老'巫婆'的故事，并不是一个低级的治疗手段在医疗科技的发展中丧失阵地的故事，而是与医学政治有关的故事——一个控制与获得机会的故事。"因而，该书的作者们在尽量多录入妇女保健方面的信息的同时，也对美国现存的医疗体系提出质疑和异议。尤其是，该书的"妇女与医疗保健中的政治"一章，作者以政治批判的眼光提醒读者："我们从小受的教育是'要相信医学'，因此一开始我们很难认识到，我们受医学界宣传的影响有多深（有时甚至受其支配）。"而实际上，至少对于该书作者们所抨击的美国医学来说，"它的力量主要建立在几个公认的神话上"。因而，破除这些神话，就成了该书的重要目标之一，这样，我们也就不难理解为什么在这样一本关于保健的著作中，会将医学化与社会对妇女生活的控制，作为社会控制机构的医学，以及医疗事业中的金钱挂帅等内容加以详细的讨论。

在这种控制中，一个显著的特点，就是妇女生活的医学化，而医学界，则认为妇女有缺陷，在整个生命过程中毛病不断，都需要医生的"关心"。男性医生成了健康问题的"权威"，把对于人类问题的解决纳入狭窄的生物学或技术的范围。医学训练科目中，也明显缺少通常被认为是"女性主体"的价值观念、关心的焦点和技能，如养育方法、设身处地理解体谅别人、体贴关怀、带着同情和敏感倾听、鼓励病人自我照料、鼓励合作而非竞争等，使得培养出的医生变得冷漠、深奥、缺少人情味和独裁专制等。那么，随着妇女解放运动的开展，越来越多的妇女也进入到医学界，情况是否随之改变了呢？并非如此。因为，由于传统的巨大影响，即使在妇女获准进入医学界之后，"对大多数女医生来说，为医学训练付出的情感代价比（白人）男医生高得多，这是因为性别歧视、缺乏支持和外部要求的压力。这些压力加上本来就缺少人情味的医学训练，使许多妇女毕业后像男医生那样期待着名誉和地位。许多妇女急于证实，她们在以男子为中心的职业标准下，和男子一样有能力，能胜任临床工作，感情上超脱，经济上成功。但是，她们不愿对基本的医学观念提出质疑，她们实际上与男对手们没有什么区别，这些女医生也会使满怀希望的患者失望"。言外之意很明显，仅仅是天然性别的女性进入医学界并不意味着解决了医学中的性别歧视和由此带来的诸多问题，要在与医学相关的领域中使妇女得到公正的对待和获得正当的权利，关键还是在于一种性别意识形态上的根本性的变革。

几乎就像大多数女性主义批判一样，《美国妇女自我保健经典——我们的身体，我们自己》将其对于现代医学的批判，也延伸到生物技术的领域，例如对于著名的"人类染色体基因研究计划"可能会对女性带来的不利等。不过，在女性主义研究的另一个分支——生态女性主义中，也有学者在女性主义对现代科学技术的批判中，除像原子能的应用之类的传统话题外，也将批判指向了与当代医学密切相关的所谓的生物技术，特别是遗传工程和生殖技术，并认为这些技术之间是有着密切相关的关系的。在由德国和印度女性主义学者米斯（M. Mies）和席娃（V. Shiva）所著的那本经典著作《生态女性主义》[3]中，作者就认为，这些技术的大规模发展，不是为了增进人类的幸福，而是为了克服目前的社会体制在延续其持续增长的发展模式和基于物质产品与资本积累的生活模式时所面临的困难。其次，这些技术的引进，是在特殊的男人和女人的社会关系中，是基于掠夺和压迫。例如，生殖技术的引进，被认为是要控制所有妇女的生育能力。虽然有人认为这些技术本身无所谓好坏，问题只是在其应用方面。但作者提出，这种观点是基于科学技术价值中性的假定，而女性主义已经批判了这种假定。这些技术都是基于对自然、妇女和其他类似的掠夺和压迫，因而，在本质上是性别歧视的、种族主义的，并且最终是法西斯主义的。

　　生殖技术，以及与生殖技术和生态环境均密切相关的人口问题和人口控制政策，亦是米斯和席娃以很大的篇幅来讨论的问题。但源于15—16世纪科学革命的以还原论或机械论为范式的主流的近代科学，开始被第三世界和女性主义者们认为并非作为对整个人类的解放力量而出现，它只是作为西方的、男性取向的、父权制的一种计划。还原论将复杂的生态系统简化为单一的部分，将单一的部分简化为单一的功能，从而允许以一种最大限度地利用单一的功能和单一的部分的方式来操纵生态系统。相应地，出现了知识与无知、有价值和无价值的二分法。作为例子，席娃提到了在医学中对生育问题的看法，如对妇女的自主性的剥夺，新的生殖技术更是将权力从母亲向医生、从妇女向男人转移，认为精子的生产比卵子的生产有更大的价值，等等。在其观点中，几乎对目前随着科学技术的进步而出现的各种生殖技术，在目前世界各国现有的人类控制政策，都进行了激烈的批判，认为这些变化带来的无一不是对于妇女的身体和权利的侵犯。简单地讲，在她们看来，或者说以她们所持的生态女性主义观点看来，这些问题并不是孤立的问题，而是要从男人—女人之间的关系，劳动力的性别划分，性关系，以及整体的经济、政治和社会形势来着眼进行考察的，并认为在目前所有这些问题都受到父权制和资本主义的意识形态与实践的影响。因而，首位需要的是，妇女要重新获得在其性活动和生育能力方面的自主性。按照这些作者的分析，当我们从权利和自主性的角度重新审视与当代医学紧密相关的生殖技术的发展和应用，就会在往往为人们所忽略了的性别的维度上发现不平等。

应该说，这里所举的两个女性主义对于当代医学的政治批判的例子，只是女性主义医学研究中很平常的两个特例。对于当代医学的批判，女性主义者们还有更加详尽、更加系统的分析和讨论。但即使从上述两个平常的例子中，我们也不难看出其代表性的特征。像这样的从性别视角对医学的新审视，是完全有可能给我们对医学的批判性理解带来新启发的，基于这类启发，如果能够对当代医学及其价值取向和相关的发展途径有所影响的话，其背后的实质，可以说就是对其人文的，或者说人性的方面的强调和关注。

（作者：刘兵）

参考文献

［1］ 李银河．女性权力的崛起［M］．北京：中国社会科学出版社，1997：95．

［2］ 美国波士顿妇女健康写作集体．美国妇女自我保健经典：我们的身体，我们自己［M］．北京：知识出版社，1998．

［3］ Maria Mies, Vandana Shiva. Ecofeminism［M］. London: Zed Books, 1993.

地方性知识视野下的民族医学研究

集体化时期农村卫生科普的符号化实践 *

在中华人民共和国成立后的农村集体化时期①，政府极力在农村推广卫生的知识与技术，这一方面是由于当时多种严重疾病影响着农民的健康，推广卫生技术与知识，可增强人们的体质，消除疾病；另一方面，这也是改造人们的知识，改造人们的精神，建立社会新秩序之需要，是国家权力深入民间的需要。知识的改造是国家权力深入民间的重要策略，知识的改造与国家权力的深入相伴而行，改造农村的传统知识，破除迷信，改造不卫生的生活方式，结束这种知识的"混乱"与"落后"状态，代之以"科学"的知识、"有序"的知识，重建农村知识新秩序。在这一社会情境中的农村卫生科普实践中，卫生已超出其消除疾病、增强体质的实用功能，被赋予了众多含义，使卫生成为一种含义丰富的符号，并在实践中充分利用卫生符号含义之转化，这是集体化时期农村卫生科普的核心策略。

＊ 原载《第三届艺术与科学国际学术研讨会论文集》，李政道、冯远主编，北京：中国建筑工业出版社，2012 年。

① 集体化时期主要是指 1949—1978 年，这一时期农村分别以互助组、合作社、人民公社等组织形式为主，农业集体化是这一时期农村组织形式发展的主线。

一、卫生成为一种政治性符号

集体化时期农村卫生的推广与普及，是与农村改造联系在一起的，其目的是既要提高人们的健康水平，又要对农村文化进行改造，即通过卫生的普及与运用，来改造农村的旧文化，建立农村新气象、农村新文化。卫生普及的这种使命来自中华人民共和国成立初期我国农村广大地区的卫生状况，也来自当时农村改造、国家重塑的需要。中华人民共和国成立初期，传染性疾病以及一些地方性疾病广泛流行，人们的生命健康受到很大威胁，开展群众卫生运动，提高农村卫生水平，这是当时农村卫生工作的一个必然选择。1952年开始的爱国卫生运动则进一步推动了农村卫生科普的深入发展。而在广大农村地区，不卫生的生活习惯与迷信流行，在这种情况下，加强农村卫生不仅仅是为了消除疾病，还增加了一个新的任务：消除迷信、改造不健康的生活方式，以此来参与构建农村生活新秩序。《一九五六年到一九六七年全国农业发展纲要（修正草案）》指出："积极开展群众的经常性的爱国卫生运动，养成人人讲卫生、家家爱清洁的良好习惯。讲求清洁卫生的根本精神，是为了消灭疾病，人人振奋，移风易俗，改造国家。"[1]毛泽东也指出："纲要里头有一个除四害……除四害是一个大的清洁卫生运动，是一个破除迷信的运动。把这几样东西搞掉也是不容易的。……如果动员全体人民来搞，搞出一点成绩来，我看人们的心理状态是会变的，我们中华民族的精神就会为之一振。我们要使我们这个民族振作起来。"[2]农村卫生推广不仅仅是一场单纯的卫生运动，也是一场民族精神振兴运动，一场国家建设运动。通过农村卫生运动，培养身体健康、生活方式合理、精神振作向上的新农民，以达到官方话语在农村的实现，构建农村新的知识秩序，达到消除旧社会之影响，形成新社会之气象。

当时的卫生推广，是一种社会改造运动，其主要手段是群众运动。通过声势浩大的全民性的群众运动，制造一种卫生普及的强大阵势。要"发动群众，配合生产运动，大搞卫生工作，无论老人，小孩，青年，壮年，教员，学生，男子，女子，都要尽可能地手执蝇拍及其他工具，大张旗鼓，大造声势，大除四害……"[3]150。群众运动，能够充分利用政治手段，将卫生作为一种意识形态，深入影响到每个社会成员，极大地强化一种生存境域。

农村卫生推广与普及不仅仅是为了改善农民身体健康与生活环境，也是一个重要的精神重塑运动，并以大规模的群众运动来开展农村卫生推广与普及，所有这一切，都使卫生突破了它的实用功能，赋予了卫生强大的象征作用，具有一定的意识形态色彩，使卫生实现了符号化的转变。在农村卫生科普的实践中，卫生符号的所指呈现多元化，根据社会情境及政府的执政需求，赋予卫生诸多其他功能，展开了多元叙事。卫生符号的含义转换与多元叙事，是当时卫生科普的一个关键策略。

二、卫生符号化的途径

集体化时期，我国在传染病以及地方性疾病防治方面取得了巨大的成就，一些重大传染病和地方性疾病得到有效控制甚至消灭，如天花、鼠疫、霍乱等已消灭或基本消灭。在卫生实践中，卫生的功能性已得到充分的显现，这是当时卫生符号得以塑造的基础。

卫生，从仅具有实用功能的一门技术到富有丰富含义的符号这一转变，主要是在特定社会情境中，通过语言的叙事策略，使卫生与某特定元素相联系或相区分，从而使卫生处于特定的语言体系中，使卫生与特定元素联结为一体，从而为卫生赋予其实用功能之外的其他含义，并通过特定语言的使用使卫生的符号含义得到不断强化。在此，主要通过来自文本和宣传性年画的案例分析，讨论卫生符号化的两种机制，即区分、对比与联结、嫁接。

（一）通过区分与对比，使卫生符号化

卫生符号的塑造途径之一，是新与旧情形的区分与对比。中华人民共和国成立初期，经常通过新旧情形的对比来进行社会主义思想教育，诉苦就是其中的一种形式。这在当时的卫生科普实践中也得到了运用。"进行卫生宣传时，举出真人真事，不说空话，或者开诉苦会，诉说在旧社会无法讲卫生的痛苦，算细账讲明卫生有利，也是好办法。"[4]在农村卫生推广的实践中，各地普遍组织了回忆诉苦、算账对比、真人真事的现身说法等群众性自我教育。广大群众在旧社会无钱治病，生下孩子也养不活；到了新社会不但治好了病，孩子也能健康成长。这种新旧对比的事例俯拾即是。[5]通过唤醒群众对旧社会中无医无药悲惨处境的记忆，并与新社会中有政府保障、有卫生技术保障的现状进行对比，使群众体会到卫生技术的在场。在这一过程中，缺乏卫生的时期对应的是悲惨的旧时代，而卫生则对应的是中华人民共和国建立以来的新时代。这里，旧时代与新时代是以中华人民共和国的建立为分界点。旧时代与新时代之对比，往往是宣传中华人民共和国之优越性的重要手段，而在当时的农村卫生科普中，卫生也被纳入这一新与旧的对比之中，使得卫生成了

一个新与旧时代对比的重要范畴之一，使得卫生与缺乏卫生之间的对比演变成为一种政治性的对比。

塑造卫生的符号特性的另一种区分与对比是价值判断的区分与对比。在爱国卫生运动中，政府发出号召："环境卫生，极为重要，一定要使居民养成卫生习惯，以卫生为光荣，以不卫生为耻辱。……现在，还有很多人不懂这个移风易俗、改造世界的意义。因此，必须大张旗鼓，大做宣传，使得家喻户晓，人人动作起来。"[3]150。要做到人人动作起来，以卫生为光荣，以不卫生为耻辱，这使得卫生与不卫生并不仅仅是个习惯的问题，而成了一种尖锐的价值判断之间的对立，卫生与价值观融为了一体。

通过区分与对比，使卫生在农民生存境遇中得以突出，并且，得以凸显的卫生，是被众多元素包裹的卫生，而这众多元素包裹卫生的过程，也就是卫生之符号化得以成立的过程，通过卫生的符号化，人们被"抛入"一种新的生存境遇中。

（二）通过联结与嫁接，使卫生符号化

通过特定语言的使用，使卫生与特定对象融为一体并实现语义的嫁接，使卫生成为特定对象的表征。在此，以当时比较重要的一种卫生叙事方式——卫生主题的年画为例，探讨联结与嫁接如何赋予卫生新的含义，从而使卫生成为一种符号。

由于年画是农民过年时必不可少的文化消费品，年画承载着农民价值观等丰富的生存实践信息，年画一直以来就是农民表达与感悟文化的一种重要媒介，广为百姓所喜爱。中华人民共和国成立以后，政府有意识地利用年画进行政治宣传。1949 年 11 月 26 日，中央人民政府文化部下达了《关于开展新年画工作的指示》，该文件认为年画是

一种很好的宣传工具，并确立了当年年画的宣传重点。[6]此时的年画是政治宣传的一个重要渠道，这些年画对于全国，尤其是在信息来源较少的农村地区塑造一种特定的政治氛围，传输政府的理念，发挥着重要的作用。

利用年画宣传卫生，是这一时期年画创作的一个重要主题。其中的卫生意象，带有丰富的象征性，使卫生符号进一步丰满。如山东潍坊年画《除四害，新五子登科》（图1），以"五子登科"的年画典故，赋予新的内容，宣传"人人除四害，家家讲卫生，儿孙个个胖，黍谷年年丰"之理念。[7]这幅画的意蕴非常明白，除四害，讲卫生，能带来健康，带来丰收。同时，五位胖娃娃健康可爱的形象，也表示一种积极向上、欣欣向荣之气象，显示了除四害给人们带来的精神振奋之情形。图2中所描绘的胖娃娃形象及其场景，都是老百姓喜闻乐见或

地方性知识视野下的民族医学研究

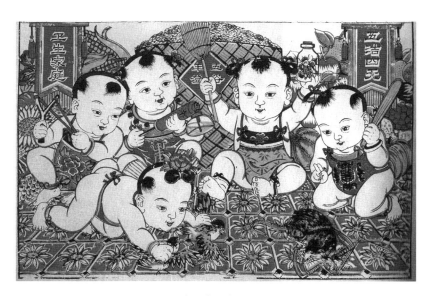

图1　除四害，新五子登科

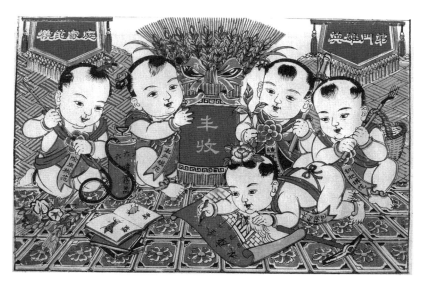

图2 新五子登科

日常生活中非常熟悉的景象，这种形象及场景的熟悉度及其日常性，使得老百姓对于这幅年画很容易接受，也很容易理解其所描绘、传输的理念。同时，这幅年画价格也很便宜，非常宜于在农村流传。

年画《毛主席派来的好医生》[8] 225（图3）描绘的是一位年轻女医生在给一位母亲怀中的儿童问诊的情形。医药箱和听诊器表征着这位医生的身份，也表征着卫生技术，而医生面前的母亲和儿童对这位医生的信赖与依靠，同时也是对卫生技术的信赖与依靠。整幅画以黄、红色作为基调，从色彩到人物形象，都透出温暖的感觉，而这种温暖感觉的核心来源就是这医药箱与听诊器，是现代化的卫生技术的象征。医药箱与听诊器虽然在这幅年画中所占比重不大，但却是全图的灵魂，是全图精神的来源，是全图的核心。图中描绘的是健康的年轻女医生的形象，意在利用年轻女性的形象，表征卫生

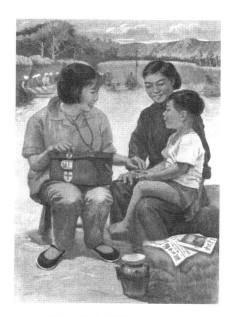

图3　毛主席派来的好医生

技术的温暖与亲切，塑造一种卫生技术的亲和力。而这幅年画的名字"毛主席派来的好医生"，同样具有强大的隐喻力量，表征着卫生技术和政治之间的紧密联系。全图的场景具有细腻的生活气息，朴素、写实，而运用母亲与孩子、百姓与医生（医生代表着卫生技术）之两层关系的叠加，使得卫生与百姓之间的关系更加亲近与自然。该年画描绘出了卫生在百姓日常生活中的在场，且凸显了卫生与生活之间的联系，即生活中的卫生，生活实践中实用中的卫生，而不是与农民生活距离遥远、高高在上的卫生，赋予了卫生浓厚的生活性，凸显了卫生作为农民生活实践的一部分。

年画《人人讲卫生，家家爱清洁》[8]114（图4）由魏瀛洲创作于1956年。该年画由数幅画组成，左边与右边分别有三幅小画，分别描

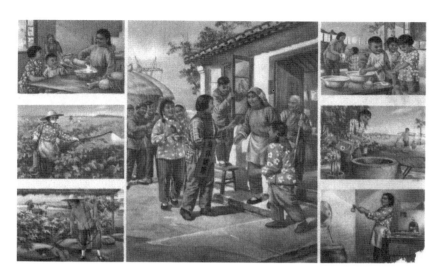

图4 人人讲卫生，家家爱清洁

绘不同场所中的生产与生活中的卫生行为。中间一幅大图，描绘的是农家庭院中打扫卫生、张贴对联的情形，画中人物欢乐祥和，对联上写着"身体健康"，院中有两堆高高的谷仓，这象征着讲卫生会使大家身体健康，粮食丰收，人人心情愉悦，精神振作。在中间这幅图的左上方，显露出一个高压电架的一角，表征着科学技术在改善着农民的生活。而整幅年画则表征着利用科学技术、讲卫生爱清洁的生活方式使得农民生活蒸蒸日上，精神面貌欣欣向荣。

该年画中有几个重要元素：卫生技术及其应用，戴红领巾的小朋友以及健康、向上的百姓，高高的谷仓、清洁的农家院落、丰收的田野等，这都是表达卫生意象相关内容的重要元素，表征着卫生的多重功用及其政治蕴含。同时，高压电线（架）作为农村现代化的重要技术元素，表征着《人人讲卫生，家家爱清洁》情境中的农村在向着现代化快速发展。

年画《人人讲卫生，家家爱清洁》既描述了卫生带给人们的健康生活，同时也表达了卫生的生活方式带给人们的精神愉悦。更进一步来说，该年画表现了改造后的新农村，表征着新的社会制度下的一种新的生活实践，同时，也展现着一种新的政治空间，卫生符号成为刻画这种政治空间的一个重要元素，而在参与这种政治空间的塑造过程中，卫生的符号化得以实现。

三、卫生符号的特点与作用

集体化时期，中华人民共和国刚刚成立，提高人们的健康水平是国家发展的重要任务。与此同时，国家正处在中华人民共和国的塑造与新公民的塑造之中。与此相对应，农村卫生科普工作在两个层面上参与着国家重建。一是物质层面，在农村推广卫生技术，提高人民群众的健康水平；另一层面是精神层面，通过发展卫生科普事业，宣传现代卫生理念与知识，改造农村人民群众传统的生活方式与理念，破除迷信，振作精神，以达到新公民之塑造，卫生推广成为塑造新公民与新社会的工具。卫生的这两重用途，特别是在后一层面，实际上是超出了卫生之实用功能，而卫生之新功能的实现，借助的重要手段之一是卫生的符号化转变。卫生符号化的实现，得益于特定语言（包括文本与图形）的运用，这种语言主要来自政府的宣传与塑造，卫生符号的核心属性是政治性。卫生科普关注身体的健康与思想的改造，但在其背后更为基础或核心的目标，则是实现身体的政治化改造，身体的卫生化是实现身体政治化的一个组成部分。

卫生之符号化，反映了特定社会情境中关于卫生的叙事，具有强烈的价值判断。卫生的符号化为卫生科普提供了一股强大的动力，推动着农村卫生科普的深入发展。但是，从另一个角度来说，卫生符号化之后，人们所体验所感知的实际上是政治性所主导的卫生符号，在这种政治性卫生符号的引导下，人们对卫生持有积极的态度，但是，对于卫生之方法以及卫生所蕴含之思想、精神并不了解，这就容易导致一种对卫生片面的认识。卫生的符号化反映了卫生的社会性存在，随着社会环境的不同，卫生之符号化会具有不同的特性，而在集体化时期，卫生符号的政治性使卫生以及卫生科普具有了强大的政治属性。

当然，这又是在特定的历史时期的特色。在最宽泛的意义上，像卫生等与"科学"相关的传播普及，总是不可避免地与某种意识形态相联系，只不过不同时期其联系的内容有所不同而已。但从本文所分析的集体化时期的这种与卫生科普相关的政治属性，对于我们今天反思科普问题，更全面地理解科普的本性，仍然是有借鉴意义的。

（作者：朱洪启、刘兵）

参考文献

［1］一九五六年到一九六七年全国农业发展纲要（修正草案）［G］//中华人民共和国国家农业委员会办公厅.农业集体化重要文件汇编（1949—1957）.北京：中共中央党校出版社，1981：771.

［2］毛泽东.坚定地相信群众的大多数（一九五七年十月十三日）［G］//中华人民共和国国家农业委员会办公厅.农业集体化重要文件汇编（1949—1957）.北京：中共中央党校出版社，1981：757-758.

［3］毛泽东.把爱国卫生运动重新发动起来（一九六〇年三月十八日）［M］//

中共中央文献研究室.毛泽东文集：第8卷.北京：人民出版社，1999.

［4］贺诚.为继续开展爱国卫生运动而斗争［N］.人民日报，1953−01−04.

［5］黄树则，林士笑.当代中国的卫生事业：上册［M］.北京：中国社会科学出版社，1986：439.

［6］王树村.中国年画史［M］.北京：北京工艺美术出版社，2002：287.

［7］曹淑勤.中国年画［M］.北京：中国建筑工业出版社，2008：354.

［8］陆克勤.新年画图录：中国年的回忆［M］.上海：上海书店出版社，2008.

身体规训与社会秩序

——近代中国公共卫生和身体"革命"

视野下的口腔与牙齿*

一、引言

在西方，"口腔"自 19 世纪中叶开始被确定为一个知识客体，成为贯穿整个 20 世纪的新的信念系统和相关实践。[1] 传统的功能主义历史叙述认为，由于人们长期经受牙痛折磨，对牙科疾病治疗的需求增加，从而导致牙科医疗专业的兴起。[2] 随后，更多的学者注意到牙科医疗观念的社会文化属性，他们将牙科观念与治疗经验放诸不同的社会脉络之中。其中，权力论社会学的分析者更将牙科医疗领域的行动者及相关的社会条件纳入分析的范畴。

在萨拉·内特尔顿（Sarah Nettleton）看来，无论是功能主义分析还是权力论社会学的研究，都隐含了一个前提假设——他们只将焦点放在由谁来控制牙科知识的应用上，而牙科知识自身却被认为是没有问题的，不需要给予特殊的关注。[1] 而她认为，这一基本假设是有问题的。

首先，口腔知识只有在口腔被人们认识后才能形成，牙科组织的出现使得口腔从身体的整体中分离出来，作为一个独立的实体被创建

---

* 原刊于《上海交通大学学报（哲学社会科学版）》2016 年第 1 期。

和认知。为此，首先需要检视口腔和牙齿作为单独的实体被抽离出来的过程，然后才去考察关于牙科的知识。其次，不仅口腔如此，疾病经验和由此而来的治疗需求也是如此。牙科照护的需求来源于牙科照护的供给，它包含创造整个牙科疾病新领域的技术知识，这一过程可以用米歇尔·福柯（Michel Foucault）的"标准化"（normalisation）进程理论来解释。最后，传统的牙科认知没有囊括预防（prevention）概念，但预防恰恰是牙科医疗的核心。预防和促进牙齿健康被功能主义者解释为保护国民健康的手段，但预防的概念实质上对牙科知识来说才是更根本的。因为口腔和牙科的预防实践，通过监控（surveillance）技术，产生了口腔知识。预防技术，例如洗牙和牙齿检查，不只单单带来了健康的国民口腔的可能性，也产生了我们今天所熟知的牙科和整个牙科知识领域。[1] 可见，内特尔顿提出的质疑，要求对"口腔"作为独立知识实体出现的社会情境进行探索，实际上为我们研究医疗史提供了一个新的视角，即从身体史的角度出发，探讨身体的一部分——口腔和牙齿，作为一个独特的身体知识被分离出来的历史过程。

内特尔顿认为，在福柯提出的权力—知识的概念下，一个新的权力技术逐渐渗透 18 世纪以后的西方社会，即群体权力。权力不源于君主，而是来自下层，来自一切身体。[3] 92-102 这种新的权力形式就是福柯所提的"规训技术"（techniques of discipline），他声称"权力的运用终将创造知识，相应地，知识也会不断地对权力产生影响"。权力运用于身体，从而作用于客体和知识效应。福柯强调的是权力的微观机制（micro-mechanisms of power）及其在人们生活管理中的重要位置，它通过对身体的直接作用和由此派生出的知识来实现。换言之，身体成为可知的客体，它被人们所理解和训练，并透过一整套的监视系统来实现对"群体"（population）的控制，由此确保了所有身体的标准化。[4]

口腔和牙齿作为身体的一部分，同样也是通过这种方式被认知、使用和转变。为此，本文在探讨口腔和牙齿被建立为独立客体的理论基础上，运用福柯的权力—知识概念，首先描述民国时期国家对民众，特别是对少儿口腔和牙齿的"规训"，分析口腔卫生与牙齿健康镶嵌于当时人们日常生活实践的过程；并结合近代中国特殊的身体隐喻背景，进一步描述权力机制对个人身体、群体身体的"规训"作用，以及伴随着的"专业"（expert）知识的形成过程。

二、对口腔和牙齿的规训

口腔和牙齿一旦被建构为社会化的重要对象，我们就需要找到关于它的"真相"，去描述、分析并理解它。福柯认为，权力创造了个人身体，并对个人身体进行隔离、探究、打破和重组。[3]92-102因此，权力机制是制造身体知识的一个重要部分。在身体规训的过程中，身体逐渐被理解为一系列的可使用的物质部分，它们能够被操控、训练、调整和控制，其结果使得身体的各个部分成为不断累积的细节性的观察物，并产生了关于个人身体的知识。为此可以说，国家权力对身体的规训，不会单单只体现在国家层面或战争中，它同样也体现在人们日常生活世界的方方面面。这里的权力并非指宏观的国家权力，而是福柯所谓的"细致入微"的微观权力，它如同毛细血管一样散布在社会中，并通过知识、话语发生作用，形成庞大而复杂的关系网络。而中国近代的身体也同样经历了被规训的过程，这里以作为身体的一部分——口腔和牙齿为例，并运用福柯的"规训"

理论加以阐释。

具体而言，福柯认为，规训机制需要发展三个可供实施的情境。第一，细胞（单元）（cellular），即分配的艺术。纪律首先要从对人的空间分配入手，它依据的是单元定位或分割原则。每一个人都有自己的位置，每一个位置都有一个人。[4]160-162，169 这种空间分配理论同样适用于当时中国的学校和幼儿园的口腔卫生训练实践。例如，1936年出版的《幼稚园的卫生教育》中这样描述对儿童漱口的训练："（漱口）教练实施时，师生应全体或分班参加，各备温开水或漱口剂，儿童排列一如体操课，彼此具有同样的间隔"，空间地点分配"应有相当设备的漱口处所，或在操场或在天井"，而且"牙刷应各人自己备置，它的大小须适合儿童口腔"。这样，"刷牙训练"就成为学校或幼儿园的一项在特定空间内可供监督和实施的训练计划。

第二个规训的情境是关于对活动的控制，以时间表为例。它的严格模式最早是由修道院提供的，它的三个主要方法——规定节奏、安排活动、调节重复周期——不久后就出现在学校、工厂和医院中。[5]105-109，29 在这当中，行为被分配成具有严格的时间计划，例如1934年某小学采用的《复兴卫生教科书》中对刷牙时间的安排：早上刷牙，饭后刷牙，晚上刷牙，一天刷三次，每次要细细地刷。[6]1 而且，这些计划对孩子的各个年龄阶段的行为都要有详细准确的时间规划，他们在这个阶段应当吃什么，哪些食物适合此阶段。上文提到的《幼稚园的卫生教育》中，即对幼儿园时期的儿童预防龋齿的饮食方面规定了如下注意事项：多吃含钙质、磷质丰富的食物，如牛乳、蛋等；多吃含甲种维生素丰富的食物，如鱼肝油、牛油、牛乳、菠菜等；多吃含丙种维生素丰富的食物，如橘子、柠檬、番茄、葡萄等；多吃含丁种维生素丰富的食物，如蛋黄、鱼肝油等；多吃粗糙食。

362

地方性知识视野下的民族医学研究

第三个规训的维度是对创生的筹划，这种新技术用于控制每个人的时间，调节时间、肉体和精力的关系，保证时段的积累，致力于利润的持续增长或最大限度地使用稍纵即逝的时间。它主要通过四个方面来实现：第一，把时间分解成连续的或平行的片段，每个片段应该在规定的时间结束；第二，根据一个分解计划来组织这些细微过程，由简到繁把它们组合起来；第三，确定这些时间片段，决定每一片段的持续时间，用考核作为结束；第四，制定更为细致的系列，根据每个人的水平、资历、级别，为他规定适合于他的操练。[4]177-179 在近代中国，牙齿和口腔的卫生被引入小学和中学的教育活动，具体的训练时期被划分出来，设置不同的阶段，并制定各个阶段由易到难的教学大纲；然后根据每个人在这些系列中的表现来评定他们。在沈百英的《复兴卫生教科书》教学内容中，第四册中简单教导孩子们要保持天天刷三次牙的好习惯。第五册开始讲述口腔卫生的重要性：我们要怎样注意口腔的卫生？口腔不清洁有什么害处？第六册则具体讲述牙齿是消化器官中最重要的组成部分之一，它的构造、排列、功能是怎样的，食物需要细嚼的原理又是什么等问题。这些教学内容以课本为载体，被具体地划分到小学五年或六年的不同学习阶段中，每一阶段用考核作为结束。如当时的小学生卫生考试测试题中便有牙齿卫生的问题：你的牙齿好不好？你每天洗牙齿否？你用什么洗牙？[7]依据福柯的理论，这样的规训时期是用一种复杂而循序渐进的方式取代了传统训练的入门时期，形成了一种完整的分解教育。它是细致入微的，即把教学进程分解成最简单的元素，把每个发展阶段分解成小的步骤。

对刷牙的调整可以被描述为规训的一个最佳细节，以下选取的是对刷牙方法的某一描述："我们可以以团体来训练，先学习执牙刷的各种姿势，自上而下和自下而上地直刷，再用旋转式刷横直内外，齿面牙根，乃至牙肉都要刷到，然后齿缝间的食物碎片无藏嵌的余地，大概二分钟时间已够训练。如有儿童牙床出血，这是初次洗刷常有现象，要好好劝慰儿童才放心得下。"[5] 105-107

对儿童的漱口训练亦对时间、地点、准备工作、速度、次数等做了规定，例如准备工作中介绍道："未使用漱口材料前，应有准备训练作颊部肌肉运动法，将嘴闭合，左右两面颊肉彼此呈自然的凹凸用力反复运动。"漱口速度要求"教练速度，普通左右运动时间约十五秒，须作十次至二十次运动，但这种速度与儿童年龄有关，得随时增减"。漱口次数要求"一次漱口，约二十秒，每次增加；训练次数，自二十秒至一分钟，令儿童继续不断练习，一分钟后休息，以后逐渐增加至三次至五次"[5] 105。

如此，孩子们的口腔受到了训练和监控，进行他们所谓的"刷牙训练"和"漱口训练"，克莱尔·特纳（Clair Turner）认为，用这种刻板的方式计算刷牙和漱口训练的时间和次数，并不意味着实际的清洁牙齿和口腔，而仅仅只是教孩子们刷牙的形式。这便是福柯规训机制中提到的，"组建力量是为了得到高效的机器"。在这种情境下，纪律不再仅仅是一种分散的肉体，从肉体中榨取时间和积累时间的艺术，而是把单个力量组织起来以期获得一种高效率的机制。也就是说，个人身体成为一个元素，它可以被放置、移动，或者与其他肉体结合。每个身体都是更大整体的一部分，是一个整体中的身体片段，正是这些身体片段构成了多环节机制的一部分[4] 184-185。此时，学校和幼儿园就变成了一个学习机器，不同水准的学生的所有时间被恰当地结合起来，在整个口腔卫生训练的教学过程中不断地得到利用。

总之，规训从它所控制的身体中创造出一种具有四种特点的个体：单元性（由空间分配方法所构成），有机性（通过对活动的编码），创生性（通过时间的积累），组合性（通过力量的组合），并使用一系列的技术，借助被定位的肉体、被编码的活动和训练有素的能力，建构各种机制[4]188。利用福柯的规训机制概念，我们能够更好地理解口腔和牙齿是如何被监督的。刷牙训练就是一个权力微观机制的例证，它在中国 20 世纪最初的几十年就在管理人们的日常生活中发挥着越来越重要的作用，并通过对身体直接作用而实现。它不是通过统治者直接控制的，而是透过检视（牙科检查）、测量和比较（牙科流行病记录）这样标准化的运作来监控口腔。口腔和牙齿成为一个通向知识的领域，被构建为一个可能的客观对象。正是在这个意义上，权力机制能够作用于口腔并渗透其中，因为口腔与知识和话语技术息息相关。

　　那么，国家为何要透过各种制度和权力来规范、训练和操控身体，特别是身体中的口腔与牙齿呢？在近代中国特殊的社会情境下，"身体"的形成与西方国家相比又表现出怎样的历史和文化独特性呢？

三、公共卫生话语与近代中国"身体"形成下的口腔与牙齿

　　身体，是我们生存和发展的物质基础，也是大自然和环境的一部分。通常意义上看，人们很自然地认为身体（body）即肉体（flesh），被视为生理学、解剖学、医学等学科的研究对象。然而，这只是身体

的一个层面。身体社会学理论^①强调"身体的秩序",认为身体的管理与社会秩序的管理是同构关系,即透过对身体的管理和约束,能帮助实现社会秩序的稳定。在近代中国,伴随着"现代性"和"科学化"的进程,尤其是与西方医学一同传入的公共卫生和公共健康话语的出现,身体遭遇了非同寻常的变化,清洁、卫生等概念与个人身体、国家身体被密切关联。

(一)公共卫生话语与"失序"的口腔

> 公共卫生者,乃防病延寿并促进公民之健康与能率之谓也。欲达此目的,须实行下列各事:
>
> (一)促进社会共同改良环境卫生。(二)管理传染病症。(三)组织医事及看护机关,施行一切疾病之早期诊断及预防治疗。(四)引导社会服务机关,使人人咸能达到适当生活标准,足以维持健康。[8]

这段话出自 1923—1929 年公民教育运动中卫生运动实施计划方案对公共卫生的定义及其意义的概括。此时公共卫生对于普通大众来说已经不是一个陌生的词语,然而,它毕竟不同于中国传统意义上对于卫生的定义,它并非从一开始就深植国人的观念中,将卫生赋予一个中国传统社会中关于养生和保卫个人生命之外的职责,是一个十分时代性的决定。口腔和牙齿在中国传统社会更是与卫生息息相关,尤为讲究"保养、防护"的卫生之道。但那时并未将卫生纳入行政管理

---

① 20 世纪 80 年代,英国社会学家布赖恩·特纳(Bryan Turner)所著的《身体与社会》一书出版,标志着身体社会学的诞生。它的理论核心是"身体的秩序",认为身体的管理与社会秩序的管理是同构关系,主张每一社会都面临四项任务:时间上人口的再生产,空间上对身体的约束,通过纪律限制"内在的"身体,在社会空间中再现"外在的"身体。

体系，卫生医疗更多体现为一种社会医疗或民间医疗形态。社会大众心目中的卫生之道也多表现为自身、家人和族人的身体健康与养生原则，出发点多是为个人、家庭与家族服务的"一己之私"[9]，属于个人行为。更进一步说，20世纪以前的卫生，并不构成确定实体性的知识。虽然已有一定的防疫观念，但这些认知尚未构成普适的知识，也未促成广泛的社会实践活动。它并未普遍同清洁、气味或污垢相联系，同国家、民族也并无关联。[10]直到进入20世纪，清洁、"卫生"等概念和相关知识才逐渐被纳入中国社会的文明体系，成为国民健康、国家强健和走向现代化的隐喻象征。

在此，我们继续遵循内特尔顿的研究进路，分析口腔本身，并探寻口腔如此被看待的社会情境。在这种分析脉络下，分类的概念变得尤为重要。牙齿和口腔因何被认为在很大程度上造就了一个有关它们的广泛知识，需要到内部探寻它的分类话语。玛丽·道格拉斯（Mary Douglas）对分类问题有过严肃的研究，她认为洁净和肮脏的分类与社会分类秩序是同构的。世界上并不存在污垢，如果一种特定的分类系统不存在的话，那么所有不适合这个系统的东西就不会被视为肮脏。道格拉斯强调，分类的关键是"边界"（boundary），任何观念结构的边缘地带都是薄弱的；身体上的孔隙就是身体的薄弱之处，如果把传统的对身体上的孔洞的保护视为一种关于出口与入口的社会重要事务的象征，那么，洁净将变得尤为重要。[11]9-10, 142-157 相反，污物和污染被认为是分类系统之外的东西，它们是违反自然逻辑和社会秩序的东西。而且，事物的边界往往还被看作是反映而非构建了自然的秩序，因此试图违反自然秩序将会威胁"真实"（real）世界的基础。在这个意义上，应当认识到口腔正是作为身体上的孔洞，而构成为一种自然的边界，一种脆弱和容易被污染的所在，介于身体和外在的环境之间。

　　可见，洁净和肮脏的划分是一种隐喻，是一种符号象征系统。其中，洁净隐喻着"秩序""完美"，而肮脏就暗含着"失序""缺陷"，意味着对现存社会秩序和结构的挑战。这在某种意义上，恰恰可以从一种角度解释 19 世纪西方公共卫生运动和公共健康话语出现的原因。随着对公共健康问题的重新定位，从将环境作为危险来源，个人被看作是受害者，到人们自身被视为疾病的传送器，对所有身体的监视便成为极为重要的议题，人与人之间的接触点也就成为控制身体的关键。此时，口腔和牙齿自然而然地被抽离出来纳入整个医疗监管体系，并由此产生了一个新的知识领域——口腔和牙齿的知识。1920 年，博伊德（M.F. Boyd）在《实用预防医疗》中描述了"感染性因素通过入口进入身体"的状况：身体上的孔扮演了重要角色，尤其是进口，而非出口……口腔和鼻子是最重要的进口，许多感染性因素通过它们进入。

　　显然，口腔被设想为内部身体和外部污染来源的边界。那些显见的或不可见的"肮脏"物质，实际上正是道格拉斯所谓的"不合适的物质"，它们通过口腔的边界进入身体。因而，口腔和牙齿应当受到严格的保护，远离那些污染物。正是这样一种口腔和牙齿知识，作为新兴的身体知识与身体观念，和"现代性"的观念一起，以西方医学、西方的公共卫生和公共健康法则为载体，传入近代中国。我们考察并尝试探讨的正是在近代中国特殊的社会情境与"失序"的社会状态中，究竟是如何管理所谓的"失序"的身体的，如何具体对口腔和牙齿进行监控、管理和规训，从而将公共卫生概念下的洁净与肮脏的认知提升到社会性、文化性、政治性层次上来的。

（二）近代中国"身体"形成下的口腔与牙齿

不洁和卫生总是与人们的身体感受息息相关。因此，一种文化信仰将能力归因于哪处特殊的身体或身体边缘，主要取决于身体所反映的情况。正如社会学家将每种事物都作为身体的象征，同样，身体是每种事物的象征也是正确的。18世纪以后资本主义国家的强盛，到19世纪初叶以后民族国家的竞相崛起，不论是就种族还是国家的生存角度而言，"族力"或"国力"的建构最终所倚仗的就是身体的存在和其强弱的差别。19世纪中叶以后出现的历史局面显然是造成中国身体产生重大变化的主要原因[12]34。在鸦片战争特别是中日甲午战争失败后，民族危机日趋加深，"东亚病夫"成为近代中国的代名词，这是一种"污名化"的身体观，它既指民众身体的孱弱，又是一种社会和政治意义上的讽喻。很多精英分子深感国家的颓废和民族的衰弱，如梁启超在《新民说》中所说："二千年之腐气败习，深入于国民之脑，遂使群国之人，奄奄如病夫，冉冉如弱女，温温如菩萨，戢戢如驯羊……合四万万人，而不能得一完备之体格。呜呼！其人皆为病夫，其国安得不为病国也！以此而出与狞猛枭鸷之异族遇，是犹驱侏儒以斗巨无霸，彼虽不持一械，一挥手而我已倾跌矣。呜呼！生存竞争，优胜劣败，吾望我同胞练其筋骨，习于勇力，无奄然颓惫以坐废也！"[13]并指出"国家犹如人的身体，民众犹如身体的器官"，因此，把国人孱弱的身体改造成强健的身体，进而才能构建出强大的国家。强国必先强种，强种必先强身，已经成为当时很多人的普遍共识。正是在这个意义上，个人身体和国家身体才能统一和协调起来，二者才能相互隐喻和指代。

1933年俞凤宾在《学校卫生要旨》中，这样论述牙齿疾病问题：

"口臭冲人，出言即惹人厌恶者，每因齿牙不刷以致秽气蒸腾。既遭细菌之侵袭，又碍整洁之实施。故宜频加洗刷以保健康也。"[12]11 并在蛀牙的预防中指出："消化不良之病，多由牙齿之蛀蚀，以致细嚼缓咽之功不能竟矣。且一有蛀牙，则口中细菌易集，食屑易腐，随饮食而入胃肠，其为祸害，可想见矣。"[12]55 1934 年某小学采用的《复兴卫生教科书》中关于口腔卫生方面也记载道："口腔里很容易积留污物，我们应该常常漱口，呼吸和不说的时候总要闭着嘴，以防飞入尘埃和病菌。身体受了热，口腔里往往破皮而成伤口，病菌最易侵入，这时对于口腔的清洁，更要注意。"当时牙齿疾病的弊害也有如下描述："凡学生所患牙病多关龋齿或齿龈炎；此二者发病重要之原，为口腔不洁及食物缺乏生活素，其于健康上危害甚大。"[14] 显然，口腔和牙齿作为身体内部和外界环境的边缘地带，是身体中最薄弱之处的象征，细菌和腐烂的食屑被看作是违反了自然秩序的污物，通过口腔和蛀牙随饮食进入人体，酿成疾病的祸害。其中，"齿牙不刷以致秽气蒸腾"的中国传统社会的卫生观念与"既遭细菌之侵袭，又碍整洁之实施"的西方医学与卫生理论相结合，使得现代卫生观念更易在国人间传播和接受。

同时也应注意到，将肮脏和洁净的区分完全归于抽象的文化分类系统或是特定的社会秩序也是不完整的，身体并非是表现社会秩序与象征意义的完全被动的媒介，身体的能动性以及身体实践同样重要。"口臭冲人，出言即惹人厌恶"带给嗅觉的冲击很明显是让人感到肮脏和不舒适的重要因素，这样的身体感知与实践在知识的生产过程中同样扮演着重要角色。由此我们可以很清楚地看到，疾病理论并不只是抽象的科学推演的结果，它也常常和日常生活的感官经验相吻合。因此，口腔清洁和卫生知识的产生，既遵循着某种外在的"信念""价值观"和"秩序象征",也来自长久的教育与身体实践所养成的习惯。

然而,西方卫生的标准与中国传统的卫生观念存在差异。即便在西方,不同历史时期对于洁净和卫生的理解也有所不同。因此,在分析西方卫生制度的引进时,不能忽略不同文化间带来的认知差异。来华的西方医师对于肮脏、不洁和不卫生的区分标准一方面基于西方的卫生学说,另一方面也来自西方人自身的传统和习惯及其对何为不洁和何为不卫生的认知。将肮脏和不卫生这两个概念直接关联起来,是20世纪初特定历史背景和环境下的产物,但在今天已经成为常识。这正如道格拉斯所言:"我们关于污垢的观念由两个方面构成,讲究卫生和尊重传统。当然,随着我们知识状态的变化,讲卫生的规则也会变化。"[11] 9-10 每一种文化都有其自身的特殊危险与问题,是否卫生的区分常常由文化分类系统所决定。卫生的概念是科学与医学认知、社会环境与结构、文化习俗、日常生活状态的合成物。

可见,当时的精英分子和政府试图以一种规范性的话语和制度来重新形塑国人的身体,寻求救亡图存之路。近代中国公共卫生和清洁防疫的观念正是基于西方卫生的话语体系和分类标准,在西方文明的影响下逐渐形成的。中日甲午战争给国人带来的不仅有惨痛的经历,还有各种西方的观念、知识和制度。在此背景下,与民众切身相关的卫生制度被广泛引进,卫生和清洁已不再是个人的事物和特殊时期的一些特定行为,它逐渐被纳入国家的职能范围内,转变成了政府的一项普遍责任,被赋予了现代性、科学、进步和文明的隐喻,并与国家和民族的兴衰息息相关。在这种考量下,近代中国除要在国体和政体上做出变革外,身体层面的革新也是这个转折性时代非常重要的一个面向。身体成为举国注目的焦点,身体改造也就成为各种论述和实践性行动出发的起点。[15]由此，一系列培育新民的身体改造运动应运而生。如1902—1919年开展的军国民运动，1915年在中国蓬勃发展的新文化运动，1923—1929年崛起于中国的公民教育运动。这些改造都试图从对身体的操控和管理中探寻民族独立、国家富强之路。因此，制度化和格式化的措施成为必然，如各种礼仪教化、技能训练、体育训练、军事训练、传染病的防控、个人和公共卫生管理等，都成为提升国力的手段；同样，这些渗透到个人的管制也在无形中成为对民众身体的控制。

当重新审视1934年到1949年的新生活运动时，更能体现身体规训与国家秩序管理乃至民族复兴之间的隐秘关联。这场运动是近代中国第一次由政府主导的改良民众日常生活的运动，它将"新生活"定义为"礼义廉耻"的传统固有道德，又将"规矩"和"清洁"视为复兴国民道德的第一步，对民众日常行为的细节都做了详细规定。[16]该运动不仅旨在改造国民的衣食住行等生活问题，更是引入了西方现代的卫生和生活习惯，目的在于通过对普通民众日常生活中的身体进行规训，以塑造出符合时代要求的身体形象，增强国家力量。詹姆斯·汤姆森（James Thomson）将其称为"建立在基于牙刷、捕鼠夹与苍蝇拍之上的民族复兴运动"[17]。可见，口腔和牙齿的卫生亦是身体规训的一个重要方面。正是在此一系列的国民身体改造过程中，中国人的口腔和中国的牙科知识体系开始逐渐独立和确立起来，并被充分纳入国民健康和国家强盛的现代性叙事之中，成为促进和推动我国近代公共卫生与公共健康政策的实际因素之一。

（作者：王瑶华、章梅芳、刘兵）

地方性知识视野下的民族医学研究

参考文献

［1］ Sarah Nettleton. Protecting a vulnerable margin: towards an analysis of how the mouth came to be separated from the body ［J］. Sociology of health & Illness, 1988, 10（2）: 156−169.

［2］ Eric Gray Forbes. The professionalization of dentistry in the United Kingdom ［J］. Medical History, 1985, 29（2）: 169−181.

［3］ Michel Foucault. The history of sexuality: vol.1 ［M］. London: Penguin Books, 1984.

［4］ 福柯. 规训与惩罚 ［M］. 刘北成，杨远缨，译. 北京：生活·读书·新知三联书店，2007.

［5］ 周尚. 幼稚园的卫生教育 ［M］. 上海：商务印书馆，1936.

［6］ 沈百英. 复兴卫生教科书（初小第四册）［M］. 上海：商务印书馆，1934.

［7］ 王东胜，黄明豪. 民国时期健康教育文集 ［M］. 南京：江苏人民出版社，2008：346.

［8］ 陆干臣. 卫生运动实施计划 ［M］. 上海：青年协会书报部，1928：86.

［9］ 吴郁琴. 公共卫生视野下的国家政治与社会变迁：以民国时期江西省为中心 ［D］. 上海：上海师范大学，2011.

［10］ 罗芙芸. 卫生的现代性：中国通商口岸卫生与疾病的含义 ［M］. 向磊，译. 南京：江苏人民出版社，2007：23.

［11］ 玛丽·道格拉斯. 洁净与危险 ［M］. 黄剑波，卢忱，柳博赟，译. 北京：民族出版社，2008.

［12］ 俞凤宾. 学校卫生要旨 ［M］. 上海：商务印书馆，1933.

［13］梁启超.新民说［M］.宋志明，选注.沈阳：辽宁人民出版社，1994：153-163.

［14］北平市卫生处第二卫生区事务所.北平市卫生处第二卫生区事务所第一年度年报第二期［M］.北平：北平市卫生处第二卫生区事务所，1934：108.

［15］黄金麟.历史、身体、国家：近代中国的身体形成（1895—1937）［M］.北京：新星出版社，2006：18.

［16］刘文楠.规训日常生活：新生活运动与现代国家的治理［J］.南京大学学报，2013：89-102.

［17］赵方杜.身体规训：中国现代性进程中的国家权力与身体［D］.天津：南开大学，2010.

地方性知识视野下的民族医学研究